普通高等教育"十五"国家级规划教材 配套教学用书
新世纪全国高等中医药院校规划教材

中医儿科学习题集

主　编　　汪受传（南京中医药大学）
副主编　　丁　樱（河南中医学院）
　　　　　马　融（天津中医学院）

中国中医药出版社
·北　京·

图书在版编目（CIP）数据

中医儿科学习题集/汪受传主编 .—北京：中国中医药出版社，2003.6（2018.7 重印）

普通高等教育"十五"国家级规划教材配套教学用书

ISBN 978-7-80156-452-9

Ⅰ．中…　Ⅱ．汪…　Ⅲ．中医儿科学－中医学院－习题　Ⅳ．R272－44

中国版本图书馆 CIP 数据核字（2003）第 044582 号

中国中医药出版社出版

发行者：中国中医药出版社

　　　　（北京市朝阳区北三环东路 28 号易亨大厦　电话：64405750　邮编：100013）

　　　　（邮购联系电话：84042153　64065413）

印刷者：三河市同力彩印有限公司

经销者：新华书店总店北京发行所

开　本：850×1168 毫米　16 开

字　数：363 千字

印　张：15

版　次：2003 年 6 月第 1 版

印　次：2018 年 7 月第 8 次印刷

书　号：ISBN 978-7-80156-452-9

定　价：45.00 元

如有质量问题，请与出版社发行部调换。（010-64405510）

HTTP://WWW.CPTCM.COM

前　言

　　为了全面贯彻国家的教育方针和科教兴国战略，深化教育教学改革，全面推进素质教育，培养符合新世纪中医药事业发展要求的创新人才，在全国中医药高等教育学会、全国高等中医药教材建设研究会组织编写的"普通高等教育'十五'国家级规划教材（中医药类）、新世纪全国高等中医药院校规划教材（第一版）"（习称"七版教材"）出版后，我们组织原教材编委会编写了与上述规划教材配套的教学用书——习题集，目的是使学生对已学过的知识，以习题形式进行复习、巩固、强化，也为学生自我测试学习效果、参加考试提供便利。

　　本套习题集与已出版的 46 门规划教材配套，所命习题范围与现行全国高等中医药院校本科教学大纲一致，与上述规划教材一致。习题覆盖规划教材的全部知识点，对必须熟悉、掌握的"三基"知识和重点内容以变换题型的方法予以强化。内容编排与相应教材的章、节一致，方便学生同步练习，也便于与教材配套复习。题型与各院校各学科现行考试题型一致，同时注意涵盖国家执业医师资格考试题型。命题要求科学、严谨、规范，注意提高学生分析问题、解决问题的能力，临床课程更重视临床能力的培养。为方便学生全面测试学习效果，每章节后均附有参考答案和答案分析。"答案分析"可使学生不仅"知其然"，而且"知其所以然"，使学生对教材内容加深理解，强化已学知识，进一步提高认知能力。

　　书末附有模拟试卷，分本科 A、B 试卷和硕士研究生入学考试模拟试卷，有"普通、较难、难"三个水准，便于学生对自己学习效果的自我测试，同时可提高应考能力。

　　本套习题集供高等中医药院校本科生、成人教育学生、执业医师资格考试人员及其他学习中医药人员与教材配套学习和应考复习使用。学习者通过对上述教材的学习和本套习题集的习题练习，可全面掌握各学科的知识和技能，顺利通过课程考试和执业医师考试，为从事中医药工作打下坚实的基础。

　　由于考试命题是一项科学性、规范化要求很高的工作，随着教材和教学内容的不断更新与发展，恳请各高等中医药院校师生在使用本套习题集时，不断总结经验，提出宝贵的修改意见，以使本套习题集不断修订提高，更好地适应本科教学和各种考试的需要。

编者

2003 年 5 月

普通高等教育"十五"国家级规划教材 配套教学用书
新世纪全国高等中医药院校规划教材

《中医儿科学习题集》编委会

编写说明

　　为了全面贯彻国家的教育方针和科教兴国战略，适应我国高等中医药教育发展的需要，推进素质教育，培养符合新世纪中医药事业发展要求的本科人才，全国高等中医药教材建设研究会组织编写了新世纪全国高等中医药院校规划教材，新世纪全国高等中医药院校规划教材《中医儿科学习题集》是与其中的《中医儿科学》教材配套的教学用书。

　　新世纪全国高等中医药院校规划教材《中医儿科学习题集》作为教材配套用书，所命习题范围与教学大纲和教材一致。读者对象是高等中医药院校本科生、成人教育学员、执业医师资格考试人员及其他学习中医药的人员。编写本书的目的是使学生对已学过的知识，以习题形式进行复习、巩固、强化，也为学生自我测试学习效果、参加考试提供便利。

　　新世纪全国高等中医药院校规划教材《中医儿科学习题集》内容编排与新世纪全国高等中医药院校规划教材《中医儿科学》基本一致。全书分为十章：第一章中医儿科学基础，第二章儿童保健，第三章至第十章是中医儿科学临床知识，分别测试新生儿病、肺系疾病、脾系疾病、心系疾病、肝系疾病、肾系疾病、传染病、寄生虫病和其他疾病，最后附有本科考试模拟试卷和研究生入学考试模拟试卷各2份。

　　为了全面测试学习效果，本书采用了多种题型，包括填空题、选择题（A_1型题、A_2型题、B_1型题和X型题）、改错题、简答题、问答题和病案分析题。命题尽可能覆盖教材的全部知识点，并对要求掌握的基本知识、重点内容以变换题型的方法，予以强化。试题命题要求做到科学、严谨。各章节题量与其学时安排大体一致。每章节习题后都附有参考答案及答案分析，以供学习者练习后对照参考、加深理解。

　　中医儿科学是一门临床学科，《中医儿科学》课程更重视临床能力的培养。本书编委会由13所高等中医药院校的中医儿科专家组成，习题命题中注意集中了各院校在长期中医儿科学教学、考试中积累的经验。学习者通过测试，要进一步弄清中医儿科学认识和处理儿科疾病的思维方式及具体方法，学会应用这些理论与方法去分析和处理儿科的有关问题。解题时可能还要应用已经学过的中医学基础知识，参考中医内科学等相关学科学过的内容，联系起来，才能解答好习题、加深对本学科知识的理解。我们希望，通过《中医儿科学》的课程学习和习题练习，学习者能够较全面地掌握中医儿科学的知识和技能，顺利通过课程学习考试，在执业医师考试和研究生入学考试中取得好成绩，为从事儿科临床实际工作打下良好的基础。

考试命题是一项科学性、规范化要求很高的工作，教材和教学内容也在不断更新。我们希望各院校在中医儿科学教学和命题考试工作中不断总结经验，搜集意见，以便本书今后不断修订提高。

《中医儿科学习题集》编委会
2003 年 1 月

目 录

总论

第一章 儿科学基础

第一节 中医儿科学发展简史

习题

一、填空题

1. 中国古籍记载的第一个儿科医生是_____；儿科之圣是指_____。
2. 古代儿科四大要证是_____、_____、_____、_____。

二、选择题

（一）A₁ 型题

3. 相传至今的我国第一部儿科专著是（　　）
    A.《颅囟经》
    B.《小儿药证直诀》
    C.《幼幼新书》
    D.《全幼心鉴》
    E.《活幼心书》

4. 首创小儿"纯阳"理论的著作是（　　）
    A.《诸病源候论·小儿杂病诸候》
    B.《颅囟经》
    C.《小儿药证直诀》
    D.《景岳全书·小儿则》
    E.《温病条辨·解儿难》

5. 论述小儿麻、痘、斑、疹的第一部

专著是（　　）
    A.《小儿斑疹备急方论》
    B.《小儿药证直诀》
    C.《幼幼新书》
    D.《小儿痘疹方论》
    E.《博集稀痘方论》

6. 汇集宋代以前儿科学术成就，为当时世界上内容最完备儿科专著的是（　　）
    A.《颅囟经》　　B.《幼幼新书》
    C.《活幼新书》　D.《全幼心鉴》
    E.《保婴撮要》

7. 提出烧灼断脐法预防初生儿脐风的著作是（　　）
    A.《幼幼新书》
    B.《小儿卫生总微论方》
    C.《全幼心鉴》
    D.《保婴撮要》
    E.《婴童百问》

8. 痘疹用温补学派的创始人是（　　）
    A. 钱乙　　　　B. 董汲
    C. 陈文中　　　D. 曾世荣
    E. 张琰

（二）A₂ 型题

9. 患儿，1岁半。经常患感冒、肺炎。家长诉平时已特别注意多穿衣、不外出。医生要求其不要衣着过暖，要多带孩子去户外晒太阳。该医师的观点来源于（　　）

A．《诸病源候论》

B．《备急千金要方》

C．《小儿药证直诀》

D．《小儿病源方论》

E．《麻科活人全书》

10．患儿，6个月。每闻声响则惊哭不安。其病位在（ ）

A．肺 B．脾 C．心

D．肝 E．肾

（三）B₁型题

A．春秋 B．秦汉

C．隋唐 D．宋

E．元

11．我国古代最早有小儿医的时期是（ ）

12．我国儿科医案早期记载见于（ ）

A．《五十二病方》

B．《备急千金要方》

C．《颅囟经》

D．《育婴家秘》

E．《医林改错》

13．我国最早记载"婴儿病痫"的名著为（ ）

14．我国最早提出"灵机记性不在心在脑"的名著为（ ）

（四）X型题

15．万全的儿科著作有（ ）

A．《保婴撮要》 B．《全幼心鉴》

C．《育婴家秘》 D．《幼科发挥》

E．《幼科折衷》

16．钱乙创制的方剂有（ ）

A．泻白散 B．导赤散

C．异功散 D．七味白术散

E．六味地黄丸

三、改错题

17．隋唐时期称儿科为小方脉。

四、简答题

18．《幼幼集成》对小儿指纹辨证是如何概括的？

五、问答题

19．关于小儿体质特点，钱乙、万全、吴鞠通分别提出了哪些著名论点？

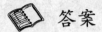 **答案**

一、填空题

1．①扁鹊；②钱乙。

2．①痧；②痘；③惊；④疳。

二、选择题

（一）A₁型题

3．A。答案分析：相传最早儿科专著是《颅囟经》。

4．B。答案分析：《颅囟经》首次提出婴幼儿体属纯阳的观点。

5．A。答案分析：《小儿斑疹备急方论》为天花麻疹专著之始。

6．B。答案分析：《幼幼新书》40卷，627门，许多散失的宋以前儿科著作被收录其中而得以流传，其中歌诀90余首，方剂2000余首。是当时世界上内容最完备的儿科专著。

7．B。答案分析：《小儿卫生总微论方》认为脐风病因是断脐不慎所致，提出烧灼法断脐的预防方法。

8．C。答案分析：陈文中力倡固养小儿元阳，以擅用温补法扶正见长，对痘疹类因阳气虚寒而产生的逆证，用温补托毒救急。

（二）A₂型题

9．A。答案分析：《诸病源候论·小儿杂病诸候》最早提出："不可暖衣，……宜时见风日。"

10.C。答案分析：根据《小儿药证直诀》提出的儿科五脏辨证体系："心主惊。"

（三）B₁型题

11.A。答案分析：春秋战国时期的扁鹊是我国史书记载最早的小儿医。

12.B。答案分析：《史记》记载西汉名医淳于意（仓公）以下气汤治疗小儿气鬲病，为我国早期儿科医案记载。

13.A。答案分析：《五十二病方》这部现存最早的医学专著里，有"婴儿病痫"、"婴儿瘛"的记述。

14.E。答案分析：清代王清任《医林改错》提出"灵机记性不在心在脑"。

（四）X型题

15.C，D。答案分析：万全著有《幼科发挥》、《育婴家秘》，《保婴撮要》为薛铠、薛己著，《全幼心鉴》为寇平著，《幼科折衷》为秦昌遇著。

16.A，B，C，D，E。答案分析：钱乙创制的新方有泻白散、导赤散、异功散、七

味白术散，六味地黄丸为由《金匮》肾气丸化裁而来，亦属创制。

三、改错题

17.改为：隋唐时期称儿科为少小科。

答案分析：隋唐时期称儿科为少小科，宋代医学教育称儿科为小方脉。

四、简答题

18.《幼幼集成》将指纹辨证概括为"浮沉分表里、红紫辨寒热、淡滞定虚实。""风轻、气重、命危。"

五、问答题

19.关于小儿体质特点，钱乙概括为"脏腑柔弱、易虚易实、易寒易热。"万全概括为"阳常有余，阴常不足；肝常有余，脾常不足；心常有余，肺常不足，肾常虚。"即"三有余，四不足。"吴鞠通概括为"小儿稚阳未充，稚阴未长者也，""易于感触，易于传变。"

第二节　小儿年龄分期

习题

一、填空题

1.小儿体格发育最快的时期是＿＿＿期。小儿死亡率最高的时期是＿＿＿期。

2.＿＿＿一书提出"十八已上为少，六岁已上为小"。

二、选择题

（一）A₁型题

3.古代医籍对小儿年龄分期最早记载当推（　　）

A.《灵枢·卫气失常》

B.《颅囟经》

C.《小儿药证直诀》

D.《寿世保元·儿科总论》

E.《小儿卫生总微论方·大小论》

4.孕妇遭受不利因素影响，如物理、药物、感染、劳累、营养缺乏等伤害，造成流产、死胎或先天畸型等，最易发生于孕后（　　）周内。

A.8　　B.12　　C.16

D.20　　E.24

5.围生期是指（　　）

A.从出生到28天

B.孕期28周到生后7天

C.从受孕到分娩

D.生后28天到1周岁

E.孕期28周到生后28天

6.从出生后到28天，称为（　　）

    A.胎儿期　　　B.围生期

    C.新生儿期　　D.婴儿期

    E.幼儿期

7.幼儿期是指（　　）

    A.从出生到生后28天

    B.生后28天到满1周岁

    C.1～3岁　　D.3～7岁

    E.7～12岁

8.学龄前期是指（　　）

    A.1～3岁　　　B.3～7岁

    C.5～7岁　　　D.3～8岁

    E.5～9岁

9.学龄期起于（　　）

    A.4周岁　　　B.5周岁

    C.6周岁　　　D.7周岁

    E.14周岁

10.从儿童向成人过渡的时期是（　　）

    A.婴儿期　　　B.幼儿期

    C.学龄前期　　D.学龄期

    E.青春期

（二）B₁型题

    A.从出生到28天

    B.出生28天后到满1周岁

    C.1～3岁　　D.3～7岁

    E.7～12岁

11.婴儿期是指（　　）

12.幼儿期是指（　　）

    A.胎儿期　　　B.围生期

    C.新生儿期　　D.婴儿期

    E.幼儿期

13.儿童生命活动的开始，起于（　　）

14.儿童独立生存的开始，起于（　　）

（三）X型题

15.容易发生溺水、烫伤、坠床、错服药物以致中毒等，好发于（　　）

    A.新生儿期　B.婴儿期

    C.幼儿期　　D.学龄前期

    E.学龄期

16.幼儿期容易发生（　　）

    A.吐泻、疳证

    B.多种小儿传染病

    C.意外事故　D.急性肾炎

    E.龋齿

三、改错题

17.从1周岁到4周岁为幼儿期。

四、简答题

18.简述婴儿期的保健重点。

五、问答题

19.青春期生理特点是什么？

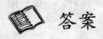 答案

一、填空题

1.①婴儿期；②围生期。

2.《灵枢·卫气失常》。

二、选择题

（一）A₁型题

3.A。答案分析：《灵枢·卫气失常》提出"十八已上为少，六岁已上为小"，这是我国关于小儿年龄分期的最早记载。

4.B。答案分析：妊娠早期的12周为胚胎期，最易遭受病理因素的影响而造成流产、死胎或畸形。

5.B。答案分析：目前国内将胎龄满28周至出生后7天定为围生期。

4

6.C。答案分析：从出生后脐带结扎开始，至出生后满28天，称为新生儿期。

7.C。答案分析：1～3周岁为幼儿期。

8.B。答案分析：3周岁后到7周岁为学龄前期。

9.D。答案分析：7周岁后至青春期来临（一般为女12岁，男13岁）为学龄期。

10.E。答案分析：青春期（一般女孩自11～12岁至17～18岁，男孩13～14岁到18～20岁）是儿童向成人过渡的时期。

（二）B₁型题

11.B。答案分析：婴儿期指出生后28天到1周岁。

12.C。答案分析：1～3周岁为幼儿期。

13.A。答案分析：男女生殖之精相合，结成胚胎，生命活动就开始了。

14.C。答案分析：儿童独立生存，起于出生后脐带结扎，此前则依赖于母体生存。

（三）X型题

15.C，D。答案分析：幼儿期和学龄前期易发生意外及中毒。

16.A，B，C。答案分析：幼儿期由于断乳后食物品种转换，易发生吐、泻、疳证；接触面扩大，易发生传染病；自我保护能力差，易发生意外事故。

三、改错题

17.改为：从1周岁后至3周岁为幼儿期。

答案分析：3周岁后，已进入学龄前期。

四、简答题

18.提倡母乳喂养，及时添加辅食，预防脾胃、肺系疾病，按时接受计划免疫接种，预防传染病的发生。

五、问答题

19.青春期是从儿童向成人过渡的时期，其生理特点是肾气盛，天癸至，阴阳和。形体增长出现第二次高峰，精神发育由不稳定趋向成熟。

第三节　小儿生长发育

习题

一、填空题

1. 小儿出生体重平均约 _____ kg，生后前半年平均每月增长 _____ kg，1周岁后平均每年增长 _____ kg。

2. 小儿正常血压计算公式：收缩压（mmHg）＝ _____ ，舒张压（mmHg）＝ _____ 。

二、选择题

（一）A₁型题

3. 1周岁小儿的体重应为（　　）kg。

　　A.8　　　B.9　　　C.10

　　D.11　　　E.12

4. 小儿身长的计算公式：身长（cm）＝70＋7×年龄。其中"70"是表示（　　）

　　A. 半岁时的身长

　　B.1岁时的身长

　　C.1.5岁时的身长

　　D.2岁时的身长

　　E. 公式简化所得数字

5

5. 按公式计算，3岁小儿的身长应为
（　）cm。
    A.70　　B.80　　C.84
    D.91　　E.96

6. 前囟关闭的时间为（　）个月。
    A.2～4　　B.4～6　　C.6～12
    D.12～18　　E.18～24

7.1周岁小儿的头围应为（　）cm。
    A.33　　B.46　　C.48
    D.50　　E.54

8. 儿童上下部量相等，中点恰好在耻
骨联合上的年龄大约在（　）
    A. 初生时　　B.1岁
    C.3岁　　　D.6岁　　E.12岁

9. 最后一颗恒牙长出的时间一般在
（　）岁。
    A.6　　　B.8　　　C.12
    D.12～15　　E.20～30

10. 小儿出齐乳牙的时间在（　）个
月。
    A.8～12　　B.12～18　　C.18～24
    D.24～30　　E.30～36

11. 按公式计算，正常4岁小儿的收缩
压是（　）mmHg。
    A.88　　B.95　　C.100
    D.105　　E.110

12.4～7岁小儿每分钟呼吸次数约为
（　）
    A.45～40　　B.40～35　　C.35～30
    D.30～25　　E.25～20

13. 新生儿每分钟脉搏次数约为（　）
    A.140～120　　B.130～110
    C.120～100　　D.100～80
    E.90～70

14. 正常小儿多少个月时能听懂自己的
名字（　）
    A.3　　B.4　　C.5
    D.8　　E.12

15. 正常小儿多大时能简单地交谈
（　）
    A.1岁　　B.1岁半
    C.2岁　　D.5岁　　E.7岁

16. 正常小儿多少个月时能独立行走
（　）
    A.10　　B.12　　C.18
    D.24　　E.36

（二）A₂型题

17. 患儿，6岁。刚会与小朋友做游戏。
正常儿童应当几岁后能与小朋友做游戏
（　）
    A.1　　B.2　　C.3
    D.4　　E.5

18. 患儿，4岁。不会穿简单的衣服。
正常儿童应当几岁能穿简单的衣服（　）
    A.1　　B.2　　C.3
    D.4　　E.5

19. 患儿，3岁。有医生认为在变蒸期。
变蒸的时期应在（　）日内。
    A.32　　B.64　　C.128
    D.320　　E.576

20. 患儿，20天。其呼吸：脉搏次数比
应该是（　）
    A.1：2　　B.1：3　　C.1：4
    D.1：5　　E.1：6

（三）B₁型题
    A.42　　B.46　　C.48
    D.50　　E.54

21.2岁小儿的头围（cm）约为

22.5岁小儿的头围（cm）约为
    A.4　　B.5　　C.6
    D.7　　E.8

23. 正常小儿开始会爬的月龄一般是
（　）

24. 正常小儿开始会独坐的月龄一般是
（　）

(四)X 型题

25. 前囟大且闭合晚，可见于（　　）

    A. 佝偻病　　B. 小头畸型

    C. 呆小病　　D. 解颅

    E. 维生素 D 中毒

26. 若为 10 个月小儿，下列那些项目是不正常的（　　）

    A. 乳牙未萌　　B. 囟门已闭

    C. 体重 9kg　　D. 身长 78cm

    E. 头围 48cm

27. 对于 2 岁小儿，下列哪些是正常的（　　）

    A. 乳牙 10 颗　　B. 体重 12kg

    C. 身长 84cm　　D. 头围 48cm

    E. 胸围 42cm

28. 若为 6 岁小儿，下列哪些项目是不正常的（　　）

    A. 开始换恒牙

    B. 体重 20kg

    C. 脉搏 126 次/分

    D. 收缩压 110mmHg

    E. 舒张压 85mmHg

29. 正常生长发育情况下，下列哪些叙述不妥（　　）

    A. 小儿出生后体重前半年较后半年增长慢

    B. 测量身长时，3 岁以下采用立位

    C. 上部量指从头到脐的长度

    D. 后囟应在生后 6 个月闭合

    E. 生后 10 月乳牙 10 个

三、改错题

30. 小儿出生后体重匀速增长。

31. 小儿 1 岁时能简单地交谈。

四、简答题

32. 何谓前囟、后囟？

33. 2 岁以内乳牙颗数可用什么公式推算？

34. 7～12 个月小儿体重的推算公式？

五、问答题

35. 什么叫小儿生长发育？掌握小儿身长发育规律有什么意义？

36. 怎样正确认识变蒸学说？

六、病案分析题

37. 患儿，男，2 岁。体重 8kg，身长 78cm，头围 48cm，胸围 46cm，后囟及前囟已闭合，牙齿萌出 6 颗。

分析本例小儿各项生长发育指标是否异常，提出初步印象。

38. 患儿，女，7 个月。能独坐片刻，出现换手与捏、敲等动作，能哭能笑，不会发声。

分析本例婴儿的智力发育状况是否正常。

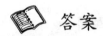 **答案**

一、填空题

1. ①3；②0.7；③2。

2. ①80＋2×年龄；②收缩压×2/3。

二、选择题

（一）A₁ 型题

3. C。答案分析：1 周岁时体重为 $7 + 0.5 \times (12 - 6) = 10kg$。

4. E。答案分析：70 是公式简化所得数字。

5. D。答案分析：3 岁小儿身长为 $70 + 7 \times 3 = 91cm$。

6. D。答案分析：小儿前囟关闭时间应在生后 12～18 个月。

7. B。答案分析：1 周岁小儿的头围约

46cm。

8.E。答案分析：12岁前上部量大于下部量，12岁以后下部量大于上部量，12岁左右上下部量相等。

9.E。答案分析：最后一颗恒牙一般在20～30岁时出齐，也有终生不出者。

10.D。答案分析：小儿出齐乳牙的时间约在24～30个月。

11.A。答案分析：4岁小儿收缩压80+2×4＝88mmHg。

12.E。答案分析：4～7岁小儿每分钟呼吸约25～20次。

13.A。答案分析：新生儿脉搏每分钟140～120次。

14.E。答案分析：正常小儿1岁时听懂自己的名字。

15.C。答案分析：正常小儿2岁后能简单地交谈。

16.B。答案分析：正常小儿12个月可以独立行走。

（二）A_2型题

17.C。答案分析：3岁后可与小朋友做游戏。

18.C。答案分析：3岁时会穿简单的衣服。

19.E。答案分析：小儿576日后，不再有变蒸。

20.B。答案分析：新生儿呼吸：脉搏为1：3。

（三）B_1型题

21.C。答案分析：2周岁时头围约48cm。

22.D。答案分析：5周岁时头围约50cm。

23.E。答案分析：8个月会爬。

24.C。答案分析：6个月时会独坐片刻。

（四）X型题

25.A，C，D。答案分析：小头畸形、维生素D中毒无前囟大且闭合晚的表现。

26.A，B，D，E。答案分析：10个月小儿乳牙开始萌出，囟门未闭，到1岁时身长75cm，到1岁时头围46cm。

27.B，C，D。答案分析：2岁小儿萌出20颗乳牙，胸围应该大于头围。

28.C，D，E。答案分析：6岁脉搏100～80次/分，收缩压约为92mmHg，舒张压约为61mmHg。

29.A，B，C，D，E。答案分析：小儿出生后前半年较后半年体重增长快，测量身长时，3岁以下采用仰卧位，上部量指从头顶到耻骨联合上缘的长度。后囟应在生后2～4个月内关闭，生后4～10个月乳牙开始萌出。

三、改错题

30.改为：出生后，小儿体重非匀速地不断增长。

答案分析：小儿在青春期之前，年龄愈小，增长速率愈高。出生时体重约3kg，生后前半年平均每月增长约0.7kg，后半年平均每月增长约0.5kg，1岁后平均每年增长约2kg。

31.改为：小儿2岁后能简单地交谈。

答案分析：1岁时只能说出简单的生活用语，如吃、走、拿等。

四、简答题

32.前囟是额骨和顶骨之间的菱形间隙，后囟是顶骨和枕骨之间的三角形间隙。

33.乳牙数＝月龄－4（或6）

34.体重（kg）＝7+0.5×（月龄－6）

五、问答题

35.一般以"生长"表示形体的增长，

"发育"表示各种功能的进步,生长主要反映量的变化,发育主要反映质的变化,二者密切相关,形与神同步发展,通常相提并论。掌握小儿生长发育规律,对于指导儿童保健,做好儿科疾病防治,具有重要意义。

36. 变蒸学说是古代医家阐述婴幼儿生长发育规律的一种学说:即小儿生长发育在婴幼儿时期最快,是一个连续不断的变化过程;每经过一定时间周期,显示出显著的生长发育变化;形神是相应发育、同步发展的;变蒸周期是逐步延长的,显示婴幼儿生长发育随年龄增长而逐步减慢;576日后不再有变蒸,小儿生长发育趋于平缓。变蒸学说对当今研究儿童生长发育规律有重要的借鉴价值。但是,古医籍中有的认为变蒸时小儿会出现发热、呕吐等症状,属于正常表现,不需治疗,这种说法应当扬弃。

六、病案分析题

37. 就该小儿各项生长发育指标而言,与2岁小儿正常均值相比:体重低4kg;身长低6cm;头围正常;胸围小于头围2cm,2岁胸围应当渐大于头围;后囟、前囟已闭属正常范围;牙齿长出6枚,较正常儿少。综合分析:该小儿的特点是体重显著不足,身长亦低,胸围小于头围,牙齿萌出较少。初步诊断印象为营养不良(疳证)。

38. 该小儿7个月能独坐片刻,出现换手与捏、敲等探索性的动作,能哭能笑,均达到了智能发育的正常水平。但是,7个月婴儿应会发复音,如"妈妈、爸爸"等,本患儿不会发声说明语言发育欠佳,须进一步检查以明确诊断。

第四节　生理病因病理特点

习题

一、填空题

1. 关于小儿生理病理特点,_____说:"凡孩子3岁以下,呼为纯阳,元气未散"。_____说:"大概小儿病者纯阳,热多冷少也。"

2. 张景岳在_____中说:"其脏气清灵,随拨随应,但能确得其本而撮取之,则一药可愈,非若男妇损伤,积痼痴顽者之比。"

3. 小儿病理特点可以概括为_____,_____,_____,_____。

二、选择题

（一）A₁ 型题

4. 小儿"纯阳"之体的含义是(　　)

A. 纯阳无阴　　B. 阳常有余
C. 阴亏阳亢　　D. 发育迅速
E. 肝常有余

5.《颅囟经》所说"纯阳"是针对几岁以内小儿而言?(　　)

A.1　　B.2　　C.3
D.7　　E.14

6. 小儿发生烈性传染病的病邪很多,其中最重要的是(　　)

A. 风热　　B. 风寒　　C. 湿热
D. 燥邪　　E. 疫疠

7. 小儿为纯阳之体,伤于外邪以热性病证为多,其原因是六气易从(　　)

A. 湿化　　B. 寒化　　C. 燥化
D. 火化　　E. 风化

8. 小儿易产生营养失调性病证,原因主要是(　　)

A. 肝常有余　　B. 心常有余

C. 肺常不足　　D. 脾常不足

E. 肾常虚

9. 小儿易产生感冒、咳喘，原因主要是(　　)

A. 脾常不足　　B. 肺脏娇嫩

C. 肾常虚　　D. 稚阳未充

E. 稚阴未长

10. 小儿易患五迟、五软、解颅、遗尿等病，原因主要是(　　)

A. 肺脏娇嫩　　B. 脾常不足

C. 肾常虚　　D. 稚阴稚阳

E. 纯阳之体

11. 小儿易受惊吓，原因主要是(　　)

A. 肺脏娇嫩　　B. 脾常不足

C. 肾常虚　　D. 心神怯弱

E. 稚阴未长

12. 小儿易发生好动、惊惕、抽风等症，原因主要是(　　)

A. 心常有余　　B. 肝气未实

C. 脾常不足　　D. 稚阳未充

E. 肾常虚

13. "凡孩子3岁以下，呼为纯阳，元气未散"见于(　　)

A.《颅囟经·脉法》

B.《宣明方论·小儿门》

C.《医学正传·小儿科》

D.《幼科要略·总论》

E.《格致余论·慈幼论》

14. "女子七岁，肾气盛，齿更发长；二七而天癸至，任脉通，太冲脉盛，月事以时下，故有子"。见于(　　)

A.《灵枢》　　B.《素问》

C.《小儿药证直诀》

D.《颅囟经》　　E.《幼幼新书》

15. 小儿缺乏卫生知识，易于误食一些被污染的食物，引发(　　)

A. 咳喘　　B. 水肿　　C. 紫癜

D. 厌食　　E. 吐泻

16. 小儿易患麻疹、流行性腮腺炎、水痘等传染病，邪从(　　)

A. 口入　　B. 鼻入　　C. 皮毛

D. 耳入　　E. 眼入

17. 小儿易患痢疾、霍乱、肝炎等传染病，邪从(　　)

A. 口入　　B. 鼻入　　C. 皮毛

D. 耳入　　E. 眼入

18. 儿科发病率最高的一类疾病，首推(　　)

A. 肺系病证　　B. 心系病证

C. 肝系病证　　D. 脾系病证

E. 肾系病证

19. 儿科发病率居于第二位的是(　　)

A. 肺系病证　　B. 心系病证

C. 肝系病证　　D. 脾系病证

E. 肾系病证

(二) A₂ 型题

20. 患儿，半岁。骤闻异声后，夜间啼哭2月，每夜发作3～5分钟。其病因是(　　)

A. 感受外邪　　B. 伤乳因素

C. 惊恐因素　　D. 环境污染

E. 胎产因素

21. 患儿，3岁。吃瓜子时误吸入气管引起窒息，其病因是(　　)

A. 乳食因素　　B. 先天因素

C. 情志因素　　D. 意外因素

E. 其他因素

22. 患儿，4岁。平素喜食生冷瓜果，容易损伤(　　)

A. 肝阴　　B. 脾阳　　C. 肺气

D. 肾气　　E. 肾阴

23. 患儿，2岁。生后至今不能行走与站立，头项歪斜。其病变脏腑主要在(　　)

A. 心肝　　B. 肺脾　　C. 心肺

D. 心肾　　E. 脾肾

10

（三）B₁型题

A．《幼科要略》

B．《小儿病源方论》

C．《颅囟经》

D．《小儿药证直诀》

E．《温病条辨·解儿难》

24．首创小儿"纯阳"理论的著作是
（　　）

25．提出"稚阳未充，稚阴未长"学说的著作是（　　）

A．肺常不足　　B．脾常不足

C．心常有余　　D．肾常虚

E．肝常有余

26．小儿易患疳证、泄泻，主要责之于
（　　）

27．小儿易患解颅、五迟、五软，主要责之于（　　）

（四）X型题

28．小儿的生理特点是（　　）

A．生机蓬勃　　B．脏腑娇嫩

C．脏腑虚弱　　D．形气未充

E．发育迅速

29．小儿五脏六腑之功能皆属不足，其中尤其突出的是（　　）

A．心　　B．肝　　C．脾

D．肺　　E．肾

30．小儿病因与成人多数相同，由于自身的生理特点，因而对不同病因为病的情况和易感程度与成人不同。小儿比成人多见的病因有（　　）

A．外感　　B．情志　　C．意外

D．食伤　　E．先天

31．与遗传因素有关的疾病如（　　）

A．肺炎喘嗽　　B．哮喘

C．疳证　　　　D．夏季热

E．癫痫

三、改错题

32．"肾常虚"主要指小儿元精不足，肾脏素虚。

33．小儿病证易趋康复的主要原因是小儿多外感疾病，且少情志因素的影响。

四、简答题

34．简述小儿发病的常见病因有哪些？

35．简述小儿患病为什么易生惊动风？

五、问答题

36．小儿患病后为什么易虚易实？

37．小儿患病后为什么易寒易热？

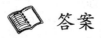 答案

一、填空题

1．①《颅囟经·脉法》；②《宣明方论·小儿门》。

2．《景岳全书·小儿则》。

3．①发病容易；②传变迅速；③脏气清灵；④易趋康复。

二、选择题

（一）A₁型题

4．D。答案分析："纯"指小儿先天所禀的元阴元阳未曾耗散，"阳"指小儿的生命活力，犹如旭日之初生，草木之方萌，蒸蒸日上，欣欣向荣。

5．C。答案分析：《颅囟经·脉法》中说："凡孩子3岁以下，呼为纯阳，元气未散"。

6．E。答案分析：疫疠是具有强烈传染性的病邪。

7．D。答案分析：六气易从火化，小儿伤于外邪以热性病证为多。

8.D。答案分析：由于小儿"脾常不足"，易为乳食所伤，故易产生运化失常的营养失调性病证。

9.B。答案分析：肺主气，司呼吸，小儿肺脏娇嫩，表现为呼吸不匀，息数较促，易发生感冒、咳喘。

10.C。答案分析：小儿处于快速生长发育期，因而多见肾藏精，肾主骨，肾司生长不足而导致的疾病。

11.D。答案分析：心主血脉，主神明，小儿心气未充，心神怯弱未定，故表现为易受惊吓。

12.B。答案分析：肝主疏泄，主风，小儿肝气未实，经筋刚柔未济，表现为好动，易发惊惕抽风。

13.A。答案分析：见于《颅囟经·脉法》。

14.B。答案分析：见于《素问·上古天真论》。

15.E。答案分析：误食被污染的食物易引发肠胃病，如吐泻病。

16.B。答案分析：各种时邪从鼻入，肺卫受袭，形成麻疹、流行性腮腺炎、水痘等传染病。

17.A。答案分析：邪从口入，脾胃受邪，形成痢疾、霍乱、肝炎等传染病。

18.A。答案分析：小儿肺脏娇嫩，卫表未固，六淫之邪从口鼻或皮毛而入，均易犯肺，引发感冒、咳嗽、肺炎喘嗽等病。

19.D。答案分析：小儿脾常不足，再由于乳食失节，食物不洁，脾运失健等因素导致呕吐、泄泻、腹痛、积滞、厌食等脾系病证，其发病率仅次于肺系病证而居第二位。

（二）A₂型题

20.C。答案分析：小儿心怯神弱，骤闻异声导致惊伤心神，出现夜啼。

21.D。答案分析：异物误吸入气管引起窒息是因意外因素致病。

22.B。答案分析：平时喜食生冷瓜果容易损伤脾阳。

23.E。答案分析：五迟五软主要和脾肾有关，脾主肌肉，肾主骨，脾肾不足导致该病发生。

（三）B₁型题

24.C。答案分析：现存最早儿科专著《颅囟经·脉法》："凡孩子3岁以下，呼为纯阳，元气未散。"

25.E。答案分析：清代吴鞠通运用阴阳理论，在《温病条辨·解儿难》中将小儿生理特点概括为"稚阳未充，稚阴未长"。

26.B。答案分析：脾常不足，运化力弱，摄入的食物不洁、饮食不节、饥饱不均易患疳证、泄泻。

27.D。答案分析：肾常虚。小儿肾藏精、主骨，肾司生长不足而导致解颅、五迟、五软。

（四）X型题

28.A，B，D，E。答案分析：小儿生理特点：脏腑娇嫩，形气未充；生机蓬勃，发育迅速。

29.C，D，E。答案分析：小儿五脏六腑的形和气皆属不足，其中又以肺、脾、肾三脏更为突出，表现为肺脏娇嫩，脾常不足，肾常虚的特点。

30.A，D，E。答案分析：小儿病因以外感、食伤和先天因素居多，如年龄越小，对六淫邪气易感程度愈高，因乳食而伤的情况越多。情志因素和意外因素虽亦为儿科常见病因，但不能说"比成人多见"。

31.B，E。答案分析：哮喘和癫痫与先天遗传有关。

三、改错题

32.改为："肾常虚"是针对小儿"气血未充，肾气未固"而言。

答案分析：肾藏经，主骨，为先天之本，这种功能对形体尚未长大，多种生理功能尚未成熟的小儿更为重要，关系到小儿骨、脑、发、耳、齿的功能和形态，关于生长发育和性功能成熟。小儿处于快速生长发育期，因而常有肾司生长不足所导致的各种疾病，如五迟、五软、解颅、遗尿等。并非指元精不足，肾脏素虚。

33.改为：小儿病证易趋康复的主要原因是机体生机蓬勃，脏腑之气清灵，随拨随应，对各种治疗反应灵敏，并且宿疾较少，病情相对单纯。

答案分析：外感疾病有的易趋康复，有的不易康复，甚至留下后遗症。小儿情志因素的影响也并非少见，因而也不是小儿患病比成人易趋康复的原因。

四、简答题

34.小儿病因，以外感、食伤、先天因素居多，情志、意外和其他因素亦值得注意。

35.小儿生理上心神怯弱，肝气未盛，病理上易感外邪，各种外邪均易从火化，因此，易见火热伤心生惊，伤肝引动肝风的证候。

五、问答题

36.虚实是指小儿机体正气的强弱与导致疾病的邪气盛衰状况，小儿病初常见邪气呈盛势的实证。但由于正气易伤而虚，可迅速出现正气被损的虚证或虚实相兼之证。

37.寒热主要是指两种不同性质的证候属性。由于小儿"稚阴未长"，故易见阴伤阳亢，表现为热证；又由于小儿"稚阳未充"，故易见阳气虚衰，表现为寒证。小儿易寒易热常常与易虚易实交错出现，形成寒证、热证迅速转化或兼夹。

第五节　儿科诊法概要

习题

一、填空题

1.五部与五脏的关系，最早见于＿＿＿＿一书，即：左腮为肝，＿＿＿＿＿＿为肺，＿＿＿＿＿为心，＿＿＿＿＿为脾，＿＿＿＿＿为肾。

二、选择题

（一）A₁型题

2.面呈红色，多为（　）
　　A.热证　　B.实证　　C.寒证
　　D.瘀证　　E.虚证

3.诊断小儿疾病，尤为重要的是（　）
　　A.按诊　　B.脉诊　　C.问诊
　　D.望诊　　E.闻诊

4.望诊方法中有五色主病，其中五色是指（　）
　　A.红、黄、青、白、黑
　　B.红、黄、灰、白、黑
　　C.红、紫、灰、白、黑
　　D.红、紫、黄、白、黑
　　E.红、紫、黄、白、青

5.腹部膨大，肢体瘦弱，发稀，额上青筋显现，多为（　）
　　A.积滞　　B.泄泻　　C.疳积
　　D.厌食　　E.五迟

6.小儿重舌，多属（　）
　　A.心气不足　　B.热盛伤津

C. 心经有热　　D. 心脾火炽

E. 气血两虚

7. 舌苔厚腻垢浊不化，状如霉酱，伴便秘腹胀者，常为（　　）

A. 宿食内积　　B. 寒湿内停

C. 湿热内蕴　　D. 脾虚失运

E. 心脾火炽

8. 猩红热的舌象为（　　）

A. 地图舌　　B. 红绛舌

C. 霉酱苔　　D. 镜面舌

E. 草莓舌

9. 察指纹的适用年龄为（　　）

A.1 岁以内　　B.3 岁以内

C.1～3 岁　　D.1～6 岁

E.3～6 岁

10. 察鼻时，肺闭的特点是（　　）

A. 鼻塞流涕　　B. 鼻孔出血

C. 鼻孔干燥　　D. 鼻涕浊臭

E. 鼻翼煽动

11. 百日咳咳嗽的特点为（　　）

A. 咳声清扬，伴流清涕

B. 咳嗽阵作，并有回声

C. 咳声重浊，痰稠色黄

D. 咳声嘶哑，如犬吠样

E. 干咳无痰，口鼻干燥

12. 嗅气味中，血证可有（　　）

A. 口气臭秽　　B. 口气腥臭

C. 口气臭腐　　D. 口气酸腐

E. 口气酸腐而臭

13. 舌红无苔，在下述哪种情况下为正常（　　）

A. 新生儿舌象　　B. 乳婴儿舌象

C. 幼儿舌象　　D. 啼哭后舌象

E. 进食后舌象

14. 小儿脉象平和，较成人（　　）

A. 浮而稍数　　B. 弦而稍数

C. 浮而稍缓　　D. 软而稍数

E. 浮而稍弦

15. 干咳无痰，多为（　　）

A. 外感风寒　　B. 肺蕴痰热

C. 外感风热　　D. 肺脾气虚

E. 燥邪犯肺

16. 腹部胀满，叩之有液体波动感，多为（　　）

A. 气滞　　B. 疳证　　C. 虫积

D. 臌胀　　E. 食积

17. 时时用舌舔口唇，以致口唇四周灰暗或有脱屑、作痒，称舔舌，多因（　　）

A. 宿食积滞　　B. 脾经伏热

C. 肝肾阴虚　　D. 痰热内扰

E. 感受外邪

（二）A₂型题

18. 患儿，5 岁。舌苔花剥，经久不愈，状如"地图"。病机多为（　　）

A. 脾之气阳虚弱

B. 肺脾气阴亏虚

C. 乳食积滞内停

D. 胃之气阴不足

E. 寒湿生冷内停

19. 患儿，5 岁。发热 1～2 天，两颊黏膜有针尖大小的白色小点，周围红晕。其诊断是（　　）

A. 口疮　　B. 麻疹　　C. 鹅口疮

D. 痄腮　　E. 发颐

20. 患儿，1 岁。大便呈果酱色，伴阵发性哭吵。其诊断是（　　）

A. 痢疾　　B. 食积　　C. 肠炎

D. 虫积　　E. 肠套叠

21. 患儿，10 个月。指纹淡紫。其证候是（　　）

A. 气血不足　　B. 邪热郁结

C. 体虚有寒　　D. 寒湿阻滞

E. 体虚有热

（三）B₁型题

A. 面色萎黄无华

B. 面目色黄而鲜

C. 面目黄而晦暗

D. 面黄无华伴有白斑

E. 面色淡黄，口唇淡白

22. 湿热内蕴可见（　　）

23. 寒湿阻滞可见（　　）

　　A. 乳食内积　　B. 盘肠吊痛

　　C. 痰饮内伏　　D. 久病体虚

　　E. 胸胁疼痛

24. 小儿喜伏卧者，多为（　　）

25. 小儿翻滚不安，呼叫哭吵，两手捧腹，多为（　　）

（四）X 型题

26. 望诊时，面呈青色，多为（　　）

　　A. 寒证　　B. 疼痛　　C. 瘀证

　　D. 惊痫　　E. 水饮证

27. 小儿舌苔黄腻，常主（　　）

　　A. 寒湿　　B. 湿热　　C. 瘀血

　　D. 积食　　E. 痰饮

28. 小儿舌体，由于心脾有热可导致（　　）

　　A. 木舌　　B. 连舌　　C. 重舌

　　D. 弄舌　　E. 吐舌

29. 指纹色紫，推之滞涩，复盈缓慢，主（　　）

　　A. 虚热　　B. 瘀热　　C. 痰湿

　　D. 积滞　　E. 血虚

三、改错题

30. 肝开窍于目，所以小儿睡时露睛，当属肝虚。

31. "三关"在"一指定三关"、"三关测轻重"中的意义是一致的，即指风、气、命三关。

四、简答题

32. 简述小儿面部望诊的五色主病特点。

33. 简述小儿望诊中，审苗窍与脏腑的关系。

五、问答题

34. 如何运用小儿指纹来诊察疾病？

35. 儿科在具体应用四诊时有何特点？

六、病案分析题

36. 患儿，3.5岁。因"咳喘伴发热2天"为主诉就诊。

患儿2天来咳嗽频作，喉中痰鸣，发热。T38.5℃，呼吸急促，面青唇紫，鼻翼煽动，胁肋凹陷如坑。舌质红，苔黄腻，脉数。睡眠不实，二便正常。

试就本例患儿望、闻、问、切四诊，作出证候分析。

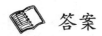 答案

一、填空题

1. ①《小儿药证直诀·面上证》；②右腮；③额上；④鼻；⑤颏。

二、选择题

（一）A₁ 型题

2. A。答案分析：面呈红色，多为热证，又有实热、虚热之分。

3. D。答案分析：由于儿科为"哑科"，加上就诊时常啼哭吵闹，影响气息脉象，造成诊断上困难。故小儿诊法中主张四诊合参，又特别重视望诊。

4. A。答案分析：五色主病即按面色红、青、黄、白、黑五种不同颜色的偏向表现来诊察疾病。

5. C。答案分析：腹部膨大，肢体瘦弱，发稀，额上有青筋显现，多属疳积。

6. D。答案分析：舌下红肿突起，形如小舌，称为重舌，属心脾火炽，上冲舌本所致。

7.A。答案分析：若舌苔厚腻垢浊不化，状如霉酱，伴便秘腹胀者，为宿食内积，中焦气机阻滞所致。

8.E。答案分析：舌起粗大红刺，状如草莓者，常见于猩红热。

9.B。答案分析：婴幼儿皮肤薄嫩，络脉易于显露，故儿科对于3岁以下小儿常以察指纹作为望诊内容之一。

10.E。答案分析：鼻翼煽动，气急喘促，为肺气郁闭。

11.B。答案分析：连声咳嗽，夜咳为主，咳而呕吐，伴鸡鸣样回声者为百日咳。

12.B。答案分析：口气血腥，多见于齿龈、肺部出血。

13.A。答案分析：新生儿舌红无苔属正常舌象。

14.D。答案分析：小儿脉象较成人软而稍数。

15.E。答案分析：干咳无痰或痰少黏稠，多为燥邪犯肺。

16.D。答案分析：腹部胀满，叩之音浊，按之有液体波动之感，脐部突出者，多有腹水。

17.B。答案分析：时时用舌舔口唇，以致口唇四周灰暗或有脱屑、作痒，称舔舌，多因脾经伏热所致。

（二）A₂型题

18.D。答案分析：舌苔花剥，状如地图，时隐时现，经久不愈，多为胃之气阴不足所致。

19.B。答案分析：两颊黏膜有针尖大小的白色小点，周围红晕，为麻疹黏膜斑。

20.E。答案分析：大便呈果酱色，伴阵发性哭闹，常为肠套叠。

21.E。答案分析：指纹色淡主虚，色紫主热。

（三）B₁型题

22.B。答案分析：面目色黄而鲜明，

为湿热内蕴之阳黄。

23.C。答案分析：面目色黄而晦暗，为寒湿阻滞之阴黄。

24.A。答案分析：小儿喜伏卧者，多为乳食内积。

25.B。答案分析：翻滚不安，呼叫哭吵，两手捧腹，多为盘肠吊痛所致。

（四）X型题

26.A，B，C，D。答案分析：面呈青色，多为寒证、痛证、瘀证、惊痫。

27.B，D。答案分析：苔黄腻为湿热内蕴，或乳食内停。

28.A，C。答案分析：舌体肿大，板硬麻木，转动不灵，甚则肿塞满口，称为木舌，由心脾积热，火热循经上行所致；舌下红肿突起，形如小舌，称为重舌，属心脾火炽，上冲舌本所致。

29.B，C，D。答案分析：指纹色紫，推之滞涩，复盈缓慢，主实邪内滞。

三、改错题

30.改为：小儿睡时露睛，当属脾虚。

答案分析：脾主肌肉，眼睑为肉轮，由脾所主。寐时眼睑张开而不能闭合，是脾虚气弱之露睛。

31.改为："三关"在"一指定三关"、"三关测轻重"中的意义是不一致的，前者指寸、关、尺三关，后者指风、气、命三关。

答案分析：前者"一指定三关"指因小儿寸口部位较短，对较小儿童常采用一指定三关的方法诊脉，即医者用食指或拇指同时按压寸、关、尺三部。后者"三关测轻重"是指指纹分三关。自虎口向指端，第1节为风关，第2节为气关，第3节为命关。纹在风关，示病邪初入，病情轻浅；纹达气关，示病邪入里，病情较重；纹进命关，示病邪深入，病情加重。

四、简答题

32. 五色主病，又称五色诊，即按面色红、青、黄、白、黑五种不同颜色的偏向表现来诊察疾病。面呈白色，多为寒证、虚证。面呈红色，多为热证。面呈黄色，多为脾虚证或有湿浊。面呈青色，多为寒证、痛证、瘀证、惊痫。面呈黑色，多为寒证、痛证、瘀证、水饮证。

33. 苗窍是指口、舌、目、鼻、耳及前后二阴。苗窍与脏腑关系密切，舌为心之苗，肝开窍于目，肺开窍于鼻，脾开窍于口，肾开窍于耳及前后二阴。脏腑有病，能在苗窍上有所反映，审察苗窍可以测知脏腑病情。

五、问答题

34. 小儿指纹是指食指桡侧的浅表静脉。婴幼儿皮肤薄嫩，络脉易于显露，故儿科对于3岁以下小儿常以察指纹作为望诊内容之一。指纹的辨证纲要，可以归纳为"浮沉分表里，红紫辨寒热，淡滞定虚实，三关测轻重"。"浮"指指纹浮现，显露于外，主病邪在表；"沉"指指纹沉伏，深而不显，主病邪在里。纹色鲜红浮露，多为外感风寒；纹色紫红，多为邪热郁滞；纹色淡红，多为内有虚寒；纹色青紫，多为瘀热内结；纹色深紫，多为瘀滞络闭，病情深重；指纹色淡，推之流畅，主气血亏虚；指纹色紫，

推之滞涩，复盈缓慢，主实邪内滞，如瘀热、痰湿、积滞等。纹在风关，示病邪初入，病情轻浅；纹达气关，示病邪入里，病情较重；纹进命关，示病邪深入，病情加重；纹达指尖，称透关射甲，若非一向如此，则示病情重危。

35. 小儿问诊不全，或问诊资料来源于保育人员及父母，或不能准确反映病情；闻诊范围较小，有些患儿改变不甚明显；切脉由于形气未充，"脉息未辨"，寸口短小，且就诊时常啼哭叫扰，影响脉象气息，给诊断造成困难。小儿脏腑娇嫩，形气未充，病则易于反应，"有诸于内，必形诸外"，比成人显著，内在疾病易从苗窍、颜色反映出来，故望诊具有早、多、准、方便的特点，且儿科望诊包括特异诊法——指纹诊法。因此，在运用四诊时，既要四诊合参，又要注意小儿的特点，以望诊为主。

六、病案分析题

36. 四诊合参，证属肺炎喘嗽痰热闭肺证。

四诊依据如下：望面色，面青唇紫；望形态，咳逆鼻煽，胁肋凹陷如坑，呼吸急促；审苗窍，舌质红，苔黄腻。闻诊，呼吸声，呼吸急迫，甚则鼻煽，咳嗽声，咳嗽频频，痰稠难咯，喉中痰鸣。切诊：脉数。证候显示本例患儿痰热内闭，肺失宣肃。

第六节　儿科治法概要

🖋 习题

一、填空题

1. 疏风解表法中风寒外感治用_____

_____的方药，如麻黄汤、荆防败毒散、葱豉汤等；_____治用辛凉解表的方药，如银翘散、_____等。

2. 止咳平喘法主要适用于_____，_____所致的咳喘。寒痰内伏可用温肺散寒、_____的方药，如小青龙汤、射干麻

17

黄汤等；热痰内蕴可用_____、宣肺平喘的方药，如_____、麻杏石甘汤等。

3. 清热解毒法可分为_____、_____、苦泄降热、_____等。

4. 血证常由血热妄行、血不循经引起，但_____、脾不统血、_____等其他原因也可引起出血，可与补气、_____、养阴等药配合应用。

5. 蛔虫病变化多端，可合并_____、蛔虫性肠梗阻等，发生这些情况，此时当先_____为主，待_____后，再予驱虫。

二、选择题

（一）A₁型题

6. 捏脊疗法通过对督脉与膀胱经捏拿，达到调整脏腑功能的目的。常用于治疗（   ）

  A. 疳证、婴儿泄泻

  B. 咳嗽、哮喘

  C. 五迟、五软

  D. 心悸、怔忡

  E. 遗尿、尿频

7. 刺四缝疗法，常用于治疗（   ）

  A. 婴儿泄泻   B. 呕吐

  C. 腹痛   D. 疳证

  E. 积滞

8. 治疗阴水的常用方剂包括（   ）

  A. 五皮饮   B 五苓散

  C. 越婢加术汤 D. 实脾饮

  E. 麻黄汤

9. 治疗阳水的常用方剂包括（   ）

  A. 防己黄芪汤 B. 实脾饮

  C. 五皮饮   D. 真武汤

  E. 肾气丸

10. 小儿用药量相对较大的原因是（   ）

  A. 对药物的耐受性较大

  B. 用药后见效较慢

  C. 多急性重病

  D. 用药时间较短，服药常有浪费

  E. 小儿脾常不足，药物难以吸收

11. "其用药也，稍呆则滞，稍重则伤，稍不对证，则莫知其乡，捉风捕影，转救转剧，转去转远。"这段归纳小儿用药特点的论述见于（   ）

  A.《活幼心书》

  B.《证治准绳·幼科》

  C.《幼科发挥》

  D.《育婴家秘》

  E.《温病条辨》

12. 小儿中药用量，新生儿应为成人量的（   ）

  A.1/6   B.1/3   C.1/2

  D.2/3   E. 等量

13. 小儿中药用量，乳婴儿应为成人量的（   ）

  A.1/6   B.1/3～1/2

  C.1/2   D.1/2～2/3

  E. 等量

14. 小儿中药用量，幼儿及幼童应为成人量的（   ）

  A.1/6   B.1/3

  C.1/2   D.2/3或等量

  E.3/2

15. 培元补肾法常用于治疗（   ）

  A. 五迟五软   B. 肺炎喘嗽

  C. 幼儿急疹   D. 手足口病

  E. 脐血脐突

16. 夏日高热无汗，可用哪味中药煎汤熏洗躯体（   ）

  A. 麻黄   B. 香薷   C. 浮萍

  D. 西河柳 E. 香樟木

17. 治疗滞颐，可用下列哪味中药研粉敷于涌泉穴（   ）

  A. 麻黄   B. 附子   C. 车前子

  D. 西河柳 E. 吴茱萸

18. 消食导滞法中应用山楂主要是（　　）

    A. 消肉食油腻　　B. 化谷食积滞

    C. 消麦面之积　　D. 消化乳积

    E. 理气化积

19. 小儿元阳衰脱之危重证候，临床可见（　　）

    A. 神疲肢软　　B. 冷汗淋漓

    C. 气急喘促　　D. 脉象细数

    E. 舌苔淡白

20. 肺炎喘嗽伴口唇青紫，可加用的治法是（　　）

    A. 活血化瘀　　B. 补肺健脾

    C. 培元补肾　　D. 健脾益气

    E. 回阳救逆

21. 治疗痄腮，宜选用以下哪味药捣烂外敷腮部（　　）

    A. 马齿苋　　B. 延胡索

    C. 白芥子　　D. 吴茱萸

    E. 芫荽子

（二）A₂型题

22. 患儿，9岁。皮肤出现瘀点、瘀斑1天，双下肢为多，大小不等，斑色鲜红，压之不退色。伴鼻衄，发热，心烦口渴，大便秘结，舌红苔薄黄，脉数有力。其治法是（　　）

    A. 疏风解表　　B. 清热解毒

    C. 凉血止血　　D. 健脾益气

    E. 活血化瘀

23. 患儿，8岁。紫癜反复出现一年余。3天前因劳累紫癜复现，呈瘀点、瘀斑，色淡，时有齿衄，伴神疲乏力，食欲不振，面色苍黄，口唇色淡，舌质淡胖，脉沉细无力。其治法是（　　）

    A. 疏风解表　　B. 清热解毒

    C. 凉血止血　　D. 健脾益气

    E. 活血化瘀

24. 患儿，6岁。睡中经常遗尿，一夜1～2次，甚则数次，醒后方觉。伴面色苍白，神疲乏力，肢凉怕冷，腰腿酸软，下肢无力，小便清长，舌质较淡。其治法是（　　）

    A. 益气固摄　　B. 补肺健脾

    C. 培元补肾　　D. 健脾益气

    E. 固涩小便

25. 患儿，5岁。证见发热恶寒，呛咳气急，口不渴，咳痰白而清稀，舌质淡红，舌苔白，脉浮紧。其治法是（　　）

    A. 疏风解表　　B. 疏散风寒

    C. 疏散风热　　D. 健脾益气

    E. 温阳解表

（三）B₁型题

    A. 朱砂安神丸　　B. 羚角钩藤汤

    C. 苏合香丸　　D. 行军散

    E. 紫雪丹

26. 热极生风，项强抽搐，宜选方（　　）

27. 感受时邪秽浊之气而吐泻昏厥，宜选方（　　）

    A. 推拿疗法　　B. 拔罐疗法

    C. 针灸疗法　　D. 敷贴法

    E. 熏洗法

28. 上述除（　　）外，均可用于治疗泄泻。

29. 上述除（　　）外，均可用于治疗腹痛。

（四）X型题

30. 健脾益气法较常用于（　　）

    A. 泄泻　　B. 鹅口疮

    C. 口疮　　D. 疳证

    E. 病后体弱

31. 儿科培元补肾法的常用方剂有（　　）

    A. 六味地黄丸

    B.《金匮》肾气丸

    C. 参蛤散

D. 参苓白术散

E. 调元散

32. 下列有关小儿服药方法的论述，不妥的有（　　）

A. 必须限制服药次数

B. 婴儿服用丸剂，片剂，须研成细末调服

C. 对拒服药物的小儿，应固定头部，捏鼻灌服

D. 服药困难者，可在中药中加适量食糖矫味

E. 蒸气及雾化吸入法只能用注射液类药剂

33. 捏脊疗法有以下作用（　　）

A. 调整阴阳　　B. 通理经络

C. 调和气血

D. 恢复脏腑功能

E. 活血止痛

三、改错题

34. 紫癜患儿属脾胃虚弱者可配合捏脊疗法。

35. 回阳救逆法主要适用于小儿惊风、癫痫。

四、简答题

36. 小儿用药如何掌握剂量？

37. 儿科常用哪些外治法？

五、问答题

38. 小儿疾病治疗为何特别强调及时、正确和审慎？

39. 小儿疾病治疗为何重视先证而治？

六、病案分析题

40. 患儿，4岁。2001年8月21日初诊。

患儿平素体弱，易感冒，1周前泄泻，便溏，多见食后作泻，每天排便3～5次，粪色淡黄不臭，带有奶瓣或不消化的食物残渣，时轻时重，食少，面色萎黄，形体消瘦。

查体：T：36.8℃，P：120次/分，R：30次/分。神志清楚，精神不振，无脱水貌，双眼睑不肿，舌质淡红，苔白，咽部轻度充血，扁桃体无肿大，无其他阳性体征。

实验室检查：血常规：WBC：8.2×10^9/L，N：0.43，L：0.55。Hb：126g/L。大便常规：WBC：1～3个/HP，脂肪球＋＋。血钾、钠、氯等离子均正常。大便轮状病毒检测：阳性。

该病可应用哪些外治方法治疗？

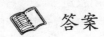 答案

一、填空题

1. ①疏散风寒；②风热外感；③桑菊饮。

2. ①邪郁肺经；②痰阻肺络；③化痰平喘；④清热化痰；⑤定喘汤。

3. ①甘凉清热；②苦寒清热；③咸寒清热。

4. ①气不摄血；②阴虚火旺；③健脾。

5. ①胆道蛔虫症；②安蛔缓痛；③病势缓和。

二、选择题

（一）A_1 型题

6. A。答案分析：捏脊疗法通过对督脉与膀胱经捏拿，达到调整阴阳，通理经络、调和气血、恢复脏腑功能的目的，常用于治疗疳证、婴儿泄泻及脾胃虚弱的患儿。

7. D。答案分析：四缝是经外奇穴，针刺四缝可以解热除烦、通畅百脉，调和脏腑，常用于治疗疳证和小儿厌食症。

8．D。答案分析：防己黄芪汤、实脾饮、真武汤是治疗阴水的常用方剂。

9．C。答案分析：五皮饮、四苓散、越婢加术汤是治疗阳水的常用方剂。

10．D。答案分析：由于小儿用药一般中病即止，用药时间较短，加上服药时药物多有浪费，所以小儿中药的用量相对较大。

11．E。答案分析："其用药也，稍呆则滞，稍重则伤，稍不对证，则莫知其乡，捉风捕影，转救转剧，转去转远。"这段归纳小儿用药特点的论述见于《温病条辨·解儿难·儿科总论》。因此，小儿用药，不仅要及时、正确，还必须谨慎。

12．A。答案分析：新生儿应为成人量1/6。成人量指一般用量，并非指最大用量。

13．B。答案分析：乳婴儿应为成人量1/3～1/2。

14．D。答案分析：幼儿及幼童应为成人量2/3或成人量。

15．A。答案分析：培元补肾法主要适用于小儿胎禀不足，肾气虚弱及肾不纳气之证，能够治疗五迟、五软、解颅、遗尿和哮喘等病，而在肺炎喘嗽、幼儿急疹、手足口病、脐血脐突中很难用到。

16．B。答案分析：夏日高热无汗，可用香薷煎汤熏洗躯体。

17．E。答案分析：治疗滞颐，可用吴茱萸粉涂敷于涌泉穴。

18．A。答案分析：消食导滞法中应用山楂主要是消肉食油腻，六曲善化谷食积滞，莱菔子能消麦面之积，麦芽能消乳积。

19．B。答案分析：小儿元阳衰脱之危重证候，临床可见神疲肢厥、冷汗淋漓、气息奄奄和脉微欲绝等，此时必须峻补阳气。

20．A。答案分析：肺炎喘嗽伴口唇青紫为瘀血征象，可加用活血化瘀法。

21．A。答案分析：马齿苋捣烂外敷腮部可治痄腮，以用鲜品为好。

（二）A₂型题

22．C。答案分析：根据临床表现，辨为血热妄行证，应用凉血止血法治疗。

23．D。答案分析：根据临床表现，辨为脾气亏虚、气不摄血而致血不循经，溢于脉外，故应用健脾益气法治疗。

24．C。答案分析：肾阳虚而致遗尿，应用培元补肾法治疗。

25．B。答案分析：根据临床表现，辨为风寒表证，应用疏散风寒法。

（三）B₁型题

26．B。答案分析：热极生风，项强抽搐，选用羚角钩藤汤清热镇惊熄风。

27．D。答案分析：感受时邪秽浊之气而吐泻昏厥，可用行军散、玉枢丹、红灵丹等辟秽开窍。

28．E。答案分析：推拿疗法、拔罐疗法、针灸疗法和敷贴法均能用于治疗泄泻。

29．E。答案分析：推拿疗法、拔罐疗法、针灸疗法和敷贴法均能用于治疗腹痛。

（四）X型题

30．A，D，E。答案分析：健脾益气法主要适用于脾胃虚弱、气血不足的小儿，如泄泻脾气虚证、疳证及病后体弱等。

31．A，B，C，E。答案分析：培元补肾法主要适用于小儿胎禀不足、肾气虚弱及肾不纳气之证，如解颅、五迟、五软、遗尿、哮喘等，六味地黄丸、《金匮》肾气丸、参蛤散、调元散均为常用方。

32．A，C。答案分析：小儿服药可采取少量多次喂服的方法，不必限制于1日2～3次服。对抗拒服药的小孩，可固定小儿头部，用小匙将药汁送至舌根部，将小匙竖起，使之自然吞下，切勿捏鼻灌服，以防呛入气管。

33．A，B，C，D。答案分析：捏脊疗法通过对督脉和膀胱经的按摩，调和阴阳，疏理经络，行气活血，恢复脏腑功能以防治疾病。

三、改错题

34.改为：紫癜患儿不可应用捏脊疗法。

答案分析：捏脊疗法的禁忌证为：背部皮肤感染、紫癜。

35.改为：回阳救逆法主要适用于小儿元阳虚衰欲脱之危重证候。或者：镇惊开窍、平肝熄风法主要适用于小儿惊风、癫痫。

答案分析：回阳救逆法主要适用于小儿元阳虚衰欲脱之危重证候。镇惊开窍、平肝熄风法主要适用于小儿惊风、癫痫。

四、简答题

36.小儿用药剂量，常随年龄大小、个体差异、病情轻重、医者经验而不同。一般新生儿用成人量的1/6，乳婴儿为成人量的1/3～1/2，幼儿及幼童为成人量的2/3或成人量，学龄儿童用成人量。

37.主要有熏洗法、涂敷法、罨包法、热熨法、敷贴法、擦拭法、药袋疗法。

五、问答题

38.由于小儿生理病理上具有脏腑娇嫩，形气未充，发病容易，变化迅速的特点，因此要掌握有利时机，及时采取措施，争取主动，力求及时控制病情的发展变化，又不可用药太过，损伤正气。当病邪在表，且有外解之机时，应因势利导，引邪外达，从表而解，不可凉遏而使表邪留恋，不可发汗太过耗损卫阳，也不可骤然固涩而闭邪留寇。

39.由于小儿发病容易，传变迅速，虚实寒热的变化较成人为快，故应见微知著，先证而治，挫病势于萌芽之时，挽病机于欲成未成之际。尤其是外感热病，病情发展迅速，而医者在诊察之后，病家需取药煎煮，直到汤药喝下发挥药效，需一段时间，在这一段时间内，病情很可能已经变化。因而，医者应把握这种变化，揭示病情的演变规律，提前一步，在相应的证候出现之前预先落实治疗措施，先发制病，药先于证，先证而治，顿挫病势，防止传变，达到治病防变的目的。

六、病案分析题

40.本病为泄泻脾虚泻证（轮状病毒性肠炎），可用推拿疗法、针灸疗法、敷贴法等外治法治疗。

推拿疗法有促进气血循行、经络通畅、神气安定、脏腑调和的作用，能达到驱邪治病的目的。治疗小儿泄泻可用推、拿、揉、掐等手法，常用掌部的大肠、脾土、板门，背部的七节等穴。本病也可用针灸疗法，所选经穴基本与成人相同。敷贴法是将药物制成软膏、药饼或研粉撒于普通膏药上，敷贴于局部的一种外治法。治疗小儿泄泻可将药粉撒于普通膏药上贴于脐部。

第二章 儿童保健

第一节 胎儿期保健

🖋 习题

一、选择题

(一) A₁ 型题

1. 孕妇在妊娠早期感染何种病毒最易致胎儿畸形( )
    A. 麻疹病毒　　　B. 风疹病毒
    C. 柯萨奇病毒　　D. 埃可病毒
    E. 腺病毒

2. 儿童保健应从何时开始( )
    A. 胎儿期　　　B. 新生儿期
    C. 择偶婚配　　D. 围生期
    E. 婴儿期

3. 关于孕妇饮食，下列说法中可取的是( )
    A. 大冷之物　　B. 大热之物
    C. 甘肥厚味　　D. 营养丰富
    E. 辛辣炙煿

4. 下列物品中易导致胎儿畸形的是( )
    A. 烟、酒　　　B. 茶、咖啡
    C. 牛奶、冰浆　D. 鱼、虾
    E. 鸡、鸭

5. 下列关于孕妇精神调摄的说法中，不正确的是( )
    A. 避免惊恐　　B. 避免大喜
    C. 避免大怒　　D. 节制哀伤
    E. 勿听音乐

6. 下列药物中，不属于妊娠禁忌药的是( )
    A. 白术　　B. 大戟　　C. 斑蝥
    D. 麝香　　E. 乌头

(二) B₁ 型题
    A. 18～24 岁　　B. 24～32 岁
    C. 21～28 岁　　D. 16～22 岁
    E. 26～34 岁

7. 男子婚育的合适年龄是( )

8. 女子婚育的合适年龄是( )
    A. 《格致余论》
    B. 《大戴礼记》
    C. 《素问》
    D. 《诸病源候论》
    E. 《小儿病源方论》

9. 我国古代关于"胎教"的最早记载见于( )

10. 我国古代关于"胎病"的最早记载见于( )

(三) X 型题

11. 先天性风疹综合征常见的异常有( )
    A. 先天性白内障
    B. 先天性心脏病
    C. 耳聋　　　　　D. 小头畸形
    E. 智力障碍

12. 可影响胎儿生长发育的常见病毒有( )
    A. 风疹病毒　　　B. 流感病毒
    C. 单纯疱疹病毒　D. 肝炎病毒

E. 巨细胞病毒

二、改错题

13. 孕妇应多休息，少活动。

14. 孕妇应多吃肉、鱼等肥甘之品，以保证胎儿营养。

三、简答题

15. 妊娠禁忌药可分为哪三类？

四、问答题

16. 孕妇应如何处理好劳与逸之间的关系？

17. 妇女妊娠期的饮食应注意什么？

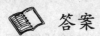 答案

一、选择题

(一) A₁ 型题

1. B。答案分析：孕妇在妊娠3个月内感染风疹病毒最易致胎儿畸形。

2. C。答案分析：儿童保健首先要从择偶婚配开始。近亲之间，不可通婚，否则可使后代中患遗传性疾病的机会增多。

3. D。答案分析：胎儿生长全靠母体的气血供养，故当富有营养；但应忌过食大冷、大热、肥腻之物，以免酿生胎寒、胎热、胎肥等病证。

4. A。答案分析：酒对男性精子和女性卵子都有伤害，因而可使受精卵发育障碍，造成流产、先天性畸形或智力低下等。孕妇吸烟过多，也会伤胎而造成流产、早产，或胎怯、弱智、先天性心脏病等。

5. E。答案分析：妇女妊娠期聆听优雅的音乐，有利于胎儿的孕育成长。现代研究表明，胎儿具有听觉、感知和反应的能力，胎儿可以对音乐产生反应。现代已经推广胎教音乐的实际应用。

6. A。答案分析：妊娠禁忌药主要有：毒性药类，如乌头、附子等；破血药类，如水蛭、虻虫等；攻逐药类，如巴豆、牵牛子等。不含白术。

(二) B₁ 型题

7. B。答案分析：男女双方应在适当的年龄结婚生育，男子三八，肾气平均，发育完全成熟，所以，男子24～32岁，才是婚育的最佳年龄。

8. C。答案分析：男女双方应在适当的年龄结婚生育，女子三七，肾气平均，发育完全成熟，所以，女子21～28岁，才是婚育的最佳年龄。

9. B。答案分析：我国古代《大戴礼记·保傅》关于"文王胎教"的记载，表明早在商周时期已有做好胎养胎教能使小儿健康聪慧长寿的实例。

10. C。答案分析：《素问·奇病论》已经提出："人生而有病颠疾者，……病名为胎病。"

(三) X 型题

11. A，B，C，D，E。答案分析：孕妇妊娠早期感染风疹病毒，可造成小儿先天性白内障、先天性心脏病、耳聋、小头畸形及智力发育障碍等，称为先天性风疹综合征。

12. A，B，C，D，E。答案分析：现代研究表明，各种感染性疾病，尤其是病毒感染，包括风疹病毒、流感病毒、巨细胞病毒、单纯疱疹病毒、水痘病毒、肝炎病毒等，都可能导致先天性畸形、流产或早产。

二、改错题

13. 改为：孕妇应当动静相兼，劳逸结合。

答案分析：孕妇也必须保持经常而有适度的活动，以促进气血流行，适应此期胎儿迅速生长的需要。同时也不可过劳，不能从

事繁重的体力劳动和剧烈的体育运动，以免损伤胎元，引起流产或早产。

14. 改为：孕妇的饮食，应当富于营养，同时宜清淡可口，易于消化。

答案分析：胎儿的生长发育，全赖母体的气血濡养，故饮食应当富于营养。同时禁忌过食大冷、大热、甘肥粘腻、辛辣炙煿等食物，以免酿生胎寒、胎热、胎肥等病证。

三、简答题

15. 古人提出的妊娠禁忌药主要分为以下三类：毒性药类，如乌头、附子、南星、斑蝥、蜈蚣等；破血药类，如水蛭、虻虫、麝香等；攻逐药类，如巴豆、牵牛子、大戟、芫花等。这些药物使用于孕妇，可能引起中毒，损伤胎儿，造成胚胎早期死亡或致残、致畸等。

四、问答题

16. 孕妇应当动静相兼，劳逸结合。一般说来，妊娠1～3个月应适当静养，谨防劳伤，以稳固其胎。4～7个月可增加一些活动量，以促进气血流行，适应此期胎儿迅速生长的需要。妊娠后期只能做较轻的工作，体力劳动者要有工间休息，不做夜班，脑力劳动者要保证每天仍有一定的活动。足月之后，又转入以静为主，安待分娩，每天只安排一定时间的散步。分娩前2周应停止工作。

17. 胎儿的生长发育，全赖母体的气血濡养。孕妇的饮食，应当富于营养，清淡可口，易于消化，进食按时、定量。禁忌过食大冷、大热、甘肥粘腻、辛辣炙煿等食物，以免酿生胎寒、胎热、胎肥等病证。妊娠早期要有全面的营养，按孕妇的口味调配饮食，不要吃可能加重妊娠反应的刺激性食品。妊娠中期胎儿迅速增长，必须多进富含各种营养成分的丰富食品。妊娠后期是胎儿生长的高峰期、脑发育的关键期，也需要营养，同时要防止营养过度，以免胎儿过肥。饮食调养还包括嗜好有节，孕妇应当戒烟酒。

第二节　新生儿期保健

习题

一、填空题

1. 我国有给初生儿祛胎毒的传统方法，常用的祛胎毒方法如_____、_____、_____、_____。

二、选择题

（一）A₁型题

2. 新生儿出现以下情况时可能属于病态：（　）。

　　A. 黄疸　　B. 马牙　　C. 螳螂子

D. 生后数天乳房隆起如蚕豆，2～3周消退

E. 女婴生后5～7天阴道少量流血，1～3天自止

3. 以下年龄期儿童出现黄疸，可能是生理性的：（　）

　　A. 新生儿　　B. 婴儿

　　C. 幼儿　　D. 学龄前期儿

　　E. 青春期儿

4. 新生儿出生后多长时间可以开乳：（　）

　　A.1天　　　B.2天　　C.3天

　　D.12小时　　E. 尽早开乳

5. 下列关于大黄法祛胎毒的用法中不

正确的是（　　）

    A. 用生大黄　　B. 只可略煮

    C. 胎粪通下后停服

    D. 脾虚气弱者勿用

    E. 大便正常者忌用

6. 以下关于初生儿衣着注意点的说法中不正确的是（　　）

    A. 注意保暖，防止着凉

    B. 不可过热，夏季防暑

    C. 衣宜宽松，不可过紧

    D. 裤腰使用松紧带

    E. 衣箱勿放樟脑丸

（二）A₂ 型题

7. 患儿，出生后 4 天。家长发现小儿两侧颊部各有一个垫状隆起，可活动。以下观点中正确的是（　　）

    A. 影响吸乳，消毒后挑割

    B. 影响吸乳，手术切除

    C. 应予治疗，解毒消肿

    D. 有利吸乳，不予处理

    E. 有利吸乳，但易感染

8. 患儿，出生 1 天。面目红赤，多啼声响，无胎粪排出。最可能的原因是（　　）

    A. 胎毒　　B. 胎怯　　C. 胎惊

    D. 五硬　　E. 胎寒

9. 患儿，出生后 5 天。吸吮困难，牙关紧闭，而后出现阵发性强直性痉挛。出生时有脐部护理不当病史。诊断首先考虑（　　）

    A. 胎毒　　B. 脐疮　　C. 脐风

    D. 脐湿　　E. 脐血

（三）B₁ 型题

    A. 马牙　　B. 螳螂子

    C. 胎黄　　D. 胎毒　　E. 口疮

10. 新生儿上腭中线和齿龈部位有散在黄白色、碎米大小隆起，称为（　　）

11. 新生儿两侧颊部各有一脂肪垫隆起，称为（　　）

（四）X 型题

12. 新生儿断脐护脐不洁易发生（　　）

    A. 感冒　　B. 咳嗽　　C. 脐湿

    D. 脐疮　　E. 脐风

13. 初生儿胎毒重者易发生（　　）

    A. 口疮　　B. 脐风　　C. 胎黄

    D. 痈疖　　E. 丹毒

三、简答题

14. 新生儿常见的特殊生理现象有哪些？

四、问答题

15. 我国古代常用的祛胎毒方法有哪些？

五、病案分析题

16. 患儿，初生 19 小时。足月顺产，出生时体重 2.3kg，身长 42cm。哭闹声响，多啼少寐，两目红赤，胎便尚未解。

分析该患儿有哪些异常？如何治疗？

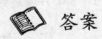 答案

一、填空题

1. ①银花甘草法；②黄连法；③大黄法；④豆豉法。

二、选择题

（一）A₁ 型题

2. A。答案分析：黄疸有生理性、病理性之分，病理性黄疸不是生理现象。

3. A。答案分析：只有新生儿的生理性黄疸为生理现象，在其他年龄期只要出现黄疸都是病理性的。

4. E。答案分析：新生儿一般生后半小时左右即可给小儿吸吮乳房。一般足月新生儿吸吮能力较强，吞咽功能基本完善，早期

开乳有利于促进母乳分泌。

5.E。答案分析：大黄法祛胎毒一般用生大黄3g，沸水适量浸泡或略煮，取汁滴儿口中。胎粪通下后停服。脾虚气弱者勿用。大便正常者也可应用。

6.D。答案分析：新生儿衣着要适宜，衣服应柔软、宽松，容易穿换，不用钮扣、松紧带，衣箱也不放樟脑丸。

（二）A₂ 型题

7.D。答案分析：新生儿两侧颊部各有一个脂肪垫隆起，称为"螳螂子"，有助吮乳，不需治疗。

8.A。答案分析：胎毒，指胎中禀受之毒，主要指热毒。胎毒重者，出生时常表现为面目红赤、多啼声响、大便秘结等，易于发生丹毒、痈疖、湿疹、胎黄、胎热、口疮等病证，或造成以后好发热性疾病的体质。

9.C。答案分析：新生儿断脐护脐不慎，处理不洁，会因感受邪风而患脐风。表现为吮吮困难，牙关紧闭，而后出现阵发性强直性痉挛等。

（三）B₁ 型题

10.A。答案分析：新生儿上腭中线和齿龈部位有散在黄白色、碎米大小隆起颗粒，称为"马牙"，会于数周或数月自行消失，不可挑刮。

11.B。答案分析：新生儿两侧颊部各有一个脂肪垫隆起，称为"螳螂子"，有助吮乳，不能挑割。

（四）X 型题

12.C，D，E。答案分析：新生儿断脐护脐不慎，处理不洁会因感受邪风而患脐风。断脐后还需护脐。脐部要保持清洁、干燥，让脐带断端在数天后自然脱落，以防产生脐湿、脐疮等疾病。

13.A，C，D，E。答案分析：胎毒指胎中禀受之毒，主要指热毒。胎毒重者，易于发生丹毒、痈疖、湿疹、胎黄、胎热、口疮等病证，或造成以后好发热性疾病的体质。

三、简答题

14.新生儿有几种特殊生理状态，不可误认为病态。常见的如马牙、假月经、螳螂子、新生儿生理性黄疸等。

四、问答题

15.我国古代常用的祛胎毒方法有：①银花甘草法：银花6g，甘草2g。煎汤。可用此药液拭口，并以少量给儿吸吮。②黄连法：黄连1～2g。用水浸泡令汁出。滴汁入儿口中。黄连性寒，胎禀气弱者勿用。③大黄法：生大黄3g。沸水适量浸泡或略煮。取汁滴儿口中。胎粪通下后停服。脾虚气弱者勿用。④豆豉法：淡豆豉10g。浓煎取汁。频频饮服。

五、病案分析题

16.小儿出生时体重＜2500g，身长＜45cm，故为胎怯；出生后目红，多啼，胎便未解，故为胎毒。可先用银花甘草法去胎毒，以后再补益脾肾以壮后天，加强护理，保护胎怯患儿。

第三节　婴儿期保健

一、填空题

1. 婴儿喂养方法可分为 _____、_____、_____ 三种，其中应大力提倡的是 _____ 喂养。

2.《灵枢·逆顺肥瘦》在描述小儿特点时说："婴儿者，其 _____、_____、_____。"

二、选择题

（一）A₁ 型题

3. 人工喂养 4kg 的婴儿，每日喂鲜牛乳、加糖、加喂温开水的数量应为（　　）

    A. 440ml、24g、160ml
    B. 560ml、28g、240ml
    C. 560ml、45g、80ml
    D. 600ml、30g、200ml
    E. 600ml、48g、300ml

4. 全脂奶粉调制成乳汁，奶粉与水的重量比应为（　　）

    A. 1:1　　B. 1:2　　C. 1:4
    D. 1:8　　E. 1:10

5. 全脂奶粉调制成乳汁，奶粉与水的体积比应为（　　）

    A. 1:1　　B. 1:2　　C. 1:4
    D. 1:8　　E. 1:10

6. 母乳喂养应遵循的原则是（　　）

    A. 按时　　B. 按需　　C. 按量
    D. 按时按量　E. 按时不按量

7. 小儿断奶的适当年龄是（　　）

    A. 10～12 个月　　B. 8～10 个月
    C. 12～14 个月　　D. 6～8 个月

    E. 14～16 个月

8. 不适宜给小儿断奶的季节是（　　）

    A. 春季　　B. 夏季　　C. 秋季
    D. 冬季　　E. 初冬

9. 在下列情况中，母亲仍应哺乳的是（　　）

    A. 乳汁数量少　B. 患有传染病
    C. 重症心脏病　D. 重症肾脏病
    E. 身体过弱

10. 下列关于添加辅食原则的说法中，不正确的是（　　）

    A. 由少到多　　B. 由稀到稠
    C. 由稠到稀　　D. 由细到粗
    E. 品种渐增

11. 婴儿期最易发生的疾病是（　　）

    A. 心、肺疾病　B. 肺、脾疾病
    C. 心、肝疾病　D. 心、肾疾病
    E. 脾、肾疾病

12. 喂养婴儿时先哺母乳，将乳房吸空，然后再补充一定量的乳品或代乳品，直至婴儿吃饱，这种喂养方法称为（　　）

    A. 母乳喂养
    B. 混合喂养的补授法
    C. 混合喂养的代授法
    D. 人工喂养的补授法
    E. 人工喂养的代授法

13. 喂养婴儿时一日有一至数次完全用乳品或代乳品喂养，这种喂养方法称为（　　）

    A. 母乳喂养
    B. 混合喂养的补授法
    C. 混合喂养的代授法
    D. 工人喂养的补授法
    E. 工人喂养的代授法

14. 人工喂养时，婴儿每日每公斤体重

约需加糖牛奶量和另需加水的量分别为（　　）

 A.110ml、150ml

 B.110ml、40ml

 C.150ml、40ml

 D.1100ml、1500ml

 E.1500ml、400ml

15.下列食品中不宜作为代乳品的是（　　）

 A.牛奶 B.羊奶 C.马奶

 D.豆浆 E.米粉

16.指出小儿护养时"凡天和暖无风之时，令母将儿于日中嬉戏，数见风日，则血凝气刚，肌肉硬密，堪耐风寒。"的专著是（　　）

 A.《诸病源候论》

 B.《小儿病源方论》

 C.《备急千金要方》

 D.《灵枢》

 E.《育婴家秘》

17.以下关于婴儿衣着的说法中正确的是（　　）

 A.入秋应早加衣

 B.开春宜早减衣

 C.衣着不可过暖

 D.衣着不可宽松

 E.头部特别保暖

（二）A₂型题

18.患儿，6个月。近来出现夜间哭闹，多汗，精神烦躁等症状，头枕处头发变稀，此时应首先添加的是（　　）

 A.蛋黄 B.肝泥

 C.鱼肝油制剂

 D.鱼泥

 E.动物血制品

19.患儿，4个月。前日其母给其喂蛋黄后，出现哭闹不安，大便干结，吃奶减少。此时应当（　　）

 A.暂停母乳喂养

 B.暂停添加辅食

 C.继续添加辅食

 D.改为人工喂养

 E.改为混合喂养

20.患儿，出生2月。近日来其母乳汁分泌不足，治疗后仍不能满足婴儿生长发育需要，致婴儿生长变慢，此时应采用（　　）

 A.人工喂养

 B.继续母乳喂养

 C.混合喂养的补授法

 D.混合喂养的代授法

 E.继续母乳喂养并添加合适辅食

21.患儿，4个月。开始添加辅食，近日来大便次数增多，量多质稀，味酸臭，夹有食物残渣，一般情况可，小便无明显减少。以下处理方法中恰当的是（　　）

 A.禁食不禁水

 B.继续原法喂养

 C.暂停添加辅食

 D.静脉补液并予抗病毒药

 E.静脉补液并予抗菌药物

（三）B₁型题

 A.鲜果汁，鱼肝油制剂

 B.蛋黄，鱼泥

 C.烂面条，肉末

 D.软饭，面包

 E.碎肉，稠粥

22.3个月小儿可添加的辅食是（　　）

23.6个月小儿可添加的辅食是（　　）

 A.2 B.3 C.4

 D.5 E.6

24.母乳喂养是指在生后几个月内以母乳为主要食品喂养者（　　）

25.一般情况下，几个月以内的婴儿最好不用豆类代乳品（　　）

（四）X型题

26.以下关于喂哺时间的论述中正确的

是( )

  A. 第 1、2 个月不需定时喂哺

  B. 3～4 月每 2～3 小时喂 1 次，逐渐延长

  C. 夜间少喂

  D. 4～5 月后一昼夜喂 5 次左右

  E. 每次哺乳约 15～20 分钟，但以喂饱为度

  27. 以下关于初生哺乳的论述中正确的是( )

  A. 鼓励母乳喂养

  B. 生后 1 天始喂

  C. 按其所需喂给

  D. 母乳不足可补授适量糖水

  E. 坚持哺乳尽量不用代乳法

三、改错题

  28. 出生后第 1、2 个月的小儿应按时喂养。

  29. 婴儿时期脏腑娇嫩，故易发生肺系、脾系、肾系疾病。

四、简答题

  30. 你怎样理解《备急千金要方》所说的"视儿饥饱节度，知一日中几乳而足，以为常"？

五、问答题

  31. 母乳喂养有什么优点？

  32. 婴儿护养中除合理喂养外还应注意哪些方面的问题？

六、病案分析题

  33. 常某，6 个月。出生体重 3.5kg，身长 56cm，足月顺产。现体重 6kg，身长 65cm。出生后无母乳，一直喂鲜牛奶，按每 kg 体重牛奶 120ml，内加糖 10g（牛奶量 8%）计算喂给，另外再按每 kg 体重 30ml

计算喂水。近 1 个多月来小儿食欲下降，生长减慢。

  问：小儿生长发育是否正常？喂养方法是否正确？应当怎样喂养？

 答案

一、填空题

  1. ①母乳喂养；②人工喂养；③混合喂养；④母乳。

  2. ①肉脆；②血少；③气弱。

二、选择题

（一）A₁ 型题

  3. A。答案分析：喂牛乳量按每日 100～120ml/kg；加糖量按牛奶量 5%～8% 计算；喂水量按每日 150ml/kg 计算总量，应去除牛奶中的含水量。

  4. D。答案分析：全脂奶粉是由鲜牛奶浓缩、喷雾、干燥制成。按重量 1:8（30g 奶粉加 240g 水），加开水调制成乳汁，其成分与鲜牛奶相似。

  5. C。答案分析：全脂奶粉是由鲜牛奶浓缩、喷雾、干燥制成。按体积 1:4（1 匙奶粉加 4 匙水）加开水调制成乳汁，其成分与鲜牛奶相似。

  6. B。答案分析：母乳喂养的方法，应根据乳儿的个体差异及需要来决定哺乳次数和数量，倡导按需喂给的原则。

  7. A。答案分析：断奶时间视母婴情况而定，一般可在小儿 10～12 个月时断奶。

  8. B。答案分析：夏季暑湿当令，小儿脾胃功能差，而且食物易变质，故不适宜断奶。

  9. A。答案分析：母亲患传染病、重症心脏病或肾脏病，或身体过于虚弱者，不宜哺乳。乳汁少者仍应坚持哺乳。

10．C。答案分析：添加辅助食品的原则：由少到多；由稀到稠；由细到粗；不能同时添加几种，需适应一种食物后再添加另一种；应在婴儿健康、消化功能正常时添加。

11．B。答案分析：婴儿时期脏腑娇嫩，卫外不固，易于发生感染性疾病，其中以脾胃疾病、肺系疾病和时行疾病多见。

12．B。答案分析：每日母乳喂养的次数照常，每次喂完人乳后加喂一定量代乳品，直到婴儿吃饱，称为补授法。这种喂养方法可因经常吸吮刺激而维持母乳的分泌，因而较代授法为优。

13．C。答案分析：一日内有数次完全喂牛、羊乳代替母乳喂养，称为代授法。使用代授法时，每日母乳哺喂次数最好不少于3次，维持夜间喂乳，否则母乳会很快减少。

14．B。答案分析：人工喂养时，喂牛乳量按每日100～120ml/kg计算；另需喂水量每日30～50ml/kg计算总量。

15．E。答案分析：米、面制品大多含碳水化合物高而含蛋白质、脂肪过少，所含必需氨基酸也不完善，一般只宜作为辅助食品。

16．C。答案分析：《备急千金要方·初生出腹论》提出："凡天和暖无风之时，令母将儿于日中嬉戏，数见风日，则血凝气刚，肌肉硬密，堪耐风寒。"

17．C。答案分析：婴儿衣着不可过暖，入秋后要缓缓加衣，以锻炼耐寒能力。衣着要宽松，不可紧束而妨碍气血流通，影响发育。古人有头要凉、背要暖、腹要暖、足要暖等说法，可资护养参照。

（二）A₂型题

18．C。答案分析：患儿是维生素D缺乏性佝偻病的早期表现，故应当补充维生素D制剂，如鱼肝油等。

19．B。答案分析：患儿为添加辅食后出现的消化不良，故应暂时停止添加辅食。

20．C。答案分析：因母乳不足，故可用混合喂养的补授法。混合喂养优于人工喂养；患儿2月大，尚不宜添加辅食。

21．C。答案分析：患儿为添加辅食后引起的伤食泻，备选答案中除暂停添加辅食外，其他处理均不当。

（三）B₁型题

22．A。答案分析：添加辅助食品的原则：由少到多；由稀到稠；由细到粗；由一种到多种；3个月婴儿可添加的只能是果汁等汁状物。

23．B。答案分析：6个月婴儿，可添加蛋黄、鱼泥等做成粥状物。

24．E。答案分析：生后6个月之内以母乳为主要食品者，称为母乳喂养。

25．B。答案分析：大豆类代乳品营养价值较谷类代乳品为好，可用作3～4个月以上婴儿的代乳品，3个月以下婴儿因不易消化，最好不用豆类代乳品。

（四）X型题

26．A，B，C，D，E。答案分析：母乳喂养的方法，以按需喂给为原则。第1、2个月不需定时喂哺，可按婴儿需要随时喂。此后按照小儿睡眠规律可每2～3小时喂1次，逐渐延长到3～4小时1次，夜间逐渐停1次，一昼夜共6～7次。4～5个月后可减至5次。每次哺乳约15～20分钟，以吃饱为度。

27．A，C，D，E。答案分析：新生儿出生后鼓励母亲按需哺乳。早期开乳有利于促进母乳分泌，对哺乳成功可起重要作用。母乳少者可在哺乳后补授适量糖水或牛奶，代乳法不利于泌乳的建立。

三、改错题

28．改为：出生后第1、2个月的婴儿应按需喂养。

答案分析：第1、2个月不需定时喂哺，

可按婴儿需要随时喂。

29．改为：婴儿时期脏腑娇嫩，故易发生肺系、脾系疾病。

答案分析：婴儿时期脏腑娇嫩，卫外不固，以肺、脾二脏更为明显，故易发生脾系疾病和肺系疾病。虽肾常虚，但先天不足的疾病多发生在新生儿期。

四、简答题

30．这句话的意思是说应由乳母仔细观察婴儿的个体需要，然后根据婴儿的个体情况进行按需喂养。

五、问答题

31．母乳喂养的优点有：①母乳含有蛋白质、脂肪、糖等营养丰富，最适合婴儿的生理需要。②母乳对小儿胃酸的缓冲作用小，易为婴儿消化吸收。③母乳含优质蛋白质、必需氨基酸及乳糖较多，有利于婴儿脑的发育。④母乳含有免疫球蛋白等免疫物质，具有增进婴儿免疫力的作用。⑤母乳喂哺既简便又经济。⑥母乳喂养利于增进母子感情，又便于观察小儿变化，随时照料护理。⑦产后哺乳可刺激子宫收缩早日恢复，哺乳的妇

女可减少乳腺癌、卵巢癌的发病率。

32．婴儿期间生长发育迅速，护养方面除了要合理喂养之外，必须根据这一时期儿童的特点安排起居作息。阳光和新鲜空气是婴儿成长不可缺乏的，要经常带孩子到户外活动，才能增加对疾病的抵抗能力。在衣着方面，婴儿衣着不可过暖，衣着要宽松，不可紧束而妨碍气血流通，影响发育。婴儿要有足够的睡眠，同时要掌握婴儿睡眠时间逐渐缩短的生理特点，在哺乳、戏耍等的安排上，注意有利于使之逐步形成夜间以睡眠为主、白天以活动为主的作息习惯。婴儿期是感知觉发育的重要时期，视觉、听觉及其分辨能力迅速提高，要结合生活的实践，教育、训练他们由近及远认识生活环境，促进感知觉发展，培养他们的观察力。

六、病案分析题

33．小儿6个月，体重应为7.7kg，身长应为70cm左右，现患儿体重、身长均小于正常值15%以上，故属轻度营养不良。喂养方法上存在不足之处，因患儿已6个月，应添加辅食。6个月小儿可添加鸡黄、米粉、鱼泥、菜泥等辅食。

第四节　幼儿期保健

🖊 习题

一、填空题

1．幼儿期常见疾病中以＿＿＿系、＿＿＿系疾病发病率高。

二、选择题

（一）A₁型题

2．幼儿期具有以下特点（　　）

A．生长发育较前加快

B．患病机会较前减少

C．活动范围较前扩大

D．进餐次数较前增加

E．意外事故较前减少

3．提出"四时欲得小儿安，常要一分饥与寒"的专著是（　　）

A．《诸病源候论》

B．《小儿病源方论》

C．《备急千金要方》

D．《活幼口议》

E.《育婴家秘》

4.下列关于幼儿饮食的观点中,正确的是( )
　　A.吃多　　B.吃冷　　C.吃硬
　　D.吃少　　E.吃快

5.培养小儿良好的饮食习惯,应当( )
　　A.不定时进餐
　　B.多吃零食
　　C.挑选精食
　　D.相对定量
　　E.食其所好

6.幼儿期每天的睡眠时间应为( )
　　A.8～10小时　　B.10～12小时
　　C.12～14小时　　D.14～16小时
　　E.16～18小时

7.以下关于幼儿期饮食调养的论述中,不恰当的是( )
　　A.以谷类为主食
　　B.吃菜以荤食为主
　　C.每天可饮适量牛奶、豆浆
　　D.餐次以4次为宜
　　E.食物品种宜多样化

（二）A₂型题

8.患儿,2岁。体质较差,经常感冒,几乎每月要感冒1次,诊为"反复呼吸道感染"。以下护养措施中,不恰当的是( )
　　A.慎起居　　B.防外感
　　C.调饮食　　D.讲卫生
　　E.少外出

9.患儿,1.5岁。突然出现咳嗽,气急,不发热,口唇青紫,而来急诊,听诊右肺呼吸音减低。应首先考虑为( )
　　A.支气管异物　　B.哮喘
　　C.肺炎　　　　　D.喉炎
　　E.中毒

（三）X型题

10.幼儿与婴儿相比( )
　　A.呼吸减慢
　　B.脉搏加快
　　C.咀嚼功能增强
　　D.精细动作发展
　　E.患病机会增多

11.《小儿病源方论》提出了养子十法,包括( )
　　A.一要背暖　　B.二要肚暖
　　C.三要足暖　　D.四要头凉
　　E.五要手凉

三、改错题

12.幼儿期较前体格生长,智力发育,故患病机会减少。

13.幼儿期应依照按需、不定时的原则进行喂养。

四、简答题

14.你对"四时欲得小儿安,常要一分饥与寒"这句话是如何理解的?

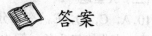 **答案**

一、填空题

1.①肺;②脾。

二、选择题

（一）A₁型题

2.C。答案分析:进入幼儿期,小儿的生长发育较婴儿期慢,但活动能力增强,活动范围扩大,虽然体格生长、智力发育,但仍易于发病,且意外事故增加。

3.D。答案分析:此语出自元代医家曾世荣的《活幼口议》。

4.D。答案分析:幼儿处于以乳食为主

33

转变为以普通饮食为主的时期。此期乳牙逐渐出齐，但咀嚼功能仍差，脾胃功能仍较薄弱，食物宜细、软、烂、碎。不宜多吃。

5．D。答案分析：培养小儿形成良好的饮食习惯，要进餐按时，相对定量，不多吃零食，不挑食，不偏食，不应饮食偏嗜。

6．C。答案分析：每天保证睡眠时间，12～14 小时，夜间睡觉为主。

7．B。答案分析：幼儿食物宜细、软、烂、碎，品种要多样化，以谷类为主食，每日还可给予 1～2 杯豆浆或牛奶，同时进鱼、肉、蛋、豆制品、蔬菜、水果等多种食物，荤素菜搭配。

（二）A₂型题

8．E。答案分析：反复呼吸道感染要注意防外感、慎起居、调饮食、讲卫生，此外，还应多接触阳光和新鲜空气，以增强体质。

9．A。答案分析：幼儿好奇好动，且识别危险的能力差，易发生气管异物、外伤、中毒等意外事故。根据患儿的症状和体征，诊断应首先考虑为支气管异物，要注意询问有无异物呛入史。

（三）X型题

10．A，C，D，E。答案分析：进入幼儿期后，小儿体格生长，智力发育，呼吸、

心率均下降，精细动作发展。但幼儿生活范围扩大，故患病机会增加。

11．A，B，C，D。答案分析：《小儿病源方论？养子十法》提出了"一要背暖，……二要肚暖，……三要足暖，……四要头凉，……"的原则。

三、改错题

12．改为：幼儿期虽较前体格生长，智力发育，但活动范围扩大，患病机会增加。

答案分析：进入幼儿期，小儿的活动能力增强，活动范围扩大，虽然体格生长、智力发育，但仍易于发病，需要做好保健工作。

13．改为：幼儿应按时、相对定量喂养。

答案分析：要培养幼儿形成良好的饮食习惯，尽量进餐按时，相对定量，不多吃零食，不挑食，不偏食。

四、简答题

14．这句话是说幼儿饮食要吃少，吃好，相对定量，不多吃零食，不挑食，不偏食，防止食伤致病；衣着保暖要寒温适宜，不可过暖。这样才有利于小儿的健康。

第五节　学龄前期保健

习题

一、选择题

（一）A₁型题

1．以下关于学龄前期儿童的说法中，不正确的是（　　）

A．活动能力较强

B．求知欲强

C．发病率较前期下降

D．活动范围扩大

E．患病机会增加

（二）X型题

2．学龄前期早期教育的正确方法有（　　）

A．课堂教育为主

B．在游戏中学

C．结合日常生活所见教育

D．耐心回答孩子的问题

E. 多背诵唐诗宋词

二、问答题

3. 对学龄前期儿童的早期教育应注意哪些方面？

 答案

一、选择题

(一) A₁ 型题

1.E。答案分析：学龄前期儿童活动能力较强，随着体质增强，发病率明显下降。

(二) X 型题

2.B，C，D。答案分析：学龄前期小儿的教育，要安排适合的教育方法与内容，包括在游戏中学、结合日常生活所见教育、耐心回答孩子的问题等，不能强迫孩子过早地接受正规的文化学习，违背早期教育的规律。

二、问答题

3.学龄前期儿童好学好问，家长与保育人员应因势利导，耐心地听取孩子的提问，尽可能给予解答。要按照小儿的智能发育特点，安排适合的教育方法与内容。幼儿园有规范的学前教育，包括课堂教学和在游戏中学；家庭中也可通过讲故事、看学前电视节目、接触周围的人和物、到植物园动物园游览等多种多样的形式使孩子增长知识。不能强迫孩子过早地接受正规的文化学习，违背早期教育的规律，犯拔苗助长的错误。

第六节　学龄期保健

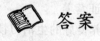 习题

一、填空题

1. 学龄期保健的主要任务是_____，_____。

二、选择题

(一) A₁ 型题

2. 正规的文化学习应开始于(　　)
  A. 青年期　　　B. 青春期
  C. 学龄期　　　D. 学龄前期
  E. 幼儿期

3. 下列疾病中，不属于学龄期儿童好发疾病的是(　　)
  A. 风湿热　　　B. 哮喘
  C. 肺炎　　　　D. 过敏性紫癜
  E. 肾病综合征

(二) A₂ 型题

4. 患儿，8岁。无明显诱因出现双下肢紫癜，针尖大小，色鲜红，伸侧多，压之不退色。以下处理方法中，不正确的是(　　)
  A. 避免过敏原
  B. 避开环境污染
  C. 注意休息
  D. 定期检查尿常规
  E. 使用补血药物

答案

一、填空题

1.①保障身心健康；②促进儿童的全面发展。

二、选择题

(一) A₁ 型题

2.C。答案分析：进入学龄期，儿童的

35

智力发育才能适应小学教育。正规的文化学习应从学龄期开始。

3.C。答案分析：学龄期儿童发病率进一步降低，但也有这一时期的好发疾病，如哮喘、风湿热、过敏性紫癜、肾病综合征等免疫性疾病。

（二）A₂型题

4.E。答案分析：患儿为过敏性紫癜，中医诊断为紫癜的血热妄行证，不宜用补血药。

第七节　青春期保健

习题

一、选择题

（一）A₁型题

1. 生长发育的第二次高峰出现于（　　）

    A. 婴儿期　　　B. 幼儿期

    C. 学龄前期　　D. 学龄期

    E. 青春期

2. 青春期的发育主要表现在（　　）

    A. 肺　　B. 脾　　C. 心

    D. 肝　　E. 肾

（二）X型题

3. 青春期的好发疾病有（　　）

    A. 甲状腺肿大　B. 痛经

    C. 月经不调　　D. 急性肾炎

    E. 哮喘

4. 青春期的保健措施包括（　　）

    A. 保证营养

    B. 培养良好的生活习惯

    C. 加强品德教育

    D. 重视青春期卫生教育

    E. 增强识别能力

二、问答题

5. 青春期保健为何要重视心理保健？

答案

一、选择题

（一）A₁型题

1.E。答案分析：进入青春期，肾气盛，天癸至，生长发育出现第二次高峰。

2.E。答案分析：进入青春期，肾气盛，天癸至，出现第二性征，女孩月经来潮、男孩发生遗精。

（二）X型题

3.A，B，C。青春期的好发疾病，如甲状腺肿、高血压、痛经、月经不调等。

4.A，B，C，D，E。青春期是一个特殊时期，生长发育进入第二次高峰，故需要增加营养；生理、心理变化大，要做好青春期保健，使之身心健康地走向社会。

二、问答题

5. 青春期神经内分泌调节不够稳定，常引起心理、行为、精神方面的不稳定，同时，生理方面的不断变化可能造成不安或易于冲动，环境改变接触增多也会带来适应社会的心理问题。要根据其生理、心理、精神方面的特点，加强教育与引导。向他们普及青春期保健知识，包括性生理知识，使之认识自我，正确对待和处理青春期的生理变化；认识社会、适应社会，正确处理好人际关系，增强识别能力，抵御社会不良习气的侵害；养成良好的思想素质，学好文化知识。使之能够顺利地融入社会，发展成对社会有用的人才。

各 论

第三章 新生儿病

第一节 胎 怯

习题

一、填空题

1. 胎怯，是指新生儿体重低下，身材矮小，_____均未充实的一种病症。

2. 胎怯的病变脏腑主要在_____、_____。

3. 早产儿和小于胎龄儿的区别主要在_____。

二、选择题

(一) A₁ 型题

4. 下列症状中，不属于胎怯典型症状的是(　　)

A. 耳壳薄软　　B. 骨弱肢柔

C. 啼哭无力　　D. 体重<2500g

E. 身长<46cm

5. 胎怯的基本治疗法则是(　　)

A. 补肾培元　　B. 健脾益气

C. 补肾温阳　　D. 补气养血

E. 温运脾阳

6. 胎怯肾精薄弱证治疗首选方是(　　)

A. 左归丸　　B. 右归丸

C. 金匮肾气丸　　D. 补肾地黄丸

E. 六味地黄丸

7. 胎怯气弱欲绝者，宜选用中成药(　　)

A. 黄芪注射液

B. 丹参注射液

C. 生脉注射液

D. 参附注射液

E. 川芎嗪注射液

8. 下列治疗措施中，不属于胎怯西医治疗常规的是(　　)

A. 保暖　　B. 喂养　　C. 给氧

D. 抗感染　　E. 补充营养素

(二) A₂ 型题

9. 患儿，出生6天。体短形瘦，头大囟张，头发稀黄，耳壳软，哭声低微，肌肤不温，指甲软短，骨弱肢柔，指纹淡。其证候是(　　)

A. 肾精薄弱　　B. 气血虚弱

C. 气弱欲绝　　D. 脾肾两虚

E. 心脾不足

10. 患儿，出生7天。啼哭无力，多卧少动，皮肤干皱，肌肉瘠薄，四肢不温，吮乳乏力，呛乳溢乳，哽气多哕，腹胀腹泻，指纹淡。治疗首选方是(　　)

A. 保元汤　　B. 生脉饮

C. 六味地黄汤　　D. 补肾地黄汤

E. 金匮肾气丸

11. 患儿,出生10天。诊断为胎怯,证见肌肉瘠薄,萎软无力,吮乳量少,呛乳溢乳,便下稀薄,目肤黄疸。其病机是( )

    A. 心虚   B. 肺虚   C. 肝虚

    D. 脾虚   E. 肾虚

12. 患儿,出生10天。身长43cm,体重2300g,前囟3cm×3cm,头发稀黄,耳壳软,啼哭时唇口紫绀,四肢不温,虚里动疾,指纹淡。其治法是( )

    A. 健脾益肾,温运脾阳

    B. 益气活血,补精充髓

    C. 益精充髓,补肾温阳

    D. 益气健脾,养心安神

    E. 活血化瘀,益精充髓

13. 患儿,出生13天。啼声细弱无力,皮肤干皱,肌肉瘠薄,四肢不温,吮乳乏力,时时呛乳溢乳,哽气腹胀明显,指纹淡。治疗可在所选主方基础上加用( )

    A. 泽泻、白术   B. 三棱、莪术

    C. 川芎、枳实   D. 木香、枳壳

    E. 陈皮、滑石

(三) B₁型题

    A. 气弱声低,皮肤薄嫩,胎毛细软。

    B. 神萎面黄,唇爪淡白,虚里动疾。

    C. 筋弛肢软,目无光彩,易作瘛疭。

    D. 肌肉瘠薄,吮乳量少,便下稀薄。

    E. 形体矮小,肌肤欠温,睾丸不降。

14. 新生儿肺虚者证见( )

15. 新生儿肾虚者证见( )

(四) X型题

16. 治疗胎怯可分别采用( )

    A. 益肾充髓   B. 补肾温阳

    C. 补气养血   D. 温运脾阳

    E. 活血化瘀

17. 胎怯易并发( )

    A. 脐疝   B. 黄疸   C. 硬肿症

    D. 败血症   E. 新生儿窒息

三、改错题

18. 吸氧是西医治疗胎怯的常用措施。

四、简答题

19. 胎怯的预后如何?

五、问答题

20. 试就保元汤的药物组成,分析其治疗胎怯脾肾两虚证的方义,并说明常用加减法。

 答案

一、填空题

1. 脏腑形气。

2. ①肾;②脾。

3. 胎龄。

二、选择题

(一) A₁型题

4. C。答案分析:啼哭无力是非特异性症状,体虚患儿都可以出现,不是胎怯典型症状。

5. A。答案分析:胎怯的病机关键是肾脾两虚,所以治疗的基本法则是补肾培元。

6. D。答案分析:补肾地黄丸主要功效是益精充髓、补肾温阳,故为胎怯肾精薄弱证的治疗首选方。

7. C。答案分析:黄芪注射液益气固表,丹参注射液、川芎嗪注射液活血化瘀,参附注射液回阳救逆。生脉注射液具益气生脉功能,胎怯气弱欲绝者最宜选用。

8. D。答案分析:胎怯在合并感染时应抗感染治疗,不应作为西医常规治疗措施。

(二) A₂型题

9. A。答案分析:本证候在形体、肢

39

体、骨骼、耳廓等方面不足之象明显。表现出肾精薄弱，元阳未充的特征，所以辨证为肾精薄弱证。

10. A。答案分析：辨证为脾肾两虚，所以治疗首选方是保元汤。

11. D。答案分析：脾主肌肉，脾主运化，患儿主要症状肌肉瘠薄，萎软无力，便下稀薄，病机应属脾虚为主。

12. C。答案分析：辨证为肾精薄弱，故治法是益精充髓，补肾温阳。

13. D。答案分析：本证腹胀明显，故可在主方保元汤基础上加用木香、枳壳理气助运。

（三）B₁ 型题

14. A。答案分析：肺主气、主皮毛，所以肺虚证见气弱声低，皮肤薄嫩，胎毛细软。

15. E。答案分析：肾主骨，为一身阳气之本，所以肾虚证见形体矮小，肌肤欠温，骨弱肢柔，睾丸不降。

（四）X 型题

16. A，B，C，D。答案分析：肾脾两虚是胎怯的关键病机，所以，治疗以补肾培元为基本法则，临证还应根据不同证型，分别采取益肾充髓、补肾温阳、补气养血、温运脾阳等治则。

17. B，C，D，E。胎怯因先天不足，肾脾两虚，新生儿一时难以适应出生后的变化，容易并发其他疾病，据临床资料统计分析，以并发黄疸、硬肿症、败血症、新生儿窒息较常见。

三、改错题

18. 改为：对有呼吸暂停及口唇紫绀的胎怯患儿应给氧气吸入。

答案分析：吸氧的临床指征是紫绀、呼吸异常、心血管功能不全、严重贫血、严重高热、意识障碍、心率加快。对有呼吸暂停及口唇紫绀的胎怯患儿应给氧气吸入，无适应症者不需吸氧。

四、简答题

19. 出生时体重低于 2500g 的新生儿，死亡率随着出生体重的减少而急剧上升。此外，出生时的低体重不仅对体格发育有很大影响，还将影响小儿的智能发育。

五、问答题

20. 胎怯脾肾两虚证以脾胃虚弱证候显著为特征，保元汤中黄芪、人参、白术、茯苓补益脾胃；陈皮、甘草理气和中；肉桂、干姜温阳助运。全方具健脾益肾，温运脾阳功能。

呕吐加半夏，干姜易生姜和胃降逆；泄泻加苍术、山药运脾燥湿；腹胀加木香、枳壳理气助运；喉中痰多加半夏、川贝母化痰；气息微弱加脐带、蛤蚧补肾纳气。

兼肺虚气弱声低，皮肤薄嫩，重用黄芪、白术，加黄精，少佐防风补肺固表；兼心虚神萎唇淡，虚里动疾，加当归、麦冬、龙骨养心安神；兼肝虚筋弛肢软，易作瘛疭，加熟地黄、枸杞子、牡蛎滋肝熄风。

第二节　硬肿症

习题

一、填空题

1. 硬肿症中只硬不肿者称_____症。

2. 硬肿症病变过程中可并发肺炎和败血症，严重者常合并_____等引起死亡。

3. 硬肿症的治疗大法是温阳散寒、_____。

二、选择题

（一）A₁型题

4. 硬肿症的病变脏腑在（　　）

 A. 心肾　　B. 肺肾　　C. 脾肾

 D. 肝肾　　E. 肝脾

5. 重度硬肿症肛－腋温差是（　　）

 A. 正值　　　　B.0 或正值

 C. 负值　　　　D.0

 E. 正值或负值

6. 硬肿症寒凝血涩证治疗首选方是（　　）

 A. 四逆汤　　　　B. 参附汤

 C. 金匮肾气丸　　D. 当归四逆汤

 E. 血府逐瘀汤

7. 以下除哪项外，都是硬肿症的常用治法（　　）

 A. 复温　　　　B. 中药内服

 C. 中药外敷　　D. 中药静滴

 E. 饮食疗法

8. 下列不符合硬肿症临床表现的是（　　）

 A. 硬肿为对称性

 B. 硬肿中央软化

 C. 哭声低，反应低下

 D. 病情严重者体温＜30℃

 E. 肛温－腋温差由正值变为负值

（二）A₂型题

9. 患儿，出生 7 天。全身不温，四肢发凉，反应尚可，哭声较低，肌肤硬肿，难以捏起，臀部与小腿皮肤硬肿，颜色暗红，局部红肿如冻伤，指纹紫暗。其证候是（　　）

 A. 热毒壅滞　　B. 寒凝血涩

 C. 气弱欲绝　　D. 脾肾两虚

 E. 阳气虚衰

10. 患儿，出生 12 天。气息微弱，哭声低怯，肌肤板硬而肿，范围波及全身，皮肤暗红。若用复温法治疗，应先置于（　　）

 A.28℃暖箱　　　　B.30℃暖箱

 C.24℃～26℃室温

 D.26℃～28℃室温

 E.30℃室温

11. 患儿，出生 10 天。全身冰冷，僵卧少动，反应极差，气息微弱，哭声低怯，口吐白沫，呼吸不匀，面色苍白，肌肤板硬而肿，范围波及全身，皮肤暗红，少尿。唇舌色淡，指纹淡红。治疗首选方（　　）

 A. 参附汤　　B. 四逆汤

 C. 理中汤　　D. 附子理中汤

 E. 黄芪建中汤

12. 患儿，出生 6 天。全身冰冷，僵卧少动，反应极差，气息微弱，哭声低怯，吸吮困难，面色苍白，肌肤板硬而肿，范围＞50％，皮肤暗红，尿少。唇舌色淡，指纹淡红不显。用复温方法治疗，要求达到正常体温的时间是（　　）

 A.3 小时　　　　B.5～6 小时

 C.6～10 小时　　D.12～24 小时

 E.24 小时以上

13. 患儿，出生 8 天。出生时体重 2000g，啼声细弱无力，全身冰冷，僵卧少动，面色苍白，肌肉板硬而肿，硬肿范围达 60%，皮肤暗红，少尿，指纹色红不显。其治法是（ ）

    A. 益气养心，活血化瘀

    B. 通经活络，利水消肿

    C. 益气温阳，通经活血

    D. 益气温阳，利水消肿

    E. 温经散寒，益气活血

（三）B₁ 型题

    A. 无器官功能改变

    B. 轻度器官功能改变

    C. 器官损害明显

    D. 功能衰竭，DIC，肺出血

    E. 肾功能衰竭，低蛋白血症

14. 中度硬肿症伴有（ ）

15. 重度硬肿症伴有（ ）

（四）X 型题

16. 硬肿症血气分析可见（ ）

    A. 血 pH 正常   B. 血 pH 降低

    C. PaO_2 增高   D. PaO_2 降低

    E. $PaCO_2$ 增高

17. 硬肿症阳气虚衰证见小便不利，可在参附汤的基础上加（ ）

    A. 茯苓   B. 猪苓   C. 甘遂

    D. 生姜皮   E. 车前子

三、改错题

18. 硬肿范围估算，头颈部是 14%，前胸及腹部 20%。

四、简答题

19. 如何从孕妇保健着手预防新生儿硬肿症？

五、问答题

20. 试从硬肿症寒凝血涩证与阳气虚衰证各自的临床表现，分析其不同的病机。

六、病案分析题

21. 患儿，出生 10 天。早产，寒冬季节出生，形体瘦小，耳壳软，哭声低微，气息微弱，全身冰冷，僵卧少动，反应极差，吸吮困难，面色苍白，肌肤板硬而肿，范围在 50% 左右，波及头颈、四肢、胸腹，皮肤暗红，无尿，唇舌色淡，指纹淡红不显。体温：34℃。

试就本例患儿，作出中医病、证诊断，病机分析，提出治法、主方，开出处方。

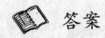

答案

一、填空题

1. 新生儿皮脂硬化。

2. 肺出血。

3. 活血化瘀。

二、选择题

（一）A₁ 型题

4. C。答案分析：脾主肌肉，肾为元阳之本，硬肿症是新生儿时期全身皮肤和皮下脂肪硬化及水肿，常伴有低体温及多器官功能低下的综合征，所以病变脏腑在脾肾。

5. C。答案分析：重度硬肿症肛-腋温差是负值，原因在于其体内产热功能低下。

6. D。答案分析：当归四逆汤中当归、红花、川芎、桃仁、丹参活血化瘀；白芍和血；桂枝、细辛温经散寒，适应寒凝血涩证的病机特点。

7. E。答案分析：硬肿症发生在新生儿，饮食疗法不是常用治法。

8. B。答案分析：新生儿皮下坏疽多发生于身体受压部位（枕、背、臀）以及受损部位，病变局部皮肤发硬，略红肿，迅速蔓延，病变中央转为软化，呈暗红色。逐渐坏死，形成溃疡，可融合成大片坏疽。硬肿症肌肤硬肿，病变中央不会软化。

（二）A₂型题

9.B。答案分析：本证的临床表现以全身寒冷、气滞血瘀为主，硬肿部位比较局限。所以辨证为寒凝血涩证。

10.D。答案分析：本证为阳气虚衰证的重症硬肿症，故用复温法治疗，应先置于26℃～28℃室温中，1小时后再置于28℃暖箱中。

11.A。答案分析：辨证为阳气虚衰，故治疗首选方是参附汤。

12.D。答案分析：辨证为阳气虚衰证，根据硬肿范围＞50%，属重症，所以复温达到正常体温应是12～24小时。

13.C。答案分析：本证辨证为阳气虚衰，所以治法是益气温阳、通经活血。

（三）B₁型题

14.C。答案分析：中度硬肿症见器官损害明显。

15.D。答案分析：重度硬肿症见功能衰竭，DIC，肺出血。

（四）X型题

16.B，D，E。答案分析：硬肿症因缺氧与酸中毒，所以血气分析见血 pH 降低、PaO_2 降低、$PaCO_2$ 增高。

17.A，B，D。答案分析：茯苓、猪苓、生姜皮具有利水消肿，温阳而不伤正气的功效，所以可用于硬肿症阳气虚衰证伴小便不利。甘遂逐水，车前子利尿力强，正气虚者不宜用。

三、改错题

18.改为：硬肿范围估算，头颈部20%，前胸及腹部14%。

答案分析：按体表面积比例估算硬肿范围：头颈部 20%，双上肢 18%，前胸及腹部 14%，背部及腰骶部 14%，臀部 8%，双下肢 26%。

四、简答题

19.孕妇应尽量避免早产，减少低体重儿的产生，同时防止产伤、窒息、冒受寒冷。

五、问答题

20.硬肿证寒凝血涩证临床以血瘀症状明显，可见全身欠温，四肢发凉，反应尚可，哭声较低，肌肤硬肿，难以捏起，硬肿多局限于臀、小腿、臂、面颊等部，色暗红，青紫，或红肿如冻伤。指纹紫暗。其病机偏于中寒血瘀。阳气虚衰证临床表现以阳虚内寒明显，见全身冰冷，僵卧少动，反应极差，气息微弱，哭声低怯，吸吮困难，面色苍白，肌肤板硬而肿，范围波及全身，皮肤暗红，尿少或无。唇舌色淡，指纹浅红不显。故而病机偏于阳气虚衰。

六、病案分析题

21.诊断：硬肿症，阳气虚衰证。

病机分析：患儿早产，形体瘦小，耳壳软，是先天不足；哭声低微，气息微弱，全身冰冷，僵卧少动，反应极差，吸吮困难，面色苍白，肌肤板硬而肿，是阳气虚衰、血脉瘀滞；体温为 34℃，硬肿范围在 50% 左右，无尿，病情为中度。

治法：益气温阳，通经活血。

主方：参附汤。

处方：人参 12g，制附片 12g，黄芪 3g，桂枝 3g，丹参 6g，当归 6g，茯苓 6g，生姜皮 3g。

第三节 胎 黄

习题

一、填空题

1. 胎黄是以婴儿出生后_____出现黄疸为特征的病证。

2. 足月儿胎黄间接胆红素超过307.8μmol/L，可引起_____，损害中枢神经系统。

二、选择题

(一) A₁型题

3. 胎黄伴肝脏进行性肿大，大便灰白，黄疸逐渐加深，多为( )
   - A. 败血症
   - B. 溶血性黄疸
   - C. 生理性黄疸
   - D. 新生儿肝炎
   - E. 先天性胆道闭锁

4. 治疗病理性胎黄的基本法则是( )
   - A. 利湿退黄
   - B. 化瘀消积
   - C. 清热利湿退黄
   - D. 温中化湿退黄
   - E. 平肝熄风，利湿退黄

5. 胎黄湿热郁蒸证治疗首选方是( )
   - A. 茵陈蒿汤　　B. 茵陈理中汤
   - C. 血府逐瘀汤　D. 羚角钩藤汤
   - E. 霍朴夏苓汤

6. 下列症状中，不属于阳黄特征的是( )
   - A. 黄色鲜明　　B. 身有微热

   - C. 烦躁神昏　　D. 大便灰白而溏
   - E. 舌苔厚腻微黄

7. 下列症状中，不属于胎黄虚脱典型症状的是( )
   - A. 发热　　　B. 气促　　C. 神昏
   - D. 四肢厥冷　E. 胸腹欠温

(二) A₂型题

8. 患儿，出生26天。黄疸仍未消退，皮肤色黄无光泽，精神萎靡，四肢不温，大便灰白而溏，舌淡苔白腻。其治法是( )
   - A. 清热利湿　　B. 温中化湿
   - C. 化瘀消积　　D. 平肝熄风
   - E. 温阳固脱

9. 患儿，出生30天。黄疸持续不退，面目皮肤发黄，晦暗无光泽，右胁下痞块，腹胀，青筋暴露，口唇暗红。辨证为气滞血瘀证，最主要的辨证依据是( )
   - A. 腹胀
   - B. 黄疸持续不退
   - C. 面目皮肤发黄
   - D. 黄疸晦暗不泽
   - E. 右胁下痞块

10. 患儿，出生7天。面目及全身皮肤发黄，色泽鲜明，黄疸迅速加重，嗜睡，神昏，抽搐，舌红苔黄。治疗首选方是( )
    - A. 茵陈蒿汤　　B. 茵陈理中汤
    - C. 茵陈五苓散　D. 血府逐瘀汤
    - E. 羚角钩藤汤

11. 患儿，出生23天。面目皮肤发黄，色泽鲜明，烦躁啼哭，口渴唇干，小便黄赤，大便干结，舌红苔黄腻。可选用的静脉治疗中成药是( )
    - A. 黄芪注射液　B. 丹参注射液
    - C. 生脉注射液　D. 参附注射液
    - E. 茵栀黄注射液

12. 患儿，出生 32 天。面目皮肤发黄，色泽晦暗，持久不退，腹胀，全身散在瘀斑，大便溏薄，舌有瘀点，苔黄。下列药物除哪项外均可选用（　　）

　　A. 柴胡、郁金　B. 枳壳、丹参
　　C. 桃仁、当归　D. 大黄、芒硝
　　E. 赤芍、丹皮

（三）B₁ 型题
　　A. 神昏抽搐
　　B. 大便灰白
　　C. 右胁下痞块，腹壁青筋暴露
　　D. 小便黄赤，大便秘结
　　E. 神昏，四肢厥冷，胸腹欠温

13. 胎黄动风证见（　　）
14. 胎黄虚脱证见（　　）

（四）X 型题

15. 胎黄的病变脏腑在（　　）
　　A. 心肝　　B. 脾胃　　C. 肺肾
　　D. 肝胆　　E. 肺脾

16. 新生儿病理性黄疸的特点是（　　）
　　A. 腹胀
　　B. 黄疸出现早（出生后 24 小时以内）
　　C. 程度重（总胆红素超过 205.2μmol/L）
　　D. 消退迟（超过 2～3 周）或黄疸退而复现
　　E. 发展快（血清总胆红素每天增加超过 85.5μmol/L）

三、改错题

17. 为预防胎黄的发生，孕母产前应测定血中抗体及其动态变化。

四、简答题

18. 什么是新生儿生理性黄疸？

五、问答题

19. 怎样从临床症状上区别胎黄的湿热郁蒸证和寒湿阻滞证？

六、病案分析题

20. 患儿，出生 29 天。生后 2 天出现黄疸，面目皮肤发黄，颜色逐渐加深，晦暗无华，右胁下痞块质硬，肚腹膨胀，青筋显露，唇色暗红，大便干结，舌见瘀点，苔黄。

试就本例患儿，作出中医病、证诊断，病机分析，提出治法、主方，开出处方。

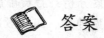 答案

一、填空题

1. 皮肤面目。
2. 胆红素脑病。

二、选择题

（一）A₁ 型题

3. E。答案分析：大便灰白，黄疸逐渐加深是先天性胆道闭锁的临床表现。

4. A。答案分析：胎黄的关键病机是湿邪内蕴，肝失疏泄，胆汁外溢而致黄，所以治疗的基本法则是利湿退黄。

5. A。答案分析：茵陈蒿汤中茵陈、栀子、大黄清热利湿退黄，泽泻、车前子利水化湿，黄芩、金钱草清热利湿，所以是治疗胎黄湿热郁蒸证的首选方。

6. D。答案分析：大便灰白而溏是阴黄的特征。

7. A。答案分析：胎黄虚脱证以阳气欲脱为主要临床表现，一般无发热的症状。

（二）A₂ 型题

8. B。答案分析：本例辨证为寒湿阻

滞，所以治法应为温中化湿。

9.E。答案分析：右胁下痞块是有形瘀积的重要病理变化，故辨证为气滞血瘀证。

10.E。答案分析：辨证为胎黄动风变证，故选羚角钩藤汤。

11.E。答案分析：辨证为湿热郁蒸证，故选用具有清热利湿退黄功效的茵栀黄注射液。

12.D。答案分析：本证大便溏薄，故不宜用大黄、芒硝。

（三）B₁型题

13.A。答案分析：黄疸动风病机为邪陷厥阴，故证见神昏抽搐。

14.E。答案分析：胎黄虚脱病机为阳气虚衰，故证见神昏、四肢厥冷、胸腹欠温。

（四）X型题

15.B，D。答案分析：脾主运化，肝主疏泄，胎黄的病机是脾胃湿热或寒湿内蕴，肝失疏泄，胆汁外溢而致发黄，所以胎黄的病变脏腑在脾胃、肝胆。

16.B，C，D，E。答案分析：新生儿病理性黄疸出现早、程度重、消退迟或黄疸退而复现、发展快，是其常见症状及与生理性黄疸的区别。

三、改错题

17.改为：为预防胎黄的发生，如孕母有肝炎病史，或曾产育病理性胎黄婴儿者，产前应监测血中抗体及其动态变化。

答案分析：产前测定血中抗体及其动态变化有一定的指征，适用于孕母有肝炎病史，或曾产育病理性胎黄婴儿者。

四、简答题

18.生理性黄疸的新生儿在生后第2～3天出现黄疸，于4～6天最重。足月儿在生后10～14天消退，早产儿可延迟至第3周才消退。在此期间，小儿一般情况良好，不伴有其他临床症状。血清胆红素低于205.2μmol/L（12mg/dl）。

五、问答题

19.湿热郁蒸证和寒湿阻滞证的鉴别可以从黄疸的色泽及全身寒热征象来区分。湿热郁蒸证的特征是湿热壅盛，见面目皮肤发黄，色泽鲜明如橘，哭声响亮，不欲吮乳，口渴唇干，或有发热，大便秘结，小便深黄，舌质红，苔黄腻。寒湿阻滞证虚寒之象明显，见面目皮肤发黄，色泽晦暗，持久不退，精神萎靡，四肢欠温，纳呆，大便溏薄色灰白，小便短少，舌质淡，苔白腻。

六、病案分析题

20.诊断：胎黄，气滞血瘀证。

病机分析：患儿生后2天出现黄疸，面目皮肤发黄，颜色逐渐加深，晦暗无华，属于阴黄证；右胁下痞块质硬，肚腹膨胀，青筋显露，是有形瘀积的重要病理变化；大便干结是腑气不利；舌见瘀点是气滞血瘀。

治法：化瘀消积。

主方：血府逐瘀汤加减。

处方：柴胡3g，郁金6g，枳壳6g，桃仁6g，当归6g，赤芍6g，丹参6g，大黄2g（后下）。

第四节　脐部疾患

习题

一、填空题

1. 脐湿、脐疮是西医学泛指的新生儿_____。

2. 脐突包括西医学所称的_____和脐膨出。

二、选择题

(一) A₁ 型题

3. 脐湿的治疗首选方是(　　)
　　A. 内服五苓散　　B. 内服三妙丸
　　C. 外用金黄散　　D. 外用龙骨散
　　E. 内服五味消毒饮

4. 下列哪项不是脐疮的临床症状(　　)
　　A. 脐部糜烂　　B. 脐部渗血
　　C. 恶寒发热　　D. 啼哭烦躁
　　E. 口干欲饮

5. 脐疮的治疗首选方是(　　)
　　A. 龙骨散　　　　B. 大承气汤
　　C. 犀角消毒饮　　D. 犀角地黄汤
　　E. 龙胆泻肝丸

6. 治疗脐血胎热内盛首选方是(　　)
　　A. 茜根散　　B. 黄土汤
　　C. 十灰散　　D. 小蓟饮子
　　E. 犀角地黄汤

7. 下列症状中，不属于脐血胎热内盛证典型表现的是(　　)
　　A. 发热　　　　B. 脐部渗血
　　C. 面赤唇焦　　D. 舌红口干
　　E. 胸腹欠温

(二) A₂ 型题

8. 患儿，出生 3 天。因脐部被尿液浸湿，脐部渗水，浸渍不干。诊断为(　　)
　　A. 脐湿　　B. 脐疮　　C. 脐风
　　D. 脐血　　E. 脐突

9. 患儿，出生 13 天。脐部红肿热痛，糜烂流脓水，恶寒发热，啼哭烦躁，口干欲饮，唇红舌燥，舌质红，苔黄腻，指纹紫。治疗宜选用中成药(　　)
　　A. 三妙丸　　　　B. 当归龙荟丸
　　C. 知柏地黄丸　　D. 小儿化毒散
　　E. 龙胆泻肝丸

10. 患儿，出生 6 天。脐带尚未脱落，脐部渗血，色淡红，精神不振，手足不温。其治法是(　　)
　　A. 益气摄血　　B. 温中止血
　　C. 活血止血　　D. 清热止血
　　E. 温阳固脱

11. 患儿，出生 8 天。断脐后，脐部有血渗出，经久不止，精神萎靡，手足欠温，伴尿血，舌淡苔薄、指纹淡。治疗首选方是(　　)
　　A. 归脾汤　　B. 四物汤
　　C. 黄土汤　　D. 小蓟饮子
　　E. 犀角地黄汤

12. 患儿，出生 21 天。脐部呈半囊状突出，虚大光亮，大小不一，以手按之，肿块可以回纳。其诊断是(　　)
　　A. 脐湿　　B. 脐疮　　C. 脐血
　　D. 脐风　　E. 脐突

(三) B₁ 型题

　　A. 啼哭过多
　　B. 先天发育不全
　　C. 断脐后护理不当
　　D. 脐带脱落过早

E.脐带结扎过松

13.引起脐突的内因是( )

14.引起脐突的外因是( )

（四）X型题

15.脐突的治疗方法有( )

    A.手术　　　　B.推拿

    C.压脐法外治　D.内服中成药

    E.重新结扎脐带

16.患儿，出生10天。壮热，汗出不解，面色红赤，烦躁哭闹，脐部红肿，波及四周，舌红苔黄腻。其治法是( )

    A.外用龙骨散

    B.外用金黄散

    C.内服茜根散

    D.内服犀角消毒饮

    E.内服安宫牛黄丸

三、改错题

17.治疗脐血应立即给予止血。

四、简答题

18.如何预防脐部疾患的发生？

五、问答题

19.脐湿、脐疮在病理变化上有何关系？

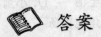 答案

一、填空题

1.脐炎。

2.脐疝。

二、选择题

（一）A₁型题

3.D。答案分析：脐湿一般不需内服中药，外治取龙骨散。

4.B。答案分析：脐部渗血是脐血的临床症状。

5.C。答案分析：脐疮热毒症状明显，故选用具有清热解毒功效的犀角消毒饮。

6.A。答案分析：茜根散中茜根、生地、丹皮清热凉血，赤芍、紫草活血止血。全方具清热凉血功效，故以之为首选方。

7.E。答案分析：胸腹欠温是脐血气不摄血证的症状。

（二）A₂型题

8.A。答案分析：本证患儿有脐部被尿液浸湿病史，脐部渗水，无其他症状，故诊断为脐湿。

9.D。答案分析：本病诊断为脐疮，故选用小儿化毒散。

10.A。答案分析：本证辨证为脐血气不摄血，所以治法应益气摄血。

11.A。答案分析：辨证为脐血气不摄血，故选用具有益气摄血功效的归脾汤。

12.E。答案分析：脐突的临床特征是脐部呈半球状或半囊状突出，虚大光亮，大小不一，以手按之，肿块可以回纳。

（三）B₁型题

13.B。答案分析：引起脐突的原因有内因与外因两大类。内因是由于初生儿腹壁肌肉嫩薄松弛，或先天发育不全，脐孔未全闭合，留有脐环，或腹壁部分缺损。

14.A。答案分析：脐突的外因为啼哭叫扰，屏气所致。

（四）X型题

15.A，C。答案分析：脐突一般用压脐法外治。若脂膜突出过大，或不能回纳，并见哭闹不安，或年龄已逾2岁仍未痊愈者，应考虑手术治疗。

16.B，D。答案分析:本病诊断是脐疮，所以治疗外用金黄散,内服犀角消毒饮。

三、改错题

17. 改为：脐血治疗，因脐带结扎失宜所致者，应重新结扎；因胎热内蕴，迫血妄行者，宜凉血止血；中气不足，气不摄血者，应益气摄血。

答案分析：导致脐血的发生有多种原因，临床治疗应分清原因，采取针对性措施，不能仅仅见血止血。

四、简答题

18. 新生儿应注意严格消毒断脐，断脐后，要注意脐部残端的保护，防止尿便及洗浴浸渍，保持清洁干燥。脐部残端让其自然脱落。保持内衣和尿布的清洁、干燥、柔软，如有污染，及时更换。

五、问答题

19. 产生脐湿、脐疮的原因主要是由于断脐后护理不当，感受外邪所致。婴儿洗浴时，脐部为水湿所侵，或为尿液浸渍，或脐带未干脱落过早，或为衣服摩擦损伤等，使湿浊浸淫皮肤，久而不干者，则为脐湿。若湿郁化热，或污秽化毒，则湿热之邪蕴郁，致营卫失和、气滞血瘀，而致脐部红、肿、热、痛，进而湿热酿毒化火，毒聚成疮，致脐部溃烂化腐，则为脐疮。脐湿、脐疮的病理变化有联系，也有区别。

第四章　肺系病证

第一节　感　冒

✒ 习题

一、填空题

1. 小儿感冒，以_____、_____、_____、_____为主要临床特征。

2. 小儿感冒，容易出现_____、_____、_____的兼证。

二、选择题

（一）A₁型题

3. 小儿感冒的病因为外感六淫，其中最重要的是(　　)邪。
   A. 风　　B. 寒　　C. 暑
   D. 湿　　E. 燥

4. 小儿感冒的病变部位主要在(　　)
   A. 心　　B. 肝　　C. 脾
   D. 肺　　E. 肾

5. 小儿时邪感冒为感受时疫之邪，多侵犯(　　)
   A. 心肝　　B. 肝脾　　C. 肝肾
   D. 肺胃　　E. 肺脾

6. 小儿感冒的病机关键是(　　)
   A. 肺失宣降　　B. 肺气上逆
   C. 肺卫失宣　　D. 邪气闭肺
   E. 风邪犯肺

7. 小儿感冒的基本治法是(　　)
   A. 疏风解表　　B. 辛温解表
   C. 辛凉解表　　D. 清暑解表

E. 清热解表

8. 治疗小儿风寒感冒的首选方剂是(　　)
   A. 麻黄汤　　　B. 杏苏散
   C. 小青龙汤　　D. 新加香薷饮
   E. 荆防败毒散

9. 治疗小儿暑邪感冒的首选方剂是(　　)
   A. 银翘散　　　B. 黄连香薷饮
   C. 桑菊饮　　　D. 藿朴夏苓汤
   E. 新加香薷饮

10. 小儿暑邪感冒的主要特点是(　　)
    A. 恶寒发热，鼻塞流涕，舌淡苔薄白
    B. 发热头疼，身重困倦，舌红苔黄腻
    C. 发热恶风，咽红肿痛，舌红苔薄黄
    D. 起病急骤，高热恶寒，肌肉酸痛
    E. 恶寒发热，脘腹胀痛，呕吐酸腐

11. 小儿时邪感冒的主要特点是(　　)
    A. 恶寒发热，鼻塞流涕，舌淡苔薄白
    B. 发热头痛，身重困倦，舌红苔黄腻
    C. 发热恶风，咽红肿痛，舌红苔薄黄
    D. 起病急骤，高热恶寒，肌肉

酸痛

    E. 恶寒发热，脘腹胀痛，呕吐酸腐

12. 小儿风热感冒与风寒感冒的鉴别要点有（　　）

    A. 恶风发热　　B. 恶寒发热

    C. 咽红肿痛　　D. 咳嗽不爽

    E. 咳嗽频作

（二）A₂型题

13. 患儿，2岁。发热2小时。证见发热，恶寒，无汗，鼻塞，流清涕，微咳，咽部不红，纳少，舌淡红，苔薄白，指纹浮红。其证候是（　　）

    A. 风寒感冒　　B. 风热感冒

    C. 暑邪感冒　　D. 时邪感冒

    E. 感冒夹痰

14. 患儿，7岁。证见发热，汗出而热不解，头昏，头痛，胸闷，肢体困倦，泛恶，心烦口渴，食欲不振，大便稀溏，小便短黄，舌质红，苔黄腻，脉数。其证候是（　　）

    A. 风热感冒　　B. 风寒感冒

    C. 感冒夹滞　　D. 暑邪感冒

    E. 时邪感冒

15. 患儿，5岁。证见发热，恶寒，无汗，鼻塞流涕，微咳，兼见脘腹胀满，呕吐酸腐，口气秽浊，大便酸臭，小便短黄，舌质红，苔厚腻，脉滑。其证候是（　　）

    A. 风热感冒　　B. 风寒感冒

    C. 湿热泄泻　　D. 暑邪感冒

    E. 感冒夹滞

16. 患儿，9岁。发热半日，证见发热，恶风，少汗，头痛，鼻塞流涕，咽红肿痛，微咳，舌质红，苔薄黄，脉浮数。治疗首选方（　　）

    A. 桑菊饮　　B. 麻杏石甘汤

    C. 银翘散　　D. 新加香薷饮

    E. 普济消毒饮

17. 患儿，9岁。发热2小时，证见高热，恶寒，无汗，头痛，目赤咽红，全身肌肉酸痛，恶心，腹痛，舌质红，苔黄，脉数。其治方是（　　）

    A. 荆防败毒散　　B. 银翘散

    C. 新加香薷饮　　D. 麻杏石甘汤

    E. 银翘散合普济消毒饮

18. 患儿，10月。证见发热，无汗，烦躁哭闹，咽红，食欲不振，呕吐乳食，大便稀溏，小便短黄，舌质红，苔黄腻，脉数。其治法是（　　）

    A. 辛温解表　　B. 辛凉解表

    C. 清热解毒　　D. 清暑解表

    E. 解表导滞

19. 患儿，5岁。发热2日。证见发热，恶寒，无汗，头痛，鼻塞，流清涕，兼见咳嗽，喉间痰鸣，舌淡红，苔白，脉浮滑。其治法，应在解表的基础上加用（　　）

    A. 温肺化痰　　B. 肃肺化痰

    C. 宣肺化痰　　D. 清肺化痰

    E. 燥湿化痰

20. 患儿，2岁。发热1天。证见高热，恶寒，无汗，鼻塞，惊惕哭闹，睡卧不宁，大便干结，小便短黄，舌质红，指纹紫达于气关。其治法，应在解表的基础上加用（　　）

    A. 清热镇惊　　B. 清心安神

    C. 平肝熄风　　D. 清热解毒

    E. 镇惊熄风

（三）B₁型题

    A. 肺脾　　B. 心肝　　C. 肺肝

    D. 肺肾　　E. 肺心

21. 感冒夹滞的病位在（　　）

22. 感冒夹惊的病位在（　　）

    A. 发热，恶寒，无汗，鼻塞，流清涕，喷嚏，微咳，

    B. 发热，恶风，少汗，头痛，鼻塞，流浊涕，咽红肿痛

C. 发热，无汗，头昏，胸闷，肢体困倦，泛恶，食欲不振

D. 发热，恶寒，无汗，鼻塞流涕，微咳，兼见脘腹胀满，呕吐酸腐

E. 高热，恶寒，无汗，惊惕哭闹，睡卧不宁，大便干结，小便短黄

23. 小儿风热感冒证见（　　）

24. 小儿感冒夹惊证见（　　）

（四）X 型题

25. 小儿感冒常见的兼证有（　　）

A. 夹痰　　B. 夹瘀　　C. 夹滞

D. 夹湿　　E. 夹惊

26. 小儿感冒应与下列哪些疾病相鉴别（　　）

A. 麻疹　　B. 幼儿急疹

C. 百日咳　D. 水痘

E. 急喉喑

27. 小儿感冒常见的证型有（　　）

A. 风寒感冒　B. 风热感冒

C. 气虚感冒　D. 暑邪感冒

E. 阴虚感冒

28. 小儿感冒夹惊常在疏风解表的基础上选加以下方药加减（　　）

A. 镇惊丸　　B. 朱砂安神丸

C. 小儿回春丹　D. 小儿金丹片

E. 磁朱丸

三、改错题

29. 小儿感冒夹滞的治法是消食导滞。

30. 凡是以发热、鼻塞流涕、喷嚏、咳嗽为主要症状的都可诊断为感冒。

四、简答题

31. 简述风热感冒的证治。

32. 简述感冒的治疗原则。

五、问答题

33. 小儿感冒的病因病机是什么？

34. 小儿感冒的诊断要点是什么？

六、病案分析题

35. 患儿，男，9 岁。发热半天。正值夏季，患儿食冷饮受凉后出现发热，无汗，头昏头痛，不咳，鼻塞，心烦口渴，恶心，呕吐，食欲不振，小便黄少，舌质红，苔白腻，指纹紫。查体：T38.9℃，咽部充血，双肺听诊，呼吸音稍粗，未闻及干、湿性啰音。

试就本例患儿，作出中医病、证诊断，病机分析，提出治法、主方，开出处方。

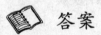 **答案**

一、填空题

1.①发热；②鼻塞流涕；③喷嚏；④咳嗽。

2.①夹痰；②夹滞；③夹惊。

二、选择题

（一）A₁ 型题

3.A。答案分析："风为百病之长"，感冒以感受风邪为主，同时可夹有其他病邪。

4.D。答案分析：肺主气，其合皮毛，故外邪上受，首先犯肺。

5.D。答案分析：时疫之邪多从口鼻而入，侵犯肺胃二经。

6.C。答案分析：肺主皮毛，司腠理，感冒为外邪犯肺，表卫调节失司，卫阳受遏，肺气失宣而发。

7.A。答案分析：感冒为感受外邪，肺卫失宣之故，所以以疏风解表为基本治法。

8.E。答案分析：因为为风寒感冒，故

选用荆防败毒散辛温解表。

9．E。答案分析：因为为暑邪感冒，故选用新加香薷饮清暑解表。

10．B。答案分析：发热头痛，身重困倦，舌红苔黄腻为暑邪感冒的特征。

11．D。答案分析：起病急骤，高热恶寒，肌肉酸痛为时邪感冒的特征。

12．C。答案分析：风热之邪循经上炎，熏蒸咽喉，故见咽红肿痛，此是与风寒感冒的鉴别要点之一。

（二）A₂型题

13．A。答案分析：发热，恶寒，无汗，鼻塞，流清涕，咽不红，舌淡红，苔薄白，指纹浮红，属风寒之象，故为风寒感冒。

14．D。答案分析：发热，头昏，头痛，胸闷，肢体困倦，食欲不振，舌质红，苔黄腻，属外感暑邪之象，故为暑邪感冒。

15．E。答案分析：发热，恶寒，鼻塞流涕，兼见脘腹胀满，呕吐酸腐，大便酸臭，苔厚腻，为感冒夹滞之象，故选之。

16．C。答案分析：辨证为风热感冒，故选用银翘散。

17．E。答案分析：辨证为时疫感冒，故选用银翘散合普济消毒饮。

18．D。答案分析：辨证为暑邪感冒，故选用清暑解表法。

19．C。答案分析：辨证为风寒感冒夹痰，故在解表的基础上加用宣肺化痰。

20．A。答案分析：辨证为感冒夹惊，故在解表的基础上加用清热镇惊。

（三）B₁型题

21．A。答案分析：感冒夹滞的病位在肺脾，故选之。

22．C。答案分析：感冒夹惊的病位在肺肝，故选之。

23．B。答案分析：发热，恶风，少汗，头痛，鼻塞，流浊涕，咽红肿痛，为外感风热之邪的特征。

24．E。答案分析：高热，恶寒，无汗，惊惕哭闹，睡卧不宁，为感冒夹惊的特征。

（四）X型题

25．A，C，E。答案分析：夹痰、夹滞、夹惊为感冒的常见兼夹证。

26．A，B，C，D，E。答案分析：感冒当与多种急性传染病早期及急喉喑相鉴别。

27．A，B，D。答案分析：除气虚感冒、阴虚感冒以外，风寒、风热、暑邪感冒都是小儿感冒常见证型。

28．A，C，D。答案分析：小儿感冒夹惊可加用镇惊丸加减，另服小儿回春丹或小儿金丹片。

三、改错题

29．改为：小儿感冒夹滞的治法是在解表的基础上加用消食导滞。

答案分析：小儿感冒夹滞属表里同病，宜于先解表，后消食导滞，或表里同治。表邪不解，单纯消食导滞，则不能祛邪安正。

30．改为：感冒以发热、鼻塞流涕、喷嚏、咳嗽为主要症状。

答案分析：多种急性传染病的早期也会有发热、鼻塞流涕、喷嚏、咳嗽等类似感冒的症状，当注意与感冒鉴别。

四、简答题

31．风热感冒的主证见：发热重，恶风，有汗或少汗，头痛鼻塞，鼻流浊涕，咳嗽，痰稠色白或黄，咽红肿痛，口干渴，舌质红，苔薄黄，脉浮数或指纹浮紫。治法：辛凉解表。方药：银翘散加减。

32．治疗感冒，以疏风解表为基本原则。根据不同的证型分别治以辛温解表、辛凉解表、清暑解表、清热解毒。治疗兼证，在解表的基础上，分别佐以化痰、消导、镇惊之法。

五、问答题

33. 小儿感冒的病因以感受风邪为主，常兼有寒、热、暑、湿、燥及时邪疫毒等。其病机关键是肺卫失宣。肺主皮毛，开窍于鼻，司腠理开阖，外邪从口鼻或皮毛而入，客于肺卫，致表卫调节失司，卫阳受遏，肺气失宣，从而出现发热、鼻塞流涕、喷嚏、咳嗽等症状。

34. 小儿感冒的诊断要点是：①气候骤变，冷暖失调，或与感冒病人接触，有感受外邪病史。②以发热、恶风寒、鼻塞流涕、喷嚏、咳嗽等为主证。③感冒伴有兼证者，可见咳嗽加剧，喉间痰鸣；或脘腹胀满，不思饮食，呕吐酸腐，大便失调；或睡卧不宁，惊惕抽风。④血象检查，病毒感染者白细胞总数正常或偏低，细菌感染者白细胞总数及中性粒细胞均增高。⑤病原学检查：可作病毒分离及相应的细菌检测。

六、病案分析题

35. 诊断：感冒，暑邪感冒证。

病机分析：起病急，时值夏令，有乘凉饮冷史。发热，无汗，鼻塞，为暑邪外袭，卫表失宣之征；暑邪郁遏，清阳不升则头昏头痛；暑邪夹湿困阻中焦，阻碍气机，脾胃升降失司则恶心呕吐，食欲不振。双肺听诊呼吸音稍粗，未闻及干、湿啰音，亦符合感冒的诊断。

治法：清暑解表。

主方：新加香薷饮加减。

处方：银花 10g，连翘 10g，香薷 10g，法半夏 6g，厚朴 10g，黄连 3g，青蒿 10g，黄芩 10g，六一散（包）15g。

第二节　咳　　嗽

习题

一、填空题

1. 小儿咳嗽以＿＿＿＿＿、＿＿＿＿＿二季发病率为高。

2. 小儿咳嗽，其病因多由＿＿＿＿＿引起，虽有"五脏六腑皆令人咳"之说，但都必须在＿＿＿＿＿脏受累后，才会发生咳嗽。

二、选择题

（一）A₁型题

3. 小儿外感风寒咳嗽的主要特点是（　　）

A. 咳嗽频作，声重喉痒，咳痰清稀

B. 咳嗽不爽，痰黄黏稠

C. 咳声重浊，痰多壅盛，色白而稀

D. 咳而无力，痰白清稀

E. 干咳无痰，喉痒声嘶

4. 小儿痰热咳嗽的主要特点是（　　）

A. 咳嗽频作，声重喉痒，咳痰清稀

B. 咳嗽不爽，痰黄黏稠

C. 咳声重浊，痰多壅盛，色白而稀

D. 干咳无痰，喉痒声嘶

E. 咳嗽痰多，痰黄黏稠，咯痰不易

5. 治疗阴虚咳嗽的首选方剂是（　　）

A. 银翘散　　　B. 桑菊饮

C. 沙参麦冬汤　D. 清金化痰汤

E. 麦味地黄丸

6. 治疗风热咳嗽的首选方剂是（　　）

A. 银翘散　　　B. 桑菊饮

C. 杏苏散　　　D. 金沸草散

E. 清金化痰汤

7. 咳嗽的病变部位在肺，但常涉及到其他脏腑，其中最密切的是（　　）

A. 肝　　B. 脾　　C. 肾
D. 心　　E. 大肠

（二）A₂型题

8. 患儿，5岁。咳嗽1周。证见咳嗽痰多，痰黄黏稠，难咯，喉间时有痰鸣，发热口渴，尿少色黄，舌质红，苔黄腻，脉滑数。治疗宜选方(　　)
A. 清金化痰汤　B. 桑菊饮
C. 沙参麦冬汤　D. 麻杏石甘汤
E. 黄连解毒汤合三拗汤

9. 患儿，3岁。咳嗽发热2天。证见发热，38.2℃，鼻塞流浊涕，微汗恶风，咳嗽不爽，咽红，舌质红，苔薄黄，指纹浮紫。其治法是(　　)
A. 疏风散寒，宣肺止咳
B. 疏风解热，宣肺止咳
C. 清热化痰，宣肺止咳
D. 清热化痰，养阴润肺
E. 清热涤痰，宣肺止咳

10. 患儿，2岁。起病2天，鼻塞流清涕，喷嚏时作，咳嗽频频，咳声较重，咽部轻度充血，舌质正常，舌苔薄白，指纹浮红。其证候是(　　)
A. 风寒咳嗽　　B. 风热咳嗽
C. 痰热咳嗽　　D. 气虚咳嗽
E. 阴虚咳嗽

（三）B₁型题

A. 咳嗽无力，痰白清稀，气短懒言，食少纳呆
B. 干咳无痰，痰少而黏，口渴咽干，喉痒声嘶，舌红少苔
C. 咳嗽不爽，痰黄黏稠，不易咯出，舌质红，舌苔黄腻
D. 咳嗽频作，声重喉痒，咳痰清稀，舌苔薄白
E. 咳嗽重浊，痰多壅盛，胸闷纳呆，舌苔白腻

11. 阴虚咳嗽证见(　　)

12. 气虚咳嗽证见(　　)

（四）X型题

13. 小儿内伤咳嗽的常见证型有(　　)
A. 痰热咳嗽　　B. 痰湿咳嗽
C. 风热咳嗽　　D. 气虚咳嗽
E. 阴虚咳嗽

14. 小儿咳嗽的诊断要点有(　　)
A. 以咳嗽为主要临床表现
B. 常因气候变化而发病
C. 发热
D. 痰多
E. 两肺呼吸音粗，或闻及干啰音

三、改错题

15. 小儿咳嗽治法以镇咳、止咳为主。

四、简答题

16. 小儿咳嗽为什么以外感咳嗽为最多见？

五、问答题

17. 小儿咳嗽的治疗原则是什么？

六、病案分析题

18. 患儿，3岁。咳嗽3天。患儿3天前，受凉后出现流涕喷嚏，咳嗽，昨日咳嗽加重，频频作咳，咳声重浊，鼻塞流清涕。舌质正常，舌苔薄白，指纹浮红。两肺听诊，呼吸音粗糙，可闻及少许干啰音。

试就本例患儿，作出中医病、证诊断，病机分析，提出治法、主方，开出处方。

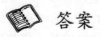 答案

一、填空题

1. ①冬；②春。
2. ①感受外邪；②肺。

二、选择题

（一）A₁型题

3.A。答案分析：咳嗽频作，声重喉痒，咳痰清稀是小儿外感风寒咳嗽的主要特点。

4.E。答案分析：咳嗽痰多，痰黄黏稠，咯痰不易是小儿痰热咳嗽的主要特点。

5.C。答案分析：治疗阴虚咳嗽宜用沙参麦冬汤养阴润肺止咳。

6.B。答案分析：治疗风热咳嗽宜用桑菊饮疏风清热，宣肺止咳。

7.B。答案分析：咳嗽病变在肺，常涉及到脾。小儿脾常不足，脾虚生痰，可上贮于肺，致咳嗽不止，肺脾虚弱是咳嗽的主要内因。

（二）A₂型题

8.A。答案分析：辨证为痰热咳嗽，故选用清金化痰汤。

9.B。答案分析：辨证为风热咳嗽，故选用疏风解热，宣肺止咳之法。

10.A。起病2天，清涕喷嚏，咳嗽声重，苔白，指纹浮红为外感风寒之象，故应为风寒咳嗽。

（三）B₁型题

11.B。答案分析：干咳无痰，痰少而黏，口渴咽干，喉痒声嘶，舌红少苔，是阴虚咳嗽证的特征。

12.A。答案分析：咳嗽无力，痰白清稀，气短懒言，食少纳呆，是气虚咳嗽证的特征。

（四）X型题

13.A，B，D，E。答案分析：除风热咳嗽为外感咳嗽以外，痰热咳嗽、痰湿咳嗽、气虚咳嗽、阴虚咳嗽都属于内伤咳嗽。

14.A，B，E。答案分析：咳嗽不一定都有发热，也不一定痰多，故此两点不是诊断要点。

三、改错题

15.改为：小儿咳嗽的治疗应根据不同病因，以宣通肺气，化痰止咳为主。

答案分析：治疗小儿咳嗽，应分清外感、内伤。外感咳嗽以疏散外邪，宣通肺气为基本法则；内伤咳嗽应辨明病位、病性，随证治之。若早用、误用或单用收涩、镇咳、止咳之剂，有可能造成病邪留伏，咳嗽迁延难愈。

四、简答题

16.五脏之中，肺为娇脏，而小儿"肌肤薄，藩篱疏"，故小儿肺脏尤其娇嫩，易感外邪。肺上连咽喉，开窍于鼻，外合皮毛，主一身之气，司呼吸。外邪侵袭，多从口鼻或皮毛而入，首犯于肺，肺失宣发肃降之权，清肃失职，发生咳嗽。

五、问答题

17.小儿咳嗽的治疗原则，应分清外感、内伤。外感咳嗽以疏散外邪，宣通肺气为基本法则，根据风寒、风热以及其他外邪的不同表现，治以散寒宣肺，疏风清热宣肺等。外感咳嗽一般应以驱邪为主，治疗时不宜过早使用滋腻、收涩、镇咳之药，以免留邪为患。内伤咳嗽应辨别病位、病性，随证施治。痰盛者，按痰热、痰湿的不同，分别治以清肺化痰、燥湿化痰。气阴虚者，按气虚、阴虚的不同，分别治以健脾补肺、益气化痰，养阴清肺、兼清余热之法。

六、病案分析题

18.诊断：咳嗽，风寒咳嗽证。

病机分析：起病急，有外感受凉史，鼻塞流清涕，舌苔薄白，指纹浮红，为外感风寒，风寒束肺，肺气不宣之征；寒阻于肺，津聚为痰，肺失宣肃，肺气上逆，而见咳嗽频频，咳声重浊。双肺听诊：呼吸音粗糙，可闻及少许干啰音，亦符合咳嗽（支气管炎）的诊断要点。

治法：疏风散寒，宣肺止咳。

主方：金沸草散。

处方：金沸草 10g，细辛 2g，荆芥 6g，前胡 10g，杏仁 6g，陈皮 3g，法半夏 6g，苏子 6g，甘草 3g。

第三节 肺炎喘嗽

习题

一、填空题

1. 小儿肺炎喘嗽一年四季均可发生，以_____、_____两季多见，好发于婴幼儿，年龄越小，发病率越_____，病情越重。

2. 小儿肺炎喘嗽的病名首见于谢玉琼的_____一书，其典型临床表现为_____、_____、_____、_____、_____。

二、选择题

（一）A₁ 型题

3. 小儿肺炎喘嗽的基本病机是（   ）
   A. 风寒闭肺　　B. 邪热闭肺
   C. 毒热闭肺　　D. 阴虚肺热
   E. 肺脾气虚

4. 小儿肺炎喘嗽的主要治疗原则是（   ）
   A. 辛温宣肺，化痰止咳
   B. 辛凉宣肺，清热化痰
   C. 开肺化痰，止咳平喘
   D. 清热涤痰，肃肺定喘
   E. 清热解毒，泻肺开闭

5. 小儿肺炎喘嗽与咳嗽的鉴别要点是（   ）
   A. 咳嗽剧烈　　B. 气急鼻煽
   C. 高热不退　　D. 痰涎壅盛

E. 大便干结

6. 小儿肺炎喘嗽痰热闭肺证的治法是（   ）
   A. 辛温宣肺，化痰止咳
   B. 辛凉宣肺，清热化痰
   C. 开肺化痰，止咳平喘
   D. 清热涤痰，开肺定喘
   E. 清热解毒，泻肺开闭

7. 小儿肺炎喘嗽毒热闭肺证的治法是（   ）
   A. 辛温宣肺，化痰止咳
   B. 辛凉宣肺，清热化痰
   C. 开肺化痰，止咳平喘
   D. 清热涤痰，开肺定喘
   E. 清热解毒，泻肺开闭

8. 治疗小儿肺炎喘嗽风寒闭肺证的首选方剂是（   ）
   A. 华盖散　　B. 麻黄汤
   C. 杏苏散　　D. 小青龙汤
   E. 荆防败毒散

9. 治疗小儿肺炎喘嗽毒热闭肺证的首选方剂是（   ）
   A. 银翘散　　B. 麻杏石甘汤
   C. 五虎汤　　D. 清金化痰丸
   E. 黄连解毒汤合三拗汤

10. 治疗小儿肺炎喘嗽后期肺脾气虚证的首选方剂是（   ）
    A. 四君子汤　　B. 沙参麦冬汤
    C. 人参五味子汤　　D. 生脉散
    E. 补中益气汤

11. 小儿肺炎喘嗽 X 线检查肺部典型表

现是(　　)

    A.肺纹理增粗　　B.肺纹理紊乱

    C.斑片状阴影　　D.透亮度降低

    E.透亮度增强

12.小儿肺炎喘嗽典型的肺部听诊呈
(　　)

    A.中粗湿啰音

    B.散在中细湿啰音

    C.固定中细湿啰音

    D.散在干啰音

    E.管状呼吸音

(二) A₂ 型题

13.患儿,2岁。发热咳嗽3天。证见
发热,无汗,呛咳不爽,呼吸气急,痰声重
浊,咽不红,舌淡红,苔薄白,指纹浮红。
其证候是(　　)

    A.风寒闭肺　　B.风热闭肺

    C.痰热闭肺　　D.肺脾气虚

    E.阴虚肺热

14.患儿,5岁。证见发热烦躁,咳嗽
喘促,气急鼻煽,呼吸困难,喉间痰鸣,面
赤口渴,大便干燥,小便黄少,舌红,苔
黄,脉滑数。其证候是(　　)

    A.风寒闭肺　　B.风热闭肺

    C.痰热闭肺　　D.毒热闭肺

    E.阴虚肺热

15.患儿,9岁。发热咳嗽2天。证见
发热恶风,咳嗽气急,痰多而黄,口渴咽
红,舌质红,苔薄白,脉浮数。其治法是
(　　)

    A.辛温宣肺,化痰止咳

    B.辛凉宣肺,清热化痰

    C.清热涤痰,开肺定喘

    D.清热解毒,泻肺开闭

    E.养阴清肺,润肺止咳

16.患儿,2岁。发热咳嗽3天。证见
高热持续不退,咳嗽剧烈,气急鼻煽,烦躁
喘憋,涕泪俱无,面赤唇红,大便秘结,舌

红,苔黄,指纹紫滞。其治法是(　　)

    A.辛温宣肺,化痰止咳

    B.辛凉宣肺,清热化痰

    C.清热涤痰,开肺定喘

    D.清热解毒,泻肺开闭

    E.养阴清肺,润肺止咳

17.患儿,4岁。高热3天,持续不退,
咳嗽剧烈,气急鼻煽,烦躁不安,忽见神昏
谵语,四肢抽搐,双目上视,舌红绛,指纹
直达命关。其治法是(　　)

    A.辛凉宣肺,清热化痰

    B.清热解毒,泻肺开闭

    C.清热涤痰,开肺定喘

    D.温补心阳,救逆固脱

    E.平肝熄风,清心开窍

18.患儿,6岁。发热咳嗽5天。证见
发热,恶寒,无汗,呛咳不爽,呼吸气急,
痰白而稀,咽不红,舌淡红,苔薄白,脉浮
紧。治疗首选方(　　)

    A.三拗汤　　B.麻黄汤

    C.荆防败毒散　D.华盖散

    E.麻杏石甘汤

19.患儿,12岁。发热咳嗽3天,证见
高热烦躁,咳嗽喘促,气急鼻煽,呼吸困
难,咯黄稠痰,胸闷胀满,面赤口渴,大便
干燥,舌红,苔黄,脉滑数。治疗首选方
(　　)

    A.华盖散

    B.麻杏石甘汤

    C.五虎汤合葶苈大枣泻肺汤

    D.银翘散合麻杏石甘汤

    E.黄连解毒汤合三拗汤

20.患儿,4岁。证见高热持续,咳嗽
剧烈,喉间痰鸣,气急鼻煽,烦躁喘憋,涕
泪俱无,鼻孔干燥,面赤唇红,口渴咽干,
大便秘结,舌红而干,苔黄,脉数。治疗首
选方(　　)

    A.华盖散

B. 麻杏石甘汤

C. 五虎汤合葶苈大枣泻肺汤

D. 银翘散合麻杏石甘汤

E. 黄连解毒汤合三拗汤

21. 患儿，9岁。1月前患肺炎喘嗽，迁延未愈，证见低热盗汗，干咳无痰，面色潮红，五心烦热，舌红少津，少苔，脉细数。治疗首选方（　　）

  A. 麦门冬汤 B. 沙参麦冬汤

  C. 补肺阿胶汤 D. 青蒿鳖甲汤

  E. 人参五味子汤

22. 患儿，7岁。半月前患肺炎喘嗽，经治疗症状好转，现证见低热，面白少华，多汗，咳嗽无力，纳差，便溏，舌淡红，苔薄白，脉弱。治疗首选方（　　）

  A. 沙参麦冬汤 B. 六君子汤

  C. 人参五味子汤 D. 参苓白术散

  E. 补中益气汤

23. 患儿，2岁。发热咳嗽2天，高热烦躁，咳嗽喘促，气急鼻煽，呼吸困难，突见面色苍白，口唇紫绀，精神萎靡，右胁下痞块，舌质紫，苔薄白，指纹紫滞。其证候是（　　）

  A. 风热闭肺 B. 毒热闭肺

  C. 邪陷厥阴 D. 心阳虚衰

  E. 痰热闭肺

（三）B$_1$型题

  A. 金沸草散 B. 小青龙汤

  C. 三拗汤 D. 华盖散

  E. 荆防败毒散

24. 治疗咳嗽风寒咳嗽证的首选方是（　　）

25. 治疗肺炎喘嗽风寒闭肺证的首选方是（　　）

  A. 恶寒发热，呛咳不爽，呼吸气急，痰白而稀

  B. 发热恶风，咳嗽气急，痰黄而黏，口渴咽红

C. 发热烦躁，咳嗽喘促，呼吸困难，气急鼻煽，喉间痰鸣

D. 病程较长，低热盗汗，干咳无痰，面色潮红，舌红少苔

E. 低热起伏，面白少华，动则汗出，咳嗽无力，纳差便溏

26. 肺炎喘嗽，痰热闭肺证的临床表现为（　　）

27. 肺炎喘嗽，肺脾气虚证的临床表现为（　　）

（四）X型题

28. 新生儿肺炎的临床表现主要是（　　）

  A. 不思乳食 B. 精神萎靡

  C. 口吐白沫 D. 高热不退

  E. 咳嗽剧烈

29. 肺炎喘嗽的主要临床表现有（　　）

  A. 发热 B. 咳嗽 C. 胸闷

  D. 气急 E. 鼻煽

30. 小儿肺炎喘嗽心阳虚衰证的主要临床表现有（　　）

  A. 突然面色苍白

  B. 四肢抽搐

  C. 口唇紫绀

  D. 呼吸困难

  E. 四肢厥冷

31. 小儿肺炎喘嗽邪陷厥阴证的主要临床表现有（　　）

  A. 壮热烦躁 B. 咳嗽加剧

  C. 神昏谵语 D. 喉间痰鸣

  E. 四肢抽搐

三、改错题

32. 新生儿肺炎具有"热、咳、痰、喘、煽"的典型临床表现。

33. 小儿肺炎喘嗽病情较轻，没有危急重症。

四、简答题

34. 简述肺炎喘嗽痰热闭肺证的证候、治法、主方。

35. 简述小儿肺炎喘嗽的治疗原则。

五、问答题

36. 小儿肺炎喘嗽变证的病因病机是什么?

37. 小儿肺炎喘嗽的诊断要点是什么?

六、病案分析题

38. 患儿,18月。以咳嗽5天,加重1天而就诊。证见咳嗽喘促,气急鼻煽,无发热,虚烦不安,呼吸困难,面色苍白,额汗不温,四肢厥冷,口唇紫绀,右胁下可触及痞块,舌质紫,苔薄白,指纹紫滞。查体:T36.7℃,听诊可闻及双下肺中细湿啰音,未闻及干啰音。

试就本例患儿,作出中医病、证诊断,病机分析,提出治法、主方,开出处方。

 答案

一、填空题

1.①冬;②春;③高。

2.①《麻科活人全书》;②发热;③咳嗽;④痰壅;⑤气急;⑥鼻煽。

二、选择题

(一)A₁ 型题

3.B。答案分析:邪热闭肺是小儿肺炎喘嗽的基本病机。

4.C。答案分析:小儿肺炎喘嗽的基本病机是邪热闭肺,故其基本治疗原则是开肺化痰,止咳平喘,其他选项为具体的治法。

5.B。答案分析:小儿肺炎喘嗽和咳嗽都可见咳嗽剧烈、高热不退、痰涎壅盛、呼吸浅促等症状,只有气急鼻煽是两者的鉴别要点。

6.D。答案分析:痰热闭肺证的治法应为清热涤痰,开肺定喘。

7.E。答案分析:小儿肺炎喘嗽毒热闭肺证的治法应为清热解毒,泻肺开闭。

8.A。答案分析:因为为风寒闭肺证,故选用华盖散辛温解表,化痰止咳。

9.E。答案分析:因为为毒热闭肺证,故选用黄连解毒汤合三拗汤清热解毒,泻肺开闭。

10.C。答案分析:因为为肺脾气虚证,故选用人参五味子汤补肺健脾,益气化痰。

11.C。答案分析:X线检查肺部呈斑片状阴影是肺炎喘嗽的典型表现。

12.C。答案分析:小儿肺炎喘嗽典型的肺部听诊表现是闻及固定的中细湿啰音。

(二)A₂ 型题

13.A。答案分析:发热,无汗,呛咳不爽,呼吸气急,痰声重浊,咽不红,舌淡红,苔薄白,指纹浮红,为风寒闭肺之征,故选之。

14.C。答案分析:发热烦躁,咳嗽喘促,气急鼻煽,呼吸困难,喉间痰鸣,面赤口渴,大便干燥,小便黄少,舌红,苔黄,脉滑数,为痰热闭肺之征,故选之。

15.B。答案分析:辨证为风热闭肺证,故治以辛凉宣肺,清热化痰。

16.D。答案分析:辨证为毒热闭肺证,故治以清热解毒,泻肺开闭。

17.E。答案分析:辨证为肺炎喘嗽邪陷心肝证,故治以平肝熄风,清心开窍。

18.D。答案分析:辨证为风寒闭肺证,故选用华盖散以辛温宣肺,化痰止咳。

19.C。答案分析:辨证为痰热闭肺证,故选用五虎汤合葶苈大枣泻肺汤清热涤痰,开肺定喘。

20．E。答案分析：辨证为毒热闭肺证，故选用黄连解毒汤合三拗汤清热解毒，泻肺开闭。

21．B。答案分析：辨证为阴虚肺热证，故选用沙参麦冬汤养阴清肺，润肺止咳。

22．C。答案分析：辨证为肺脾气虚证，故选用人参五味子汤补肺健脾，益气化痰。

23．D。答案分析：肺炎喘嗽突见面色苍白，口唇紫绀，精神萎靡，右胁下痞块，舌质紫，指纹紫滞，为心阳虚衰之象。

（三）B₁型题

24．A。答案分析：风寒咳嗽证当首选金沸草散以疏风散寒，宣肺止咳。

25．D。答案分析：风寒闭肺证当首选华盖散以辛温宣肺，化痰止咳。

26．C。答案分析：发热烦躁，咳嗽喘促，呼吸困难，气急鼻煽，喉间痰鸣为痰热闭肺的主要表现。

27．E。答案分析：低热起伏，面白少华，动则汗出，咳嗽无力，纳差便溏，为肺脾气虚证的主要表现。

（四）X型题

28．A，B，C。答案分析：新生儿稚阴稚阳，正气不足，抗邪无力，其肺炎以不乳、精神萎靡、口吐白沫为主要表现，不一定有发热、咳嗽等症状。

29．A，B，D，E。答案分析：以上症状除胸闷外均为肺炎喘嗽的主要临床表现。

30．A，C，D，E。答案分析：四肢抽搐为邪陷厥阴的临床表现，其他症状为心阳虚衰的表现。

31．A，B，C，D，E。答案分析：邪陷厥阴证表现为肺炎喘嗽原有症状的突然加重并出现心肝二经的症状。

三、改错题

32．改为：新生儿肺炎以不乳、精神萎靡、口吐白沫为主要临床表现。

答案分析：新生儿稚阴稚阳，正气不足，抗邪无力，其肺炎以不乳、精神萎靡、口吐白沫为主要表现，很少出现热、咳、痰、喘、煽的典型表现。

33．改为：小儿肺炎喘嗽病情较重，易出现危急重症。

答案分析：由于小儿的生理病理特点，肺炎喘嗽若邪气壅盛或正气虚弱，则可导致病情进一步发展，由肺脏而涉及其他脏腑，从而出现心阳虚衰、邪陷厥阴的危重急症。

四、简答题

34．痰热闭肺证的主证见：发热烦躁，咳嗽喘促，呼吸困难，气急鼻煽，喉间痰鸣，口唇紫绀，面赤口渴，胸闷胀满，泛吐痰涎，舌质红，苔黄，脉弦滑。治法：清热涤痰，开肺定喘。主方：五虎汤合葶苈大枣泻肺汤加减。

35．肺炎喘嗽的治疗原则以开肺化痰，止咳平喘为主。痰多壅盛者首先降气涤痰；喘憋严重者治以平喘利气；气滞血瘀者佐以活血化瘀；出现变证者，或温补心阳，或开窍熄风，随证治之。病久肺脾气虚者，宜补肺健脾扶正为主；阴虚肺热，余邪留恋者，养阴润肺化痰，兼清余邪为要。

五、问答题

36．肺主气而朝百脉，若邪气壅盛或正气虚弱，或失治误治，病情进一步发展，则可涉及其他脏腑。如肺失肃降，影响脾胃升降功能，可致清气不升浊气不降，出现腹胀便秘等腑实证；若热毒炽盛，内陷厥阴，引动肝风，则可致神昏抽搐等变证；肺主气，心主血，气行则血行，气滞则血瘀，肺气闭塞，气机不利，血流不畅则可出现面色苍白，唇甲发紫等气滞血瘀征象；若正不胜邪，气滞血瘀加重，则可出现心气不足，心阳虚衰等危重证候。

37. 小儿肺炎喘嗽的诊断要点是: ①起病较急, 有发热、咳嗽、气急、鼻煽、痰鸣等症状, 或有轻度发绀。②病情严重时, 常见喘促不安, 烦躁不宁, 面色苍白, 口唇紫绀, 或高热不退。③新生儿患肺炎时, 常以不乳、精神萎靡、口吐白沫等症状为主, 而无上述典型表现。④肺部听诊可闻及较为固定的中细湿啰音, 常伴干啰音, 如病灶融合, 可闻及管状呼吸音。⑤X线检查见肺纹理增多、紊乱, 肺部透亮度增高或降低, 可见小片状、斑片状阴影, 也可出现不均匀的大片阴影。⑥实验室检查: 血象检查, 病毒感染者白细胞总数正常或偏低, 有时可见异型淋巴细胞; 细菌感染者白细胞总数及中性粒细胞均增高。病原学检查, 可做病毒分离及相应的细菌检测, 以作病原学诊断。

六、病案分析题

38. 诊断: 肺炎喘嗽, 心阳虚衰证。

病机分析: 起病较急, 患儿感受热邪, 炼津为痰, 痰热互结, 闭阻于肺, 肺失宣发肃降, 从而出现咳嗽喘促, 气急鼻煽, 呼吸困难等症状; 由于邪热炽盛, 或治疗不当, 肺气郁闭导致血滞而脉络瘀阻, 心气不足, 心阳虚衰而出现面色苍白, 额汗不温, 四肢厥冷, 口唇紫绀, 右胁下可触及痞块。听诊可闻及双下肺中细湿啰音也符合肺炎喘嗽的诊断要点。

治法: 温补心阳, 救逆固脱。

主方: 参附龙牡救逆汤加减。

处方: 人参 10g, 制附子 6g, 龙骨 15g, 牡蛎 15g, 白芍 10g, 葶苈子 10g, 桃仁 10g, 红花 10g, 甘草 3g。

第四节　哮　　喘

习题

一、填空题

1.《丹溪心法·喘论》指出"哮喘专主于痰", 并有哮证已发_____为主, 未发以_____为要的记载。

2. 哮喘有内、外因之分, 内因责之于_____、_____、_____三脏功能不足, 导致痰饮留伏, 成为哮喘之_____。

二、选择题

（一）A₁型题

3. 哮喘最好发的季节是(　　)

　　A. 冬季　　B. 春夏　　C. 秋冬

　　D. 夏秋　　E. 春秋

4. 与哮喘发病关系最密切的脏腑是(　　)

　　A. 肺脏　　　　B. 肺脾心

　　C. 肺肝脾　　　D. 肝脾肾

　　E. 肺脾肾

5. 哮喘的命名首见于(　　)

　　A.《内经》

　　B.《小儿药证直诀》

　　C.《小儿病源方论》

　　D.《丹溪心法》

　　E.《幼科发挥》

6. 下列哪项不属于哮喘的临床特征(　　)

　　A. 发热　　　　B. 喘息气促

　　C. 喉间痰鸣　　D. 呼气延长

E. 甚者紫绀

7. 下列哪项不是寒性哮喘证的临床表现( )

A. 咳嗽气喘　　B. 喉间痰鸣

C. 恶寒无汗　　D. 动则喘甚

E. 形寒肢冷

8. 寒性哮喘证的治法是( )

A. 温肺散寒，化痰定喘

B. 解表清里，定喘止咳

C. 清肺涤痰，止咳定喘

D. 泻肺补肾，标本兼治

E. 养阴清热，补益肺肾

9. 哮喘肺实肾虚证的治法是( )

A. 温肺散寒，化痰定喘

B. 解表清里，定喘止咳

C. 清肺涤痰，止咳定喘

D. 泻肺补肾，标本兼治

E. 养阴清热，补益肺肾

10. 寒性哮喘证治疗首选方是( )

A. 小青龙汤合三子养亲汤

B. 麻杏石甘汤合苏葶丸

C. 人参五味子汤合玉屏风散

D. 苏子降气汤

E. 金匮肾气丸

11. 哮喘肺实肾虚证治疗首选方是( )

A. 小青龙汤合三子养亲汤

B. 麻杏石甘汤合苏葶丸

C. 人参五味子汤合玉屏风散

D. 苏子降气汤

E. 金匮肾气丸

12. 哮喘肺脾气虚证治疗首选方是( )

A. 金匮肾气丸

B. 苏子降气汤

C. 麻杏石甘汤合苏葶丸

D. 小青龙汤合三子养亲汤

E. 人参五味子汤合玉屏风散

(二) A_2 型题

13. 患儿，5岁。咳嗽喘促半天。证见咳嗽气喘，喉间痰鸣，恶寒，形寒肢冷，面色淡白，舌淡红，苔白滑，脉迟。其治法是( )

A. 温肺散寒，化痰定喘

B. 清肺涤痰，止咳平喘

C. 解表清里，定喘止咳

D. 泻肺补肾，标本兼顾

E. 健脾温肾，固摄纳气

14. 患儿，6岁。咳嗽喘促1天。证见喘促气急，咳嗽痰鸣，恶寒发热，鼻流清涕，咯痰黄稠，口渴，大便干，舌红，苔白，脉滑数。其治法是( )

A. 温肺散寒，化痰定喘

B. 清肺涤痰，止咳平喘

C. 解表清里，定喘止咳

D. 泻肺补肾，标本兼顾

E. 健脾温肾，固摄纳气

15. 患儿，14岁。反复喘促5年余。证见咳嗽痰多，喘促胸满，动则喘甚，畏寒肢冷，面色欠华，神疲纳少，舌淡，苔白，脉弱。其治法是( )

A. 温肺散寒，化痰定喘

B. 清肺涤痰，止咳平喘

C. 健脾益气，补肺固表

D. 泻肺补肾，标本兼顾

E. 健脾温肾，固摄纳气

16. 患儿，7岁。咳嗽喘促2天。证见咳嗽喘息，声高息涌，喉间哮吼痰鸣，胸膈满闷，咯痰黄稠，身热，口渴咽干，大便秘结，舌红，苔黄，脉滑数。其证候是( )

A. 寒性哮喘　　B. 热性哮喘

C. 外寒内热　　D. 肺实肾虚

E. 肺肾阴虚

17. 患儿，9岁。咳嗽喘促3天。证见咳嗽，喉间痰鸣，喘促气急，鼻塞，喷嚏，流清涕，咯痰黄稠，大便秘结，舌红，苔

白，脉浮滑。其证候是（　　）

    A．寒性哮喘　　B．外寒内热

    C．热性哮喘　　D．肺实肾虚

    E．肺肾阴虚

18．患儿，10岁。反复咳嗽喘息4年余。证见咳嗽无力，声低息微，自汗畏风，面白少华，神疲懒言，形体消瘦，大便稀溏，舌淡红，苔薄白，脉细软。其证候是（　　）

    A．寒性哮喘　　B．肺实肾虚

    C．肺肾阴虚　　D．肺脾气虚

    E．脾肾阳虚

19．患儿，7岁。咳嗽喘促2月余。证见咳嗽时作，喘促乏力，咳痰不爽，面色潮红，盗汗，手足心热，舌质红，少苔，脉细数。其证候是（　　）

    A．寒性哮喘　　B．肺肾阴虚

    C．肺实肾虚　　D．肺脾气虚

    E．脾肾阳虚

20．患儿，5岁。咳嗽喘促1天。证见恶寒发热，咳嗽气喘，喉间痰鸣，痰多清稀，形寒肢冷，鼻流清涕，面色淡白，舌质淡，苔白滑，脉浮滑。治疗首选方（　　）

    A．麻黄汤　　　B．华盖散

    C．金沸草散　　D．苏葶丸

    E．小青龙汤合三子养亲汤

21．患儿，7岁。咳嗽喘促3小时。证见恶寒发热，咳嗽，喘促气急，喉间痰鸣，鼻塞，流清涕，咯痰黄稠，烦躁，口渴，大便干，舌红，苔白，脉浮紧。治疗首选方（　　）

    A．麻黄汤　　　B．华盖散

    C．麻杏石甘汤　D．大青龙汤

    E．小青龙汤

22．患儿，8岁。反复咳嗽喘促3年余。证见咳嗽时作，喘促乏力，咯痰不爽，潮红盗汗，手足心热，大便秘结，小便少，舌质红，少苔，脉细数。治疗首选方（　　）

    A．桑菊饮　　　B．麦味地黄丸

    C．养阴清肺汤　D．麻杏石甘汤

    E．沙参麦冬汤

23．患儿，15岁。反复咳嗽喘促3年余。证见咳嗽喘促，动则喘甚，胸闷气短，面色欠华，神疲乏力，畏寒肢冷，舌质淡，苔白，脉滑。治疗首选方（　　）

    A．苏葶丸　　　B．华盖散

    C．苏子降气汤　D．小青龙汤

    E．金匮肾气丸

（三）B₁型题

    A．三拗汤

    B．都气丸

    C．大青龙汤

    D．麻杏石甘汤合苏葶丸

    E．小青龙汤合三子养亲汤

24．治疗寒性哮喘的首选方剂是（　　）

25．治疗热性哮喘的首选方剂是（　　）

    A．咳嗽气喘，喉间痰鸣，痰多白沫，形寒肢冷，恶寒无汗

    B．咳嗽喘息，声高息涌，哮吼痰鸣，胸膈满闷，咳痰黄稠

    C．喘促胸满，咳嗽痰多，动则喘甚，面色欠华，畏寒肢冷

    D．反复感冒，气短自汗，咳嗽无力，神疲懒言，面白少华，形体消瘦

    E．动则喘促，气短心悸，面色苍白，形寒肢冷，脚软无力，大便溏泄

26．哮喘肺实肾虚证的主要临床表现为（　　）

27．哮喘脾肾阳虚证的主要临床表现为（　　）

（四）X型题

28．哮喘发作期证见（　　）

    A．寒性哮喘　　B．热性哮喘

    C．外寒内热　　D．肺实肾虚

E. 脾肾阳虚

29. 哮喘缓解期证见( )

A. 肺脾气虚　　B. 肺实肾虚

C. 脾肾阳虚　　D. 肺肾阴虚

E. 肝肾阴虚

30. 哮喘肺脾气虚证的主要症状有( )

A. 气短自汗　　B. 咳嗽无力

C. 气短心悸　　D. 面白少华

E. 面色潮红

31. 哮喘肺肾阴虚证的主要症状有( )

A. 咳嗽时作　　B. 喘促无力

C. 咳痰不爽　　D. 消瘦气短

E. 面色潮红

三、改错题

32. 小儿哮喘发作期的治疗以扶正祛邪为主。

33. 小儿哮喘缓解期无需治疗。

四、简答题

34. 简述热性哮喘的证候。

35. 简述哮喘的治疗原则。

五、问答题

36. 哮喘的病因病机是什么?

37. 哮喘的诊断要点是什么?

六、病案分析题

38. 患儿,10岁。咳嗽喘促3年,复发伴加重5天,证见咳嗽气喘,喉间痰鸣,咯稀白痰,形寒肢冷,面色淡白,恶寒无汗,无发热,鼻流清涕,舌淡,苔白滑,脉浮滑。查体:T36.5℃,听诊可闻及两肺哮鸣音及痰鸣音。

试就本例患儿,作出中医病、证诊断,病机分析,提出治法、主方,开出处方。

　答案

一、填空题

1. ①攻邪;②扶正。

2. ①肺;②脾;③肾;④夙根。

二、选择题

(一) A₁型题

3. A。答案分析:哮喘一年四季均可发病,但好发于冬季及气候多变之时。

4. E。答案分析:哮喘反复发作是因为有痰饮夙根,肺脾肾三脏功能不足所致。

5. D。答案分析:哮喘的命名首见于《丹溪心法》。

6. A。答案分析:除发热外,其他症状都是哮喘的主要临床表现。

7. D。答案分析:动则喘甚为肾阳虚,肾不纳气的典型表现。

8. A。答案分析:寒性哮喘,当治以温肺散寒,化痰定喘。

9. D。答案分析:肺实肾虚哮喘,当治以泻肺补肾,标本兼顾。

10. A。答案分析:因为是寒性哮喘,故选用小青龙汤合三子养亲汤温肺散寒,化痰定喘。

11. D。答案分析:因为是肺实肾虚哮喘,故选用苏子降气汤泻肺补肾,标本兼顾。

12. E。答案分析:因为是肺脾气虚哮喘,故选用人参五味子汤合玉屏风散健脾益气,补肺固表。

(二) A₂型题

13. A。答案分析:辨证为寒性哮喘,故治以温肺散寒,化痰定喘。

14. C。答案分析:辨证为哮喘外寒内热证,故治以解表清里,定喘止咳。

15.D。答案分析：辨证为哮喘肺实肾虚证，故治以泻肺补肾，标本兼顾。

16.B。答案分析：患儿表现为咳嗽喘息，声高息涌，喉间哮吼痰鸣，胸膈满闷，咯痰黄稠等，属热性哮喘。

17.B。答案分析：患儿表现为咳嗽，喉间痰鸣，喘促气急，咯痰黄稠，兼见鼻塞，喷嚏，流清涕等，为外寒内热之证。

18.D。答案分析：患儿表现为咳嗽无力，声低息微，自汗畏风，面白少华，神疲懒言，形体消瘦，大便稀溏等，为肺脾气虚之证。

19.B。答案分析：患儿表现为咳嗽喘促，面色潮红，盗汗，手足心热，舌质红，少苔等，为肺肾阴虚之证。

20.E。答案分析：辨证为寒性哮喘，故选用小青龙汤合三子养亲汤温肺散寒，止咳平喘。

21.D。答案分析：辨证为哮喘外寒内热证，故选用大青龙汤解表清里，定喘止咳。

22.B。答案分析：辨证为肺肾阴虚，故选用麦味地黄丸养阴清热，补益肺肾。

23.E。答案分析：辨证为脾肾阳虚，故选用金匮肾气丸健脾温肾，固摄纳气。

（三）B₁型题

24.E。答案分析：证属寒性哮喘，故选用小青龙汤合三子养亲汤温肺散寒，化痰定喘。

25.D。答案分析：证属热性哮喘，故选用麻杏石甘汤合苏葶丸清肺涤痰，止咳平喘。

26.C。答案分析：喘促胸满，咳嗽痰多，动则喘甚，面色欠华，畏寒肢冷，属肺实肾虚的主要表现。

27.E。答案分析：动则喘促，气短心悸，面色苍白，形寒肢冷，脚软无力，大便溏泄，属脾肾阳虚的主要表现。

（四）X型题

28.A，B，C，D。答案分析：哮喘发作期常见除脾肾阳虚证以外的其他四个证型。

29.A，C，D。答案分析：哮喘缓解期常见除肺实肾虚、肝肾阴虚以外的其他三个证型。

30.A，B，D。答案分析：气短心悸多见于脾肾阳虚，心失温养，面色潮红多见于阴虚者，其他症状则多见于肺脾气虚证。

31.A，B，C，D，E。答案分析：以上症状均属于肺肾阴虚之征。

三、改错题

32.改为：小儿哮喘发作期的治疗以攻邪为主。

答案分析：小儿哮喘急性发作期以邪实为主，故急当攻邪治其标；至缓解期以正虚为主，则当扶正治其本。

33.改为：小儿哮喘缓解期需要坚持治疗。

答案分析：哮喘反复发作为有痰饮夙根，多为肺脾肾三脏功能不足而致，所以，在缓解期当坚持治疗，扶正以治其本，调理肺脾肾三脏功能，消除痰饮夙根，才能减少哮喘的频繁发作。

四、简答题

34.热性哮喘的证候为：咳嗽喘息，声高息涌，喉间哮吼痰鸣，胸膈满闷，咯痰黄稠，身热，面赤，口干，咽红，尿黄，便秘，舌红，苔黄，脉滑数。

35.哮喘的治疗原则：当按发作期和缓解期分别辨证论治。发作期当攻邪以治其标，治肺为主，分辨寒热虚实、寒热夹杂而随证施治。缓解期当扶正以治其本，调其肺脾肾等脏腑功能，消除伏痰夙根。哮喘属于顽疾，除口服药外，可采用多种疗法综合治疗。

五、问答题

36.哮喘的病因有内因和外因之分。内因责之于肺、脾、肾三脏功能不足，导致痰饮留伏，隐伏于肺窍，成为哮喘之夙根。外因责之于感受外邪，接触异物、异味以及嗜食咸酸等。本病的发作是外因作用于内因的结果，其病机是内有壅塞之气，外有非时之感，膈有胶固之痰，三者相合，闭拒气道，搏击有声，发为哮喘。

37.哮喘的诊断要点是：①常突然发作，发作之前，多有喷嚏、咳嗽等先兆症状。发作时喘促、气急，喉间痰鸣，咳嗽阵作，甚者不能平卧，烦躁不安，口唇青紫。②有反复发作的病史。发作多与某些诱发因素有关，如气候骤变、受凉受热、进食或接触某些过敏物质等。③多有婴儿期湿疹史，家族哮喘史。④肺部听诊：发作时，两肺闻及哮鸣音，以呼气时明显，呼气延长。如继发感染时，可闻及湿啰音。⑤血象检查：一般情况下，支气管哮喘的白细胞总数正常，嗜酸性粒细胞可增高；伴发肺部细菌感染时，白细胞总数及中性粒细胞均可增高。

六、病案分析题

38.诊断：哮喘，寒性哮喘证。

病机分析：患儿病程较长，有反复发作病史。患儿平素肺脾肾功能不足，致痰饮内停隐伏于肺，遇外邪引触而发，发作时痰气搏结，壅阻于气道，而见咳嗽气喘，喉间痰鸣；因感触寒邪而发，故见咯稀白痰，形寒肢冷，面色淡白，恶寒无汗，鼻流清涕等症状。两肺听诊，可闻及哮鸣音及痰鸣音也符合哮喘的诊断。

治法：温肺散寒，化痰平喘。

主方：小青龙汤合三子养亲汤加减。

处方：麻黄4g，桂枝5g，干姜4g，细辛3g，半夏10g，白芍6g，五味子6g，苏子10g，莱菔子10g，白芥子6g，射干10g，款冬花10g，紫菀10g，甘草3g。

第五节　反复呼吸道感染

习题

一、填空题

1.小儿反复呼吸道感染多见于6月至6岁的小儿，一般到_____前后明显好转。

二、选择题

（一）A₁型题

2.2岁以内小儿反复呼吸道感染指一年内呼吸道感染超过（　　）

　　A.3次　　B.5次　　C.7次

　　D.8次　　E.10次

3.小儿反复呼吸道感染的辨证要点是辨（　　）

　　A.表里关系　　B.虚实关系

　　C.邪正消长　　D.寒热关系

　　E.阴阳消长

4.小儿反复呼吸道感染营卫不和、邪毒留恋证的治法是（　　）

　　A.辛凉解表，清热解毒

　　B.辛温解表，健脾益气

　　C.补肺固表，健脾益气

　　D.扶正固表，调和营卫

　　E.健脾益气，温卫和营

5.小儿反复呼吸道感染肾虚骨弱、精血失充证的首选方剂是（　　）

A. 补肾地黄丸　　B. 金匮肾气丸

C. 右归丸　　　　D. 左归丸

E. 八珍汤

6. 小儿反复呼吸道感染肺脾两虚、气血不足证的治疗宜以下方加味（　　）

A. 玉屏风散

B. 桂枝汤

C. 黄芪桂枝五物汤

D. 牡蛎散

E. 黄芪建中汤

（二）A₂ 型题

7. 患儿，3 岁。平素经常感冒，1 年多则 10 余次，被诊断为小儿反复呼吸道感染。现证见恶风怕热，不耐寒凉，平时汗多，面色淡白，肌肉松弛，咽红不消，舌质淡红，苔薄白，脉浮而无力。其证候是（　　）

A. 营卫失和，邪毒留恋

B. 外感风寒，肺卫失宣

C. 肺脾两虚，气血不足

D. 外感风寒，营卫失和

E. 肺气虚弱，邪毒留恋

8. 患儿，15 月。尚不能单独行走，反复感冒，面色无华，形体偏瘦，动则汗出，寐则盗汗，五心烦热，毛发稀疏，肋缘外翻，舌质红，少苔，指纹浮红。其证候是（　　）

A. 营卫失和，邪毒留恋

B. 外感风寒，肺卫失宣

C. 肺脾两虚，气血不足

D. 肾虚骨弱，精血失充

E. 肺气虚弱，邪毒留恋

9. 患儿，7 岁。反复感冒，咳喘迁延不愈，面黄少华，唇口色淡，畏风自汗，厌食纳少，肌肉松弛，大便溏薄，舌质淡红，苔薄白，脉缓无力。其证候是（　　）

A. 营卫失和，邪毒留恋

B. 外感风寒，肺卫失宣

C. 肺脾两虚，气血不足

D. 肾虚骨弱，精血失充

E. 肺气虚弱，邪毒留恋

10. 患儿，5 岁。平素经常感冒，现证见面色苍白，畏寒自汗，气短懒言，肌肉松弛，舌质淡红，苔薄白，脉浮而无力。治疗首选方（　　）

A. 玉屏风散

B. 黄芪桂枝五物汤

C. 四君子汤

D. 归脾汤

E. 牡蛎散

11. 患儿，9 岁。形体偏瘦，反复感冒，甚则咳喘，面色无华，肌肉松弛，动则汗出，寐则盗汗，睡不安宁，五心烦热，伴有鸡胸，肋缘外翻，舌质红，脉数无力。治疗首选方（　　）

A. 玉屏风散　　B. 牡蛎散

C. 补肾地黄丸　D. 归脾汤

E. 桂枝汤

12. 患儿，6 岁。反复感冒，咳喘迁延不愈，或愈后又作，面黄少华，唇口色淡，畏风自汗，厌食，肌肉松弛，大便溏薄，舌质淡红，苔薄白，脉弱。首选下列何方加减（　　）

A. 四君子汤　　B. 桂枝汤

C. 牡蛎散　　　D. 玉屏风散

E. 补肾地黄丸

13. 患儿，4 岁。反复感冒，1 年多则 10 余次。咳喘迁延不愈，恶寒怕热，不耐寒凉，多汗，厌食纳少，肌肉松弛，舌质淡红，苔薄白，脉缓无力。诊断为（　　）

A. 感冒　　　　B. 内伤咳嗽

C. 哮喘　　　　D. 肺炎喘嗽

E. 反复呼吸道感染

（三）B₁ 型题

A. 扶正固表，调和营卫

B. 健脾益气，补肾壮骨

C. 补肾壮骨，填阴温阳

68

D. 健脾益气，补益气血

E. 扶正固表，攻补兼施

14. 反复呼吸道感染营卫失和，邪毒留恋证的治法是（　　）

15. 反复呼吸道感染肾虚骨弱，精血失充证的治法是（　　）

（四）X 型题

16. 反复呼吸道感染常见的证型有（　　）

A. 营卫失和，邪毒留恋

B. 肺脾两虚，气血不足

C. 肾虚骨弱，精血失充

D. 外感风寒，肺卫失宣

E. 外感风热，痰热留恋

17. 反复呼吸道感染肾虚骨弱，精血失充证可见到下列哪些症状（　　）

A. 反复感冒　　　B. 自汗盗汗

C. 五心烦热　　　D. 立迟齿迟

E. 鸡胸龟背

三、改错题

18.3～5 岁小儿反复呼吸道感染的诊断标准是每年呼吸道感染 10 次以上。

四、简答题

19. 简述小儿反复呼吸道感染营卫不和、邪毒留恋证的证候、治法、主方。

五、问答题

20. 小儿反复呼吸道感染的辨证要点是什么？

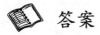 答案

一、填空题

1. 学龄期。

二、选择题

（一）A₁ 型题

2. E。答案分析：0～2 岁小儿反复呼吸道感染的诊断标准是一年内呼吸道感染超过 10 次，其中下呼吸道感染 3 次以上。

3. C。答案分析：小儿反复呼吸道感染的辨证要点是辨邪正消长变化。

4. D。答案分析：证属营卫不和，邪毒留恋，故治以扶正固表，调和营卫。

5. A。答案分析：证属肾虚骨弱，精血失充，故选用补肾地黄丸以补肾壮骨，填阴温阳。

6. C。答案分析：证属营卫不和，邪毒留恋，故选用黄芪桂枝五物汤扶正固表，调和营卫。

（二）A₂ 型题

7. A。答案分析：恶风怕热，不耐寒凉，平时汗多，面色淡白，肌肉松弛，咽部红肿等症，辨证为营卫失和，邪毒留恋，故选之。

8. D。答案分析：患儿行迟，反复感冒，面色无华，动则汗出，寐则盗汗，五心烦热，毛发稀疏，肋缘外翻等症，辨证为肾虚骨弱，精血失充，故选之。

9. C。答案分析：面黄少华，唇口色淡，畏风自汗，厌食纳少，肌肉松弛，大便溏薄，舌质淡红，苔薄白，脉缓无力等症，辨证为肺脾两虚，气血不足，故选之。

10. B。答案分析：辨证为肺气虚弱，卫阳不足，营卫不和，故选以黄芪桂枝五物汤扶正固表，调和营卫。

11. C。答案分析：辨证为肾虚骨弱，精血失充，故选以补肾地黄丸补肾壮骨，填阴温阳。

12. D。答案分析：辨证为肺脾气虚，气血不足，故选以玉屏风散加味健脾益气，补肺固表。

13. E。答案分析：患儿，4岁，反复感冒，1年多则10余次，故可诊断为反复呼吸道感染。

（三）B₁型题

14. A。答案分析：证属营卫失和，邪毒留恋，故治以扶正固表，调和营卫。

15. C。答案分析：证属肾虚骨弱，精血失充，故治以补肾壮骨，填阴温阳。

（四）X型题

16. A，B，C。答案分析：反复呼吸道感染常见的证型有营卫失和，邪毒留恋；肺脾两虚，气血不足；肾虚骨弱，精血失充。其它两证型不是常见证型。

17. A，B，C，D，E。答案分析：反复感冒、自汗盗汗、五心烦热、立迟齿迟、鸡胸龟背，均为肾虚骨弱，精血失充的表现。

三、改错题

18. 改为：0～2岁小儿反复呼吸道感染的诊断标准是每年呼吸道感染10次以上，其中下呼吸道感染3次以上。

答案分析：3～5岁小儿反复呼吸道感染的诊断标准是每年呼吸道感染8次以上，其中下呼吸道感染2次以上。

四、简答题

19. 小儿反复呼吸道感染营卫不和，邪毒留恋证的证候为：反复感冒，恶寒怕热，不耐寒凉，平时汗多，肌肉松弛；或伴有低热，咽红不消退，扁桃体肿大；或肺炎喘嗽后久不康复；脉浮数无力，舌淡红，苔薄白，或花剥，指纹紫滞。治法：扶正固表，调和营卫。主方：黄芪桂枝五物汤加减。

五、问答题

20. 小儿反复呼吸道感染的辨证要点重在辨邪正消长变化。感染期以邪实为主，迁延期正虚邪恋，恢复期则以正虚为主。初起时多有外感表证，当辨风寒、风热、外寒内热之不同，夹积、夹痰之差异，本虚标实之病机；迁延期邪毒渐平，虚象显露，热、痰、积未尽，肺脾肾虚象见；恢复期正暂胜邪暂退，关键已不是邪多而是正虚，当辨肺脾肾何脏虚损为主，肺虚者气弱，脾虚者运艰，肾虚者骨弱。

第五章 脾系病证

第一节 鹅口疮

✐ 习题

一、填空题

1. 鹅口疮以_____，_____为特征。

2. 鹅口疮的治疗原则，实火证应治以_____，虚火证应治以_____。

二、选择题

（一）A₁型题

3. 鹅口疮心脾积热证的首选方剂是（　　）

　　A. 导赤散　　B. 泻黄散

　　C. 泻心汤　　D. 清胃散

　　E. 清热泻脾散

4. 鹅口疮虚火上浮证的首选方剂是（　　）

　　A. 益黄散　　　B. 知柏地黄丸

　　C. 六味地黄丸　D. 沙参麦冬汤

　　E. 养胃增液汤

5. 鹅口疮病位在（　　）

　　A. 心脾肾　　B. 肝脾胃

　　C. 脾肝肾　　D. 心肺肾

　　E. 肝胆脾

（二）A₂型题

6. 患儿，20天。啼哭不安，不欲吮乳，口舌满布白屑，唇舌俱红，小便短赤。治疗应首选（　　）

　　A. 导赤散　　　B. 泻黄散

　　C. 竹叶石膏汤　D. 知柏地黄丸

　　E. 清热泻脾散

7. 患儿，6个月。泄泻10多天，经用抗生素治疗，泄泻已止，但口舌出现散在白屑，红晕不著，口干不渴，手足心热，舌红苔少。治疗应首选（　　）

　　A. 导赤散　　　B. 泻黄散

　　C. 竹叶石膏汤　D. 知柏地黄丸

　　E. 清热泻脾散

（三）B₁型题

　　A. 口舌白屑满布

　　B. 口舌白屑散在

　　C. 满口糜烂

　　D. 舌起芒刺

　　E. 齿龈红肿

8. 鹅口疮心脾积热证证见（　　）

9. 鹅口疮虚火上浮证证见（　　）

　　A. 清泻胃火　　B. 清心泻脾

　　C. 清心泻热　　D. 滋阴增液

　　E. 滋阴降火

10. 鹅口疮心脾积热证的治疗原则是（　　）

11. 鹅口疮虚火上浮证的治疗原则是（　　）

（四）X型题

12. 鹅口疮多见于（　　）

　　A. 初生儿　　B. 早产儿

　　C. 婴幼儿　　D. 久病体虚婴儿

　　E. 长期使用抗生素或激素者

13. 形成鹅口疮心脾积热证的原因有（　　）

    A. 胎热内蕴　　B. 口腔不洁

    C. 使用温药　　D. 感染秽毒

    E. 饮食不节

三、改错题

14. 鹅口疮是口舌小疾，不会危及生命。

四、简答题

15. 试述鹅口疮的辨证要点。

五、问答题

16. 鹅口疮白屑与残留奶块如何鉴别？

六、病案分析题

17. 患儿，1岁。近3个月来反复感冒，时有发热、泄泻，5天前因发热、咳嗽又用抗生素及地塞米松治疗，现热退咳减，但患儿神疲颧红，手足心热，胃纳欠佳，口舌白屑散在，红晕不著，舌红，苔少。

试就本例患儿，作出中医病、证诊断，病机分析，提出治法、主方，开出处方。

 答案

一、填空题

1. ①口腔、舌上满布白屑；②状如鹅口。

2. ①清泻心脾积热；②滋肾养阴降火。

二、选择题

（一）A₁ 型题

3. E。答案分析：鹅口疮心脾积热证当治以清心泻脾，方选清热泻脾散。

4. B。答案分析：鹅口疮虚火上浮当治以滋阴降火，方选知柏地黄丸。

5. A。答案分析：因舌为心之苗，口为脾之窍，脾脉络于舌，若胎热内蕴，口腔不洁，感受秽毒之邪，或肾阴亏虚，虚火循经上炎，则发为口舌白屑之症。

（二）A₂ 型题

6. E。答案分析：辨证为鹅口疮心脾积热证，当治以清心泻脾，方选清热泻脾散。

7. D。答案分析：辨证为鹅口疮虚火上浮证，当治以滋阴降火，方选知柏地黄丸。

（三）B₁ 型题

8. A。答案分析：口舌白屑满布为鹅口疮心脾积热证主证之一。

9. B。答案分析：口舌白屑散在为鹅口疮虚火上浮证主证之一。

10. B。答案分析：热者寒之，心脾积热治宜清心泻脾。

11. E。答案分析：壮水之主，以制阳光，阴虚火炎治宜滋阴降火。

（四）X 型题

12. A，B，D，E。答案分析：初生儿肌肤娇嫩，早产儿胎禀不足，久病体虚婴儿气阴内耗，长期使用抗生素或激素者损伤正气，均易患鹅口疮。

13. A，B，D。答案分析：孕妇胎热内蕴遗患胎儿；口腔不洁，则易为秽毒之邪所侵；感染秽毒之邪。积热蕴于心脾，熏灼口舌，均易产生鹅口疮心脾积热证。

三、改错题

14. 改为：鹅口疮是口舌疾患，也可危及生命。

答案分析：鹅口疮治疗得当，预后良好；若体虚邪盛，鹅口疮白屑蔓延，阻碍气道，也可影响呼吸，甚至危及生命。

四、简答题

15. 本病重在辨别实证、虚证。实证一

般病程短，口腔白屑堆积，周围焮红，疼痛哭闹，尿赤便秘；虚证多病程较长，口腔白屑较少，周围不红，疼痛不著，大便稀溏，食欲不振，或形体瘦弱。

五、问答题

16.鹅口疮的白屑，先见于舌上或颊内，渐次蔓延于牙龈、口唇、上腭等处，白屑随拭随生不易擦去，若强行擦去，其下面黏膜见潮红、粗糙；而残留奶块主要见于舌上，若用温开水或棉签轻拭，即可拭去。

六、病案分析题

17.诊断：鹅口疮，虚火上浮证。

病机分析：患儿近3个月来反复感冒，时有发热、泄泻，为体弱多病之躯，因长期或反复使用抗生素及激素，故易感受秽毒之邪而致鹅口疮。脾虚则胃纳欠佳，肾虚则手足心热，脾肾不足则神疲颧红；口舌白屑散在，红晕不著，舌红，苔少为虚火上浮证候之特征。

治法：滋阴降火。

主方：知柏地黄丸。

处方：知母6g，黄柏6g，熟地10g，山茱萸6g，山药12g，茯苓12g，泽泻6g，丹皮6g，木瓜6g，麦芽10g。

第二节　口　疮

习题

一、填空题

1.小儿口疮，若_____，_____，称为口糜。

2.小儿口疮，溃疡只发生在_____者，称为燕口疮。

二、选择题

（一）A₁型题

3.口疮风热乘脾证的首选方剂是（　　）

A.导赤散　　B.泻黄散

C.清胃散　　D.凉膈散

E.银翘散

4.口疮心火上炎证的首选方剂是（　　）

A.导赤散　　B.凉膈散

C.泻心汤　　D.泻心导赤汤

E.黄连解毒汤

5.口疮虚火上浮证的首选方剂是（　　）

A.六味地黄丸加吴茱萸

B.六味地黄丸加肉桂

C.知柏地黄丸加附子

D.右归丸

E.大补阴丸

（二）A₂型题

6.患儿，2岁。起病1天，发热，口颊、齿龈见多个溃疡点，周围焮红，口臭流涎，舌红，苔黄。其证候是（　　）

A.心火上炎　　B.风热乘脾

C.心脾积热　　D.虚火上浮

E.肝胆湿热

7.患儿，4岁。昨天外出游玩。今天舌边尖溃烂，色赤疼痛，饮食困难，心烦不安，口干欲饮，小便短赤，舌尖红，苔薄黄。其治法是（　　）

A.疏风散火，清热解毒

B.滋阴降火，引火归元

73

C. 清心凉血，泻火解毒

D. 疏风解表，泻火解毒

E. 消食导滞，清热解毒

8.患儿，3岁。形体消瘦，神疲颧红，口舌溃疡，反复发作，周围不红，疼痛不甚，口干不渴，舌红，苔少。治疗应首选（　　）

    A. 沙参麦冬汤

    B. 养胃增液汤

    C. 益黄散

    D. 六味地黄丸加肉桂

    E. 知柏地黄丸加附子

（三）B₁型题

    A. 疏风散火，清热解毒

    B. 消食导滞，清热解毒

    C. 清心凉血，泻火解毒

    D. 疏风解表，泻火解毒

    E. 滋阴降火，引火归元

9.口疮虚火上浮证的治法是（　　）

10.口疮风热乘脾证的治法是（　　）

（四）X型题

11.口疮主要病位在（　　）

    A. 心　　B. 肝　　C. 脾

    D. 胃　　E. 肾

12.口疮实证的治疗原则是（　　）

    A. 疏风散寒　　B. 清热解毒

    C. 清肝泻火　　D. 清心凉血

    E. 活血化瘀

三、改错题

13.用胡黄连适量捣碎，醋调敷涌泉穴，可治疗口疮虚火上浮证。

四、简答题

14.简述口疮的治疗原则。

五、问答题

15.试述口疮的病因病机。

六、病案分析题

16.患儿，7个月。昨起发热，微恶风寒，伴哭闹不安，不欲进食。今晨发现口颊、齿龈有多个溃疡点，周围焮红，口臭流涎，大便2天未解，小便短黄，舌红，苔黄。

试就本例患儿，作出中医病、证诊断，病机分析，提出治法、主方，开出处方。

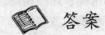 答案

一、填空题

1.①满口糜烂；②色红作痛。

2.口唇两侧。

二、选择题

（一）A₁型题

3.E。答案分析：口疮风热乘脾证应治以疏风散火，清热解毒，首选方剂银翘散。

4.D。答案分析：口疮心火上炎证应治以清心凉血，泻火解毒，首选方剂泻心导赤汤。

5.B。答案分析：口疮虚火上浮证应治以滋阴降火，引火归元，首选方剂六味地黄丸。

（二）A₂型题

6.B。答案分析：患儿起病急，发热，溃疡点较多，周围焮红，口臭流涎，舌红，苔黄，应诊断为口疮风热乘脾证。

7.C。答案分析：根据患儿证候表现，应诊断为口疮心火上炎证，治以清心凉血，泻火解毒。

8.D。答案分析：根据患儿证候表现，应诊断为口疮虚火上浮证，治以滋阴降火、引火归元，用六味地黄丸加肉桂。

（三）B₁型题

9.E。答案分析：阴虚则阳亢，虚火上浮。病在阳，本在阴，治在阴，故《内经》有"从阴引阳"之说。口疮虚火上浮证的治法应取滋阴降火，引火归元。

10.A。答案分析：口疮风热乘脾证因感受风热之邪，内乘脾胃，熏灼口舌而致。疏风能散邪，清热解毒能除脾胃之郁火，故治法应取疏风散火，清热解毒。

（四）X型题

11.A，C，D，E。答案分析：脾开窍于口，心开窍于舌，肾脉连舌本，胃经络齿龈，口疮主要病位在心、脾、胃、肾。

12.B，D。答案分析：口疮实证主要由风热乘脾及心火上炎所致，病性为阳为热，病位在心脾，故治疗应清热解毒、清心凉血。

三、改错题

13.改为：用吴茱萸适量捣碎，醋调敷涌泉穴，可治疗口疮虚火上浮证。

答案分析：吴茱萸有引热下行之功效，《活幼口议·议口生疮》谓其"药性虽热，能引热就下，其功至良"。

四、简答题

14.口疮的治疗，实证治以清热解毒，泻心脾积热；虚证治以滋阴降火，引火归元。

五、问答题

15.小儿口疮发生的原因，以外感风热乘脾、心脾积热、阴虚虚火上浮为多见。其主要病变在心、脾、胃、肾。因脾开窍于口、心开窍于舌、肾脉连舌本、胃经络齿龈，若感受风热之邪，或心脾积热，或虚火上浮，均可熏蒸口舌而致口疮。

六、病案分析题

16.诊断：口疮，风热乘脾证。

病机分析：患儿为急性起病，病程短。昨天病起，发热恶寒为风热在表之象，继则风热内侵脾胃，熏灼口舌而致口疮。口舌生疮则疼痛、哭闹拒食；脾胃积热则口臭流涎、大便秘结、小便短赤；发热，溃疡点较多，周围焮红，舌红，苔黄均为风热乘脾证候。

治法：疏风散火，清热解毒。

主方：银翘散。

处方：金银花6g，连翘6g，黄芩6g，薄荷（后下）3g，牛蒡子6g，竹叶6g，芦根10g，生大黄（后下）3g，甘草3g。

第三节 呕 吐

习题

一、填空题

1.呕吐病变部位在_____，和____、_____密切相关。

2.呕吐的共同病理变化都属于_____，____为呕吐治标主法。

二、选择题

（一）A₁型题

3.胃热气逆吐的临床特点是（ ）

A.食入即吐 B.食久方吐

C.呕吐清涎 D.吐物不臭

E.呕吐酸苦

4.肝气犯胃吐的临床特点是（ ）

A.食入即吐 B.食久方吐

C. 呕吐清涎　　D. 吐物腐臭

　　E. 呕吐酸苦

（二）A₂ 型题

5. 患儿，2岁。今晨起床时出现呕吐，所吐均为昨晚进食之物，清稀不臭，患儿形体消瘦，面色苍白，舌淡苔白，指纹淡。治疗应首选(　　)

　　A. 藿香正气丸　　B. 黄连温胆汤

　　C. 丁萸理中汤　　D. 解肝煎

　　E. 消乳丸

6. 患儿，8岁。今天外出郊游，所进零食甚多，回家途中，突然腹痛，脘腹胀满，随则呕吐频作，味臭难闻，吐后觉舒，舌红，苔黄。其证候是(　　)

　　A. 肝气犯胃　　B. 脾胃虚寒

　　C. 胃热气逆　　D. 乳食积滞

　　E. 胆火上逆

（三）B₁ 型题

　　A. 消乳消食，和胃降逆。

　　B. 清热泻火，和胃降逆。

　　C. 温中散寒，和胃降逆。

　　D. 舒肝理气，和胃降逆。

　　E. 清胆泻火，和胃降逆。

7. 胃热气逆呕吐的治法是(　　)

8. 肝气犯胃呕吐的治法是(　　)

　　A. 食入即吐，呕吐频繁，吐物热臭。

　　B. 吐物酸腐，脘腹胀满，吐后觉舒。

　　C. 食久方吐，吐物不化，清稀不臭。

　　D. 呕吐清涎，胃脘疼痛，食后觉舒。

　　E. 呕吐酸苦，嗳气频频，胸胁胀痛。

9. 黄连温胆汤治疗呕吐的适应证是(　　)

10. 解肝煎治疗呕吐的适应证是(　　)

（四）X 型题

11. 呕吐的病因主要有(　　)

　　A. 乳食积滞　　B. 胃中积热

　　C. 脾胃虚寒　　D. 肺气上逆

　　E. 肝气犯胃

三、改错题

12. 小婴儿哺乳后，乳汁自口角溢出，称为呕吐。

四、简答题

13. 呕吐病因不一，临床表现各有何特点?

五、问答题

14. 试述呕吐的治疗原则。

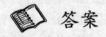 答案

一、填空题

1. ①胃；②肝；③脾。

2. ①（胃失和降）胃气上逆；②和胃降逆止吐。

二、选择题

（一）A₁ 型题

3. A。答案分析：胃为阳土，性喜清，胃中积热，邪热相迫，故胃热气逆吐的临床特点为食入即吐。

4. E。答案分析：肝为风木，其味为酸，肝胆相合，其味为苦，故肝气犯胃吐的临床特点为呕吐酸苦。

（二）A₂ 型题

5. C。答案分析：辨证为脾胃虚寒呕吐，故选用丁萸理中汤。

6. D。答案分析：脘腹胀满，吐物味臭难闻，吐后觉舒，舌红，苔黄，是乳食积滞呕吐的特征。

（三）B₁ 型题

7. B。答案分析：热者清之，实者泻之，逆者降之，此为正治之法。胃热气逆呕吐的治法当为清热泻火，和胃降逆。

8.D。答案分析：肝气犯胃呕吐之因为情志怫郁，肝气不舒，横逆于胃而致，故治宜舒肝理气，和胃降逆。

9.A。答案分析：食入即吐，呕吐频繁，吐物热臭为胃热气逆之特征，治当清热泻火、和胃降逆，选用黄连温胆汤。

10.E。答案分析：呕吐酸苦，嗳气频频，胸胁胀痛为肝气犯胃之特征，治当舒肝理气、和胃降逆，选用解肝煎。

（四）X 型题

11.A，B，C，E。答案分析：乳食积滞则壅塞中焦；胃中积热则胃气上逆；脾胃虚寒则运化无力；肝气犯胃则胃失和降。四者均为呕吐之常见原因。肺气上逆则发为咳喘。

三、改错题

12.改为：小婴儿哺乳后，乳汁自口角溢出，称为溢乳。

答案分析：溢乳多为哺乳过量或过急所致，并非病态。

四、简答题

13.呕吐病因有多种，各有特点：呕吐宿食腐臭，多为伤食；呕吐物清冷淡白，移时方吐，多为胃寒；呕吐物热臭气秽，多为胃热；呕吐苦水黄水，食入即吐，多为肝胆热犯胃腑。

五、问答题

14.呕吐病机总属胃失和降，胃气上逆，和胃降逆止吐为本病治标主法。同时，应辨明病因以治本，食积呕吐宜消食导滞，胃热呕吐宜清热和胃，胃寒呕吐宜温中散寒，肝气犯胃呕吐宜疏肝降气。除药物治疗外，还要重视饮食调护，以防再为饮食所伤。

第四节 腹 痛

习题

一、填空题

1.腹痛是指_____以下、_____之四旁以及_____以上部位发生的疼痛。

2.腹痛包括_____、_____、_____和小腹痛。

3.腹痛的治疗以_____，_____为主。

二、选择题

（一）A₁ 型题

4.腹部中寒腹痛的临床特点是（　　）
A.疼痛拒按　　B.痛处喜暖
C.脘腹胀满　　D.腹痛绵绵
E.痛如锥刺

5.气滞血瘀腹痛的临床特点是（　　）
A.疼痛拒按　　B.痛处喜暖
C.脘腹胀满　　D.腹痛绵绵
E.痛如锥刺

（二）A₂ 型题

6.患儿，10 个月。昨晚阵阵啼哭，肠鸣辘辘，面色苍白，额冷汗出，用手抚摸腹部，哭闹减轻，今早大便 2 次，质烂量少，舌淡红，苔薄白，指纹红。治疗应首选（　　）
A.养脏汤　　B.大承气汤
C.小建中汤　　D.丁萸理中汤
E.香砂平胃散

7.患儿，3 岁。近 3 个月来反复腹痛，时作时止，痛时喜按，得温痛减，面色少华，大便溏烂，舌淡苔白，脉沉缓。其证候

是( )
  A. 乳食积滞 B. 脾胃虚寒
  C. 腹部中寒 D. 气滞血瘀
  E. 胃肠结热

（三）B₁型题
  A. 拘急疼痛，肠鸣彻痛，得温则
   缓，遇冷痛甚。
  B. 脘腹胀满，疼痛拒按，不思乳
   食，腹痛欲泻。
  C. 腹部胀满，疼痛拒按，大便秘
   结，烦躁不安。
  D. 腹痛绵绵，时作时止，反复发
   作，喜按喜温。
  E. 腹痛经久，痛有定处，痛如锥
   刺，或有痞块。

8. 乳食积滞腹痛证见（ ）
9. 腹部中寒腹痛证见（ ）
  A. 拘急疼痛，肠鸣彻痛，得温则
   缓，遇冷痛甚。
  B. 脘腹胀满，疼痛拒按，不思乳
   食，腹痛欲泻。
  C. 腹部胀满，疼痛拒按，大便秘
   结，烦躁不安。
  D. 腹痛绵绵，时作时止，反复发
   作，喜按喜温。
  E. 腹痛经久，痛有定处，痛如锥
   刺，或有痞块。

10. 大承气汤治疗腹痛的适应证是
（ ）
11. 少腹逐瘀汤治疗腹痛的适应证是
（ ）

（四）X型题
12. 乳食积滞腹痛的治法有（ ）
  A. 消食导滞 B. 温阳止痛
  C. 缓急止痛 D. 行气止痛
  E. 活血化瘀

三、改错题

13. 大腹痛，指胃脘以下，耻骨以上腹部疼痛。

四、简答题

14. 治疗腹痛为何要以调理气机、疏通经脉为主？

五、问答题

15. 如何辨别腹痛之气、血、虫、食证候？

六、病案分析题

16. 患儿，3岁。反复腹痛2个月，时作时止，疼痛不甚，用手抚摩多能缓解，面色少华，胃纳欠佳，大便溏烂，舌淡苔白，脉缓。

试就本例患儿，作出中医病、证诊断，病机分析，提出治法、主方，开出处方。

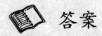 答案

一、填空题

1. ①胃脘；②脐；③耻骨。
2. ①大腹痛；②脐腹痛；③少腹痛。
3. ①调理气机；②疏通经脉。

二、选择题

（一）A₁型题
4. B。答案分析：中寒腹痛因寒凝气滞，经络不畅，若得温则气血流行，疼痛减轻，故痛处喜暖。

5. E。答案分析：气滞血瘀腹痛因瘀血阻滞，气机不利，腹痛经久，痛有定处，而痛如锥刺。

（二）A₂型题

6.A。答案分析：辨证为腹部中寒腹痛，故选用养脏汤。

7.B。答案分析：反复腹痛，时作时止，痛时喜按，得温痛减，面色少华，大便溏烂，舌淡苔白，脉沉缓，均为脾胃虚寒之证候。

（三）B₁型题

8.B。答案分析：脘腹胀满，疼痛拒按，不思乳食，腹痛欲泻，是乳食积滞腹痛证的特征。

9.A。答案分析：拘急疼痛，肠鸣彻痛，得温则缓，遇冷痛甚，是腹部中寒腹痛证的特征。

10.C。答案分析：腹部胀满，疼痛拒按，大便秘结，烦躁不安，辨证为胃肠结热腹痛，故为大承气汤的适应证。

11.E。答案分析：腹痛经久，痛有定处，痛如锥刺，或有痞块，辨证为气滞血瘀腹痛，故为少腹逐瘀汤的适应证。

（四）X型题

12.A，D。答案分析：乳食积滞脾胃，壅塞中焦，气机不通而致腹痛，故宜消食导滞、行气止痛。

三、改错题

13.改为：大腹痛，指胃脘以下，脐部以上腹部疼痛。

答案分析：腹痛包括大腹痛、脐腹痛、少腹痛和小腹痛，各部位有明确的划分。脐周腹痛为脐腹痛；脐部以下、耻骨以上部位的腹痛为少腹痛。

四、简答题

14.六腑以通为顺，经脉以流通为畅。腹内脏腑、经脉受寒邪侵袭，或肠胃为乳食所伤，中阳不振，络脉瘀滞等，均可引起气机壅阻，经脉失调，凝滞不通而腹痛。因此，腹痛的治疗原则应以调理气机，疏通经脉为主。

五、问答题

15.腹痛由气滞者，可有情志失调病史，胀痛时聚时散，痛无定处，气聚则痛而见形，气散则痛而无迹。属血瘀者，有跌仆损伤手术史，腹部刺痛，痛有定处，按之痛剧，局部满硬，或有痞块。属虫积者，有大便排虫史，或镜检有虫卵，脐周疼痛，时作时止，腹部包块时聚时散。属食积者，有乳食不节史，见嗳气酸腐，呕吐不食，脘腹胀满。

六、病案分析题

16.诊断：腹痛，脾胃虚寒证。

病机分析：患儿腹痛2个月，时作时止，说明病程长，病情反复，多为虚证；疼痛不甚，喜按喜温，是中阳不振，失于温养；面色少华，胃纳欠佳，大便溏烂，舌淡苔白，脉缓，均为脾胃虚寒之特征。

治法：温中理脾，缓急止痛。

主方：小建中汤合理中汤。

处方：党参10g，白术6g，白芍10g，桂枝3g，高良姜3g，干姜3g，香附5g，大枣3枚，甘草3g，饴糖（冲）20g。

第五节 泄 泻

习题

一、填空题

1. 小儿泄泻发病年龄以_____岁以下最多，其发病高峰在_____、_____季节。

2. 小儿泄泻易于出现_____、_____的变证。

二、选择题

（一）A₁型题

3. 小儿泄泻的病因很多，其中最重要的是（　　）
   A. 风　　B. 寒　　C. 热
   D. 湿　　E. 食

4. 泄泻的病变脏腑，无不在于（　　）
   A. 肝，胆　　B. 心，小肠
   C. 脾，胃　　D. 肺，大肠
   E. 肾，膀胱

5. 小儿泄泻各种证型中，最为多见的是（　　）
   A. 湿热泻　　B. 风寒泻
   C. 伤食泻　　D. 脾虚泻
   E. 脾肾阳虚泻

6. 病程很长的泄泻，首先考虑（　　）
   A. 湿热泻　　B. 风寒泻
   C. 伤食泻　　D. 脾虚泻
   E. 脾肾阳虚泻

7. 泄泻的诊断要点，每日大便次数应当（　　）
   A. 不少于2次　　B. 不少于3次
   C. 不少于4次　　D. 不少于5次
   E. 比平时增多

8. 泄泻重症，每日大便次数常在（　　）次以上。
   A.5次　　B.10次　　C.15次
   D.20次　　E.30次

9. 泄泻的基本治疗原则是（　　）
   A. 清肠化湿　　B. 消食化积
   C. 祛风散寒　　D. 运脾化湿
   E. 健脾化湿

10. 以下除哪项外，都是泄泻的常用治法（　　）
   A. 中药内服　　B. 中药静滴
   C. 中药外治　　D. 针灸疗法
   E. 推拿疗法

11. 风寒泻与脾虚泻的鉴别诊断，以下各项中最重要的是（　　）
   A. 食欲不振　　B. 大便稀薄
   C. 大便不臭　　D. 腹痛较重
   E. 形体偏瘦

12. 口服补液盐配方：1000ml 溶液中氯化钠、碳酸氢钠、枸橼酸钾、葡萄糖分别为（　　）
   A.15g、10g、5g、50g
   B.12g、10g、8g、40g
   C.10g、8g、6g、30g
   D.6.5g、4.5g、2.5g、20g
   E.3.5g、2.5g、1.5g、20g

（二）A₂型题

13. 患儿，9个月。大便次数增多，便下稀薄。被诊断为细菌性痢疾。其诊断依据中最重要的是大便化验检查到（　　）
   A. 食物残渣　　B. 脂肪球
   C. 白细胞　　D. 红细胞
   E. 吞噬细胞

14. 患儿，7个月。病起1天，发热，泄泻9次，大便稀薄如水，泻下急迫，恶心

呕吐，阵阵啼哭，小便短黄。治疗应首选
（　　）

    A. 保和丸　　　B. 平胃散

    C. 参苓白术散　D. 藿香正气散

    E. 葛根黄芩黄连汤

15. 患儿，6个月。今晨起啼哭不安，阵阵捧腹啼叫，已解清稀大便3次，便多泡沫，臭气轻，可闻肠鸣，指纹淡红。其证候是（　　）

    A. 湿热泻　　　B. 风寒泻

    C. 伤食泻　　　D. 脾虚泻

    E. 脾肾阳虚泻

16. 患儿，2岁。昨晚吃奶油蛋糕2块，夜间阵阵哭闹，呕吐2次，至今晨大便3次，便稀薄，便后哭闹减轻，不思进食，舌苔垢腻。其治法是（　　）

    A. 消食化滞　　B. 清肠化湿

    C. 祛风散寒　　D. 健脾益气

    E. 温补脾肾

17. 患儿，11个月。泄泻2周，起病时每日泻10多次，经治疗大减，但近日仍日行3～4次，大便稀溏色淡，每于食后作泻，神疲倦怠，舌质淡，苔薄白。其病机是（　　）

    A. 风寒伤脾　　B. 湿热蕴肠

    C. 食伤脾胃　　D. 脾气虚弱

    E. 脾肾阳虚

18. 患儿，1岁。泄泻时轻时重，已经3月，大便清稀无臭，夹不消化食物，有时便后脱肛，形寒肢冷，精神萎靡，指纹色淡。治疗应首选（　　）

    A. 异功散合平胃散

    B. 保和丸合二陈汤

    C. 参苓白术散合理中丸

    D. 附子理中汤合四神丸

    E. 金匮肾气丸合人参乌梅汤

19. 患儿，8个月。素来体弱，泄泻2天，大便日行20余次，质稀如水，精神萎靡，时而烦闹，皮肤干燥，囟门凹陷，啼哭无泪，小便量少，舌红少津。其治法是（　　）

    A. 健脾温阳，助运止泻

    B. 健脾益气，酸甘敛阴

    C. 补肾滋阴，平肝降火

    D. 补肾温阳，涩肠止泻

    E. 挽阴回阳，救逆固脱

20. 患儿，9个月。泄泻3个月，身体日渐消瘦，现仍泻下不止，日行7～8次，精神萎靡，哭声微弱，面色青灰，四肢厥冷，脉微细欲绝。其证候是（　　）

    A. 脾阳虚弱　　　B. 肾阳虚衰

    C. 阴津耗伤　　　D. 气阴两伤

    E. 阴竭阳脱

21. 患儿，3岁。昨夜睡觉蹬被，今日腹痛阵作，呕吐2次，不思进食，解稀溏大便3次，腹中肠鸣，舌苔薄白。治疗应首选（　　）

    A. 健脾八珍糕　　B. 附子理中丸

    C. 纯阳正气丸　　D. 藿香正气液

    E. 葛根芩连微丸

22. 患儿，5个月，体重6 kg。泄泻半天，已泻稀水样便10几次。精神萎靡，皮肤干燥、弹性差，前囟及眼窝凹陷，啼哭泪少，小便少。诊断为泄泻，中度脱水。今日静脉补液量宜为（　　）ml。

    A. 300　　　B. 360　　　C. 720

    D. 960　　　E. 1200

（三）B₁型题

    A. 大便稀薄，夹有残渣，泻后痛减。

    B. 便下急迫，便色黄褐，气味秽臭。

    C. 大便稀溏，色淡不臭，食后易泻。

    D. 大便清稀，完谷不化，澄澈清冷。

E. 便稀多沫，臭气不重，肠鸣腹痛。

23. 伤食泻证见（　　）

24. 脾肾阳虚泻证见（　　）

A. 小便短少，皮肤干燥。

B. 小便短黄，皮肤灼热。

C. 小便清长，四肢欠温。

D. 尿少或无，四肢厥冷。

E. 尿次频数，面色苍白。

25. 泄泻气阴两伤变证证见（　　）

26. 泄泻阴竭阳脱变证证见（　　）

（四）X型题

27. 泄泻辨证方法中，最常用的是（　　）

A. 表，里　　B. 寒，热

C. 虚，实　　D. 阴，阳

E. 痰，湿

28. 久泻脾虚，可转化成（　　）

A. 疳证　　B. 积滞　　C. 口疮

D. 鹅口疮　　E. 慢惊风

29. 小儿伤食泻的症状有（　　）

A. 脘腹胀满　　B. 嗳气酸馊

C. 夜卧不安　　D. 便下酸臭

E. 不思乳食

30. 小儿脾虚泄泻，其虚一般在于（　　）

A. 气　　B. 血　　C. 阴

D. 阳　　E. 精

三、改错题

31. 小儿易被食伤，故伤食泻最常见。

32. 为减轻泄泻患儿的脾胃负担，应暂时禁食。

四、简答题

33. 小儿泄泻常见的发病原因有哪些？

34. 长夏季节为何易发生泄泻？

五、问答题

35. 试分析"湿"在泄泻发病中的意义。

36. 试就参苓白术散的药物组成，从治疗脾虚泻的角度分析其方义，并说明常用加减法。

六、病案分析题

37. 患儿，7个月。昨日下午起大便稀薄，渐转为蛋花汤样，气味臭秽，至今晨已泻8次，便前啼哭不安，呕吐2次，不思进食，小便短黄，舌苔黄腻。体温38.2℃。大便常规检查：黄，稀，白细胞+。

试就本例患儿，作出中医病、证诊断，病机分析，提出治法、主方，开出处方。

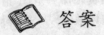 答案

一、填空题

1. ①2；②夏；③秋。

2. ①气阴两伤；②阴竭阳脱。

二、选择题

（一）A₁型题

3. D。答案分析：脾喜燥而恶湿，故清浊不分，合污下流之泄泻，无不与湿困脾阳，造成运化失职有关，它邪常与湿邪相合而成泻，故前人谓"无湿不成泻"。

4. C。答案分析：泄泻总因运化失职，升降失司，清浊不分，合污下流产生。脾主运化，脾司升清、胃司降浊，故泄泻发病，无不与脾胃功能失常有关。

5. A。答案分析：泄泻发病，无不因于湿；小儿肺、脾不足，易于感受外邪，其中以外感暑热、内伤饮食居多，均为热邪或易于化热。从临床统计资料看，亦以湿热泻最

多见。

6.E。答案分析：暴泻多属实，见于湿热泻、风寒泻、伤食泻。久泻多属虚，见于脾虚泻、脾肾阳虚泻，其中脾肾阳虚泻常由脾虚泻久延不愈而成，故往往病程更长。

7.E。答案分析：婴儿正常大便次数并无定规，只要性状正常，无症状，每日大便数次亦可属正常。但若是较平时明显增多，则属脾胃运化失职，水湿不化，是为泄泻。

8.B。答案分析：泄泻重症每日大便在10次以上，为学术界制定的标准。每日泄泻10次以上者，一般大便稀薄或如水样，全身症状也相应较重。

9.D。答案分析：清肠化湿、消食化积、祛风散寒、健脾化湿分别适用于湿热泻、伤食泻、风寒泻、脾虚泻，只有运脾化湿是各种泄泻治疗的基本原则。

10.B。答案分析：静滴药物进入静脉，不能对胃肠发生直接作用，且现有中药注射液中适用于泄泻者少，故中药静滴不是泄泻的常用治法。其他4种治法均常用。

11.D。答案分析：寒主收引，故风寒泻腹痛较重，脾虚泻一般腹痛不重，即使有也多为隐痛。其他症状风寒泻与脾虚泻均可见到。

12.E。答案分析：口服补液盐配方为WHO经研究后确定，此配伍情况下疗效最好。

（二）A₂型题

13.E。答案分析：泄泻、痢疾的大便化验检查，前4种均可见，吞噬细胞仅见于痢疾。

14.E。答案分析：辨证为湿热泻，故选葛根黄芩黄连汤。

15.B。答案分析：阵阵捧腹啼哭，因于腹痛。腹痛肠鸣，大便清稀，便多泡沫，臭气轻，指纹淡红，均为风寒泻的特征。

16.A。答案分析：辨证为伤食泻，故

选用消食化滞法。

17.D。答案分析：病延2周，大便稀溏色淡，食后作泻，神疲倦怠，是脾虚征象。

18.D。答案分析：辨证为脾肾阳虚泻，故选用附子理中汤合四神丸。

19.B。答案分析：辨证为泄泻变证气阴两伤，故宜用健脾益气、酸甘敛阴法。

20.E。答案分析：病程已久，泻下不止，精神萎靡，哭声微弱，面色青灰，四肢厥冷，脉微细欲绝，是阴竭阳脱证象，病情危重。

21.C。答案分析：患儿为中寒泄泻伴呕吐，故所列中成药中宜选用纯阳正气丸。

22.C。答案分析：中度脱水，首日静脉补液量宜在120ml～150ml/kg，患儿6kg，故应补720ml。

（三）B₁型题

23.A。答案分析：大便夹有残渣，泻后痛减，是伤食泻的特征。

24.D。答案分析：大便清稀，完谷不化，澄澈清冷，是脾肾阳虚泻的特征。

25.A。答案分析：小便短少，皮肤干燥，是泄泻气阴两伤变证的特征。

26.D。答案分析：尿少或无，四肢厥冷，是泄泻阴竭阳脱变证的特征。

（四）X型题

27.B，C，D。答案分析：泄泻常证辨证重在辨寒、热、虚、实；变证重在辨阴、阳。

28.A，E。答案分析：久泻患儿，脾气虚弱，肝旺而生内风，转成慢惊风；脾虚失运，生化乏源，气血不足以荣养脏腑肌肤，久则形成疳证。久泻患儿也可以发生积滞、口疮、鹅口疮，但均有食伤、外感、药物等因素相加为病，非单纯久泻所形成。

29.A，B，C，D，E。答案分析：所列症状皆是食积不化的征象。

30．A，D。答案分析：脾虚泄泻，多由暴泻不愈，失治迁延而成。泻下不止，先伤脾气，继损脾阳，阴、血损伤一般不显著，肾精更未见明显亏虚。

三、改错题

31．改为：小儿易被食伤，故伤食泻常见，其他证型泄泻中也常见兼有伤食征象。

答案分析：小儿泄泻以湿热泻最常见。伤食泻也属常见证型之一，但非最常见，同时，其他证型泄泻中可常兼有伤食征象。

32．改为：为减轻泄泻患儿的脾胃负担，对吐泻严重及伤食泄泻患儿应暂时禁食。

答案分析：不应当对所有泄泻患儿一概禁食。吐泻严重者难以进食，且应暂时减轻其脾胃负担，故暂禁食；伤食泻病因为乳食所伤，不能再加重其伤，故也要暂禁食。需要注意的是，对这部分患儿也不能长时间禁食，随着病情好转，应渐给适当的饮食。

四、简答题

33．小儿泄泻常见的发病原因，有感受外邪、伤于饮食、脾胃虚弱。

34．长夏处于夏秋之交，湿气主令，脾气易被湿困而运化失司、清浊不分，产生泄泻。

五、问答题

35．泄泻的发病，皆因脾胃功能失调，主要由于脾主运化功能失职，水湿、水谷不化，精微不布，清浊不分，合污下流而成。脾喜燥而恶湿，湿困脾阳，是造成运化失职的常见原因。湿之由来，有外感时令之湿，多见于夏季，暑热、风寒常与湿邪相合为病；有伤于饮食生冷瓜果，酿成内湿，困阻脾胃；有素体脾虚者，运化功能薄弱，水湿不化而蕴积于中焦。泄泻的病因由于湿，泄泻的病机不离湿，因此，前人有"无湿不成泻"之说。

36．参苓白术散由人参、白术、茯苓、甘草、薏苡仁、山药、白扁豆、莲子肉、砂仁、桔梗、大枣组成。用于治疗脾虚泻，方中人参、白术、茯苓、甘草、大枣补脾益气，薏苡仁、山药、白扁豆、莲子肉健脾化湿，砂仁温脾理气，桔梗和胃升清，共用有健脾益气、助运止泻之功，故可治疗脾虚泄泻。

如胃纳呆滞，舌苔腻，加藿香、苍术、陈皮、焦山楂芳香化湿，消食助运；腹胀不舒加木香、乌药理气消胀；腹冷舌淡，大便夹不消化物，加炮姜以温中散寒，暖脾助运；久泻不止，内无积滞者，加煨益智仁、肉豆蔻、石榴皮温脾固涩止泻。

六、病案分析题

37．诊断：泄泻，湿热泻。

病机分析：患儿年方7月，脾胃薄弱，急性起病。大便稀薄如蛋花汤样，不足1天已泻8次，是湿邪困脾，合污下流；大便气味臭秽，舌苔黄腻，发热，是肠腑湿热蕴蒸；不思进食因脾运失健；呕吐因胃气上逆；便前啼哭不安为腹痛，因气机失调；大便检查黄、稀、白细胞＋，亦为湿热蕴积肠腑之象。

治法：清肠解热，化湿止泻。

主方：葛根黄芩黄连汤。

处方：葛根6g，黄芩6g，黄连2g，苍术6g，车前子（包煎）10g，木香3g，大豆黄卷6g，地锦草10g，焦神曲6g。

第六节 厌 食

习题

一、填空题

1. 厌食以＿＿＿＿，＿＿＿＿为特征。

2. 厌食以＿＿＿＿岁小儿为多见，＿＿＿＿儿童发病率较高。

二、选择题

（一）A₁型题

3. 除脾胃外，下列哪脏病变还可引起厌食（　）

　　A. 心　　B. 肝　　C. 胆

　　D. 肾　　E. 肺

4. 厌食的主要病机为（　）

　　A. 脾胃虚弱，纳化无权

　　B. 脾失健运，乳食不化

　　C. 暑湿内伤，脾为湿困

　　D. 脾胃不和，纳化失职

　　E. 肝郁气滞，乘脾犯胃

5. 厌食与积滞的主要区别是（　）

　　A. 食欲不振　　B. 形体消瘦

　　C. 精神异常　　D. 脘腹胀满

　　E. 腹部疼痛

6. 厌食的基本治疗法则是（　）

　　A. 消食导滞　　B. 运脾开胃

　　C. 健脾助运　　D. 理气醒脾

　　E. 养胃育阴

7. 治疗厌食脾失健运证的首选方剂是（　）

　　A. 不换金正气散

　　B. 保和丸　　C. 健脾丸

　　D. 异功散　　E. 平胃散

8. 治疗厌食脾胃气虚证的首选方剂是

（　）

　　A. 保和丸　　B. 异功散

　　C. 四君子汤　　D. 补中益气汤

　　E. 不换金正气散

（二）A₂型题

9. 患儿，2岁。体重11kg，自入秋以来食欲不振，食而不化，面色少华，倦怠乏力，大便偏稀，夹有不消化食物。最可能的诊断是（　）

　　A. 厌食　　B. 积滞　　C. 疳证

　　D. 疰夏　　E. 泄泻

10. 患儿，4岁。素喜煎炸食物，近2月来不思进食，食少饮多，皮肤欠润，大便干结，舌质红，苔花剥。治疗应首选（　）

　　A. 增液汤　　　B. 养胃增液汤

　　C. 沙参麦冬汤　D. 养阴清肺汤

　　E. 增液承气汤

11. 患儿，3岁。体重13 kg，自入幼儿园2月来，食欲不振，面色少华，偶尔多食后则脘腹饱胀，恶心，精神尚可，二便调，舌苔薄腻。其治法是（　）

　　A. 消食导滞，理气行滞

　　B. 健脾益气，开胃助运

　　C. 滋脾养胃，佐以助运

　　D. 疏肝开郁，理气助运

　　E. 调和脾胃，运脾开胃

12. 患儿，5岁。3月前曾患肺炎，病愈后一直不思进食，食而不化，大便稀薄，夹有不消化食物，形体较瘦，乏力肢倦，舌质淡，苔薄白。治疗应首选（　）

　　A. 肥儿丸　　B. 枳术丸

　　C. 异功散　　D. 保和丸

　　E. 四君子汤

13. 患儿，6岁。体重11kg，近3月来食欲不振，食而乏味，多食则胸脘痞闷，嗳

85

气泛恶，精神如常，二便调，舌淡红，苔薄腻。其病机为（　　）

    A. 脾胃气虚　　B. 脾为湿困

    C. 乳食积滞　　D. 脾失健运

    E. 脾胃阴虚

14. 患儿，10个月。体重7.6 kg，人工喂养，近2月加食肉末后，食而不化，大便偏稀，夹有不消化食物，不思进食，多汗肢倦，乏力易感，面色不华，舌质淡，苔薄白腻，脉缓无力。以下治法哪项不宜（　　）

    A. 运脾　　B. 健脾　　C. 燥湿

    D. 导滞　　E. 益气

（三）B₁型题

    A. 厌恶进食，多食饱胀，精神尚可。

    B. 不欲饮食，脘腹胀满，烦躁多啼。

    C. 不思进食，食而不化，形瘦肢倦。

    D. 不思进食，食少饮多，便干烦躁。

    E. 食欲不振，大便稀溏，完谷不化。

15. 厌食脾胃气虚证证见（　　）

16. 厌食脾胃阴虚证证见（　　）

（四）X型题

17. 厌食与疳证的主要区别有（　　）

    A. 食欲不振　　B. 形体消瘦

    C. 精神异常　　D. 大便不调

    E. 嗳吐酸腐

18. 厌食的病因有（　　）

    A. 过食肥甘　　B. 长期偏食

    C. 恣食零食　　D. 滥服补品

    E. 遭受打骂

19. 厌食脾胃阴虚证的症状有（　　）

    A. 不思进食　　B. 口渴烦躁

    C. 食少饮多　　D. 大便不调

    E. 皮肤欠润

三、改错题

20. 治疗小儿厌食除药物外，应按机体的需要，供给营养丰富的食物。

四、简答题

21. 小儿厌食常见的发病原因有哪些？

五、问答题

22. 试述小儿厌食症的诊断要点。

23. 试述小儿积滞与厌食的区别。

六、病案分析题

24. 患儿，2岁。平素喜食零食、甜食，3月前出现食欲减退，有时拒食，家长给服小儿化积口服液2盒，症状不减，伴懒动多汗，大便偏稀，夹不消化食物。查体：体重10kg，面色萎黄，毛发略稀，舌质淡，苔薄白，指纹淡红。

试就本例患儿，作出中医病、证诊断，病机分析，并拟出治法及方药。

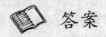 **答案**

一、填空题

1. ①较长时期厌恶进食；②食量减少。

2. ①1～6岁；②城市。

二、选择题

（一）A₁型题

3. B。答案分析：小儿神气怯弱，若卒受惊吓，环境不适，所欲不遂，可致情志抑郁，肝失调达，气机不畅，乘脾犯胃而病厌食。

4. D。答案分析：胃司受纳，脾主运化，脾胃调和则口能知五味。若脾胃不和，纳化失职，则成厌食。

5．D。答案分析：厌食由脾胃纳化失职所致，以不思乳食为主证。而积滞乃由乳食停聚中焦，气滞不行所致，虽有食欲不振，却以脘腹胀满，嗳吐酸腐为主证，故此为二者之主要区别点。

6．B。答案分析：脾健不在补贵在运，用运脾开胃之法可解脾胃之困，拨清灵脏气，以恢复转运之机，使脾胃调和，脾运复健则胃纳自开。

7．A。答案分析：不换金正气散以调和脾胃，运脾开胃为主要功效，故首选。

8．B。答案分析：异功散有健脾和胃，理气助运作用，故首选。

（二）A₂型题

9．A。答案分析：患儿秋后发病，以食欲不振为主证，虽有脾虚症状，却无明显消瘦，故病属厌食。

10．B。答案分析：养胃增液汤甘凉清润不滋腻，适用于厌食脾胃阴虚证。

11．E。答案分析：本证属厌食脾失健运证，故以调和脾胃，运脾开胃为治法。

12．C。答案分析：本证属厌食脾胃气虚证，故首选异功散。

13．D。答案分析：本证为厌食初期表现，除食欲不振外，他证不著，形体、精神尚可，故病机属脾失健运。

14．D。答案分析：此为脾胃气虚证厌食，应以健脾益气为主，佐以燥湿助运，不可峻加消削，以免损伤脾胃。

（三）B₁型题

15．C。答案分析：不思饮食，食而不化，形瘦肢倦，是脾胃气虚证厌食的特点。

16．D。答案分析：不思进食，食少饮多，便干烦躁，是脾胃阴虚证厌食的特点。

（四）X型题

17．B，C。答案分析：厌食患儿无明显消瘦，且精神如常，可与疳证鉴别。

18．A，B，C，D，E。答案分析：以上原因均可损伤脾胃，使纳化失健，形成厌食。

19．A，B，C，E。答案分析：不思饮食，食少饮多，皮肤欠润，口渴烦躁，为厌食脾胃阴虚证的特点。

三、改错题

20．改为：遵照"胃以喜为补"的原则，先从小儿喜欢的食物着手，诱导开胃，暂不考虑营养价值，待食欲改善后，再按营养的需要供给食物。

答案分析：治疗小儿厌食不可一味强调供给营养丰富的食物，若脾运未健，过补反而壅滞碍脾。

四、简答题

21．小儿厌食常见的病因有：喂养不当，他病伤脾，先天不足，情志失调。

五、问答题

22．①有喂养不当，病后失调，先天不足或情志失调史。②长期食欲不振，厌恶进食，食量明显少于同龄正常儿童。③面色少华，形体偏瘦，但精神尚好，活动如常。④除外其他外感、内伤慢性疾病。

23．积滞由饮食不节，伤乳伤食，损伤脾胃所致。其基本病机为乳食停聚中脘，积而不化，气滞不行。临证除有不思乳食，食而不化外，还应有脘腹胀满，嗳吐酸腐，大便溏薄或秘结酸臭等食停气滞证，舌苔多厚腻。属实证或虚实夹杂证。

厌食则由喂养不当，或他病伤脾，先天不足，情志失调等原因引起。脾胃不和，纳化失职为主要病机。以较长时期不思饮食，食量减少为主证，无食停气滞之象。舌苔可正常或薄腻或少，以运化功能改变为主。

六、病案分析题

24. 诊断：厌食，脾胃气虚证。

病机分析：患儿因喂养不当，恣食零食、甜食，损伤脾胃，使纳化失健而致厌食。又因妄用消导而更伤脾胃，脾胃虚损，气血生化不足，肌肤失养则面色萎黄，形体消瘦，懒动，毛发稀。脾虚肺弱，卫外不固则多汗。脾失健运，水谷不化则大便偏稀，夹不消化食物，舌质淡，苔薄白，指纹淡红均为脾胃气虚之象。

治法：健脾益气，佐以助运。

主方：异功散加味。

处方：党参 10g，白术 10g，茯苓 10g，陈皮 3g，佩兰 6g，砂仁（后下）3g，焦神曲 10g，鸡内金 5g，薏苡仁 10g，炒谷芽 10g。

第七节　积　　滞

习题

一、填空题

1. 积滞以_____、_____、_____、_____、_____或_____为特征。

2. 积滞的治疗原则为_____，_____。

二、选择题

（一）A₁ 型题

3. 积滞患儿出现烦躁不安，唇红面赤，肚腹热甚，苔黄腻。其病机是（　　）
    A. 食积化热　　　B. 湿热内蕴
    C. 肝郁化火　　　D. 心脾积热
    E. 阴虚火旺

4. 积滞多见于（　　）
    A. 新生儿　　　B. 婴幼儿
    C. 幼童　　　　D. 学龄儿童
    E. 青春期

5. 积滞的病变脏腑主要在（　　）
    A. 胃、小肠　　　B. 胃、大肠
    C. 脾、小肠　　　D. 脾、大肠
    E. 脾、胃

6. 积滞乳食内积证的治疗首选方是（　　）
    A. 健脾丸
    B. 七味白术散
    C. 枳实导滞丸
    D. 肥儿丸或疳积散
    E. 消乳丸或保和丸

7. 积滞脾虚夹积证的治疗首选方是（　　）
    A. 肥儿丸
    B. 健脾丸
    C. 资生健脾丸
    D. 肥儿丸或疳积散
    E. 消乳丸或保和丸

（二）A₂ 型题

8. 患儿，7 个月。因一次食人 2 个鸡蛋，并饮用一大杯牛奶而致呕吐，不思进食，腹胀，大便酸臭，舌苔厚腻。其诊断是（　　）
    A. 厌食　　B. 积滞　　C. 呕吐
    D. 疳积　　E. 疝气

9. 患儿，2 岁。平素喜食肉食，5 天前因过食虾仁而出现腹胀嗳气，食欲减退，口臭，大便 3 日未行，舌质红，苔黄厚腻。其治法是（　　）
    A. 消食导滞　　　B. 健脾化积

C. 清热和胃　　D. 通腑泄热

E. 理气和中

10. 患儿，6个月。因一次加食2个蛋黄而出现腹胀，拒乳，便秘，舌质红，苔厚腻。调护时应注意(　　)

A. 暂禁食，但不禁水

B. 常规喂哺

C. 可暂停辅食，仅用母乳

D. 药物治疗，不必调节饮食

E. 减少饮食，药物调理，症消后逐渐恢复正常饮食

11. 患儿，2岁4个月。平素形体消瘦，面色萎黄，乏力食少，近日过食甜点后，进食更少，且稍食则饱胀，腹满喜按，大便溏、酸臭，夹有不消化食物，舌淡红，苔白腻，指纹淡滞。治疗应首选(　　)

A. 保和丸　　B. 消乳丸

C. 健脾丸　　D. 八珍汤

E. 肥儿丸

(三) B₁型题

A. 不思乳食，面色少华，精神尚好。

B. 不思乳食，脘腹胀满，舌苔厚腻。

C. 不思乳食，形体消瘦，精神萎靡。

D. 不思乳食，腹痛拒按，嗳气泛酸。

E. 不思乳食，神疲肢倦，大便不调。

12. 积滞的主要症状是(　　)

13. 疳证的主要症状是(　　)

(四) X型题

14. 积滞的主要病因是(　　)

A. 外感六淫　　B. 乳食内伤

C. 饮食不洁　　D. 脾胃素虚

E. 肝胃不和

15. 积滞与疳证的主要区别是(　　)

A. 嗳吐酸腐　　B. 大便酸臭

C. 形体消瘦　　D. 面黄发枯

E. 脘腹胀满

三、改错题

16. 脾胃虚弱，胃不腐熟，脾失健运，致乳食停滞为积，此为虚证。

四、简答题

17. 简述积滞与疳证的关系。

五、问答题

18. 积滞的诊断要点有哪些？

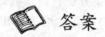 答案

一、填空题

1. ①不思乳食；②食而不化；③脘腹胀满；④嗳气酸腐；⑤大便溏薄；⑥秘结酸臭。

2. ①消食化积；②理气行滞。

二、选择题

(一) A₁型题

3. A。答案分析：小儿饮食不节，乳食内停，积久生热，热扰心神则烦躁不安，唇红面赤、手足心热、苔黄腻为食积化热，里热蒸盛之象。

4. B。答案分析：脾常不足是小儿生理特点之一，且年龄越小，这一特点越明显；加之婴幼儿智识未开，饮食不知自节，若调护失宜，进食稍有不慎即可损伤脾胃。脾胃受损，腐熟运化不及，乳食内停中焦，则出现积滞诸症。

5. E。答案分析：胃主受纳，脾主运化，二者相辅相成，共司饮食物的消化吸收。若乳食不节，脾胃受损，纳化失职，宿

食停聚，积而不化，气滞不行，则成积滞。

6.E。答案分析：伤于乳者，多因哺乳不节，过急过量，冷热不调，治疗时方选消乳丸；伤于食者，多由饮食喂养不当，偏食嗜食，暴饮暴食，或过食膏粱厚味，煎炸炙煿，或贪食生冷、坚硬难化之物，或添加辅食过多过快，治疗时方选保和丸。

7.B。答案分析：患儿素有脾虚，复因饮食失宜致脾胃益虚，纳化无权，则积滞内停，故治疗时除了消积治标外，尚须健脾以治其本，故选健脾助运、消食化积之健脾丸加减。

（二）A₂型题

8.B。答案分析：因饮食过量，损伤脾胃，运化失健，乳食内停，出现了不思乳食，腹胀，舌苔厚腻等症，故诊断为积滞。

9.A。答案分析：辨证为乳食内积，为实证，故治疗应采用消食导滞法。

10.E。答案分析：伤食积滞患儿应暂时控制饮食，给予药物调理，积滞消除后，逐渐恢复正常饮食，呕吐者可暂停饮食，并给生姜汁数滴加少许糖水饮服。

11.C。答案分析：辨证为脾虚夹积，故选用健脾丸加减。

（三）B₁型题

12.B。答案分析：积滞是指小儿内伤乳食，停聚中焦，积而不化，气滞不行所形成的一种疾患。临床以不思乳食，食而不化，脘腹胀满，嗳气酸腐，大便溏薄或秘结酸臭，舌苔厚腻为特征。

13.C。答案分析：疳证是由喂养不当或多种疾病影响，导致脾胃受损，气液耗伤而形成的一种慢性疾病。临床以形体消瘦，面色无华，毛发干枯，精神萎靡或烦躁，饮食异常为特征。

（四）X型题

14.B、D。答案分析：引起积滞的主要原因为乳食不节，伤及脾胃，致脾胃运化功能失调，或脾胃虚弱，腐熟运化不及，乳食停滞不化。

15.C、D。答案分析：疳证是以形体消瘦，面黄发枯，饮食、精神异常为特征；积滞则以脘腹胀满，大便不调为主证，形体无明显消瘦，且无面黄发枯，故此为主要区别点。

三、改错题

16.改为：脾胃虚损，纳化失职，致乳食停滞为积，此为虚实夹杂证。

答案分析：脾胃虚弱是本虚，乳食停滞是标实，故应属虚实夹杂之证。

四、简答题

17.积滞日久，迁延失治，进一步损伤脾胃，致气血化源不足，营养及生长发育障碍，则可转化为疳证，故有"积为疳之母，有积不治乃成疳候"之说。

五、问答题

18.积滞的诊断要点：①有伤乳、伤食史。②以不思乳食，食而不化，脘腹胀满，大便溏泄，臭如败卵或便秘为特征。③可伴有烦躁不安，夜间哭闹或呕吐等症。④大便化验检查，可见不消化食物残渣、脂肪滴。

第八节 疳 证

一、填空题

1. 按病程与证候特点可将疳证分为_____、_____、_____三大证候及其他兼证。

2. 疳证的病变部位主要在_____，重证可病涉_____；其基本病理改变为_____、_____。

3. _____，_____是引起疳证最常见的原因。

4. 疳证患儿，若脾虚不运，气不化水，水湿泛滥，则可出现_____。

二、选择题

（一）A₁型题

5. 口疳的病位在（　　）
   A. 心脾　　B. 肝脾　　C. 脾胃
   D. 脾肾　　E. 心肝

6. 疳气的发病机制是（　　）
   A. 脾胃虚损，积滞内停
   B. 脾胃失和，纳化失健
   C. 脾胃虚衰，津液消亡
   D. 脾胃阴虚，津液内耗
   E. 脾失健运，精微不布

7. 干疳的主要治法是（　　）
   A. 养血柔肝　　B. 补益气血
   C. 滋阴生津　　D. 健脾温阳
   E. 调脾健运

8. 疳肿胀的病位在（　　）
   A. 脾肾　　B. 肝脾　　C. 心脾
   D. 脾肺　　E. 脾胃

9. 疳证患儿体重常比正常同年龄儿童低（　　）%。
   A. 5　　B. 10　　C. 15
   D. 25　　E. 40

10. 疳证出现肢体浮肿者，血清白蛋白常低于（　　）g/L。
    A. 15　　B. 20　　C. 25
    D. 30　　E. 35

11. 疳气证治疗首选方（　　）
    A. 资生健脾丸　B. 六君子汤
    C. 四君子汤　　D. 肥儿丸
    E. 八珍汤

12. 口疳治疗首选方（　　）
    A. 石斛夜光丸　B. 肥儿丸
    C. 泻心导赤散　D. 防己黄芪汤
    E. 参苓白术散

（二）A₂型题

13. 患儿，1岁6个月。体重9 kg，纳呆，面色少华，性急易怒，大便干稀不调，舌质淡，苔薄微腻，指纹淡。其诊断是（　　）
    A. 厌食　　B. 疳气　　C. 疳积
    D. 干疳　　E. 积滞

14. 患儿，10个月。于出生4个月添加辅食时出现泄泻，纳差，形体日渐消瘦，面色萎黄，毛发稀疏发黄，烦躁哭闹，夜眠不安，腹大如鼓，喜揉眉挖鼻，吮指磨牙，舌质淡，苔腻，指纹紫滞。治疗应首选（　　）
    A. 肥儿丸　　　B. 八珍汤
    C. 六君子汤　　D. 四君子汤
    E. 资生健脾丸

15. 患儿，16个月。形体极度消瘦，面色无华，神疲乏力，腹凹如舟，足踝及颜面浮肿，小便不利，舌质淡嫩，苔薄白，指纹淡。其血生化检查中最重要的异常改变是（　　）

A. 球蛋白明显低于正常

B. 白球蛋白比例倒置

C. 血清总蛋白降低

D. 白蛋白低于20g/L

E. 白蛋白低于25g/L

16. 患儿，2岁。体重10kg，面色少华，大便不调，舌质淡，苔薄少，指纹淡。其证候是（　　）

 A. 疳气 B. 疳积 C. 干疳

 D. 疳肿胀 E. 肺疳

17. 患儿，1岁。体重7.2 kg，面色无华，精神萎靡不振，不思饮食，腹大如鼓，青筋暴露，双踝浮肿，按之凹陷，舌质淡，苔薄白，指纹淡。其治法是（　　）

 A. 补益气血，佐以运脾

 B. 养血柔肝，活血化瘀

 C. 滋阴生津，养血安神

 D. 健脾温阳，利水消肿

 E. 调脾健运，开胃进食

18. 患儿，2岁6个月。体重9.8 kg，精神萎靡不振，口舌生疮，满口糜烂，面赤心烦，夜卧不安，小便短黄，舌质红，苔薄黄，指纹淡紫。其病机是（　　）

 A. 脾病及肝，肝阳上亢

 B. 脾病及心，心火上炎

 C. 脾病及肾，阴虚火旺

 D. 脾胃实火，循经上炎

 E. 心肝火旺，熏蒸苗窍

19. 患儿，1岁9个月。极度消瘦，貌似老人，毛发干枯，面色㿠白，精神萎靡，腹凹如舟，大便溏，舌质淡嫩，苔薄少，指纹淡。治疗应首选（　　）

 A. 肥儿丸 B. 八珍汤

 C. 六君子汤 D. 六味地黄丸

 E. 资生健脾丸

20. 患儿，2岁。体重7kg，腹大如鼓，青筋暴露，四肢大肉尽脱，杳不思食，精神萎靡，疲乏无力，舌质淡嫩，苔薄少，指纹

淡。其病机是（　　）

 A. 脾胃失和，纳化失健

 B. 脾胃虚损，积滞内停

 C. 肝血不足，筋脉失养

 D. 脾胃虚衰，气血两败

 E. 肾阳虚衰，精髓不充

（三）B₁型题

 A. 脾胃失和，纳化失健。

 B. 脾胃虚损，积滞内停。

 C. 脾胃虚衰，津液消亡。

 D. 脾胃阴虚，精血不足。

 E. 脾胃阳虚，运化无力。

21. 疳积的主要病机是（　　）

22. 干疳的主要病机是（　　）

 A. 脾病及肝，肝血不足。

 B. 脾病及心，心火上炎。

 C. 脾病及肾，阳气虚衰。

 D. 脾病及肝，肝阳上亢。

 E. 脾病及肾，阴虚火旺。

23. 眼疳的主要病机是（　　）

24. 疳肿胀的主要病机是（　　）

（四）X型题

25. 疳证患儿的饮食调护应注意（　　）

 A. 富含营养 B. 易于消化

 C. 定时定量 D. 多食肥甘

 E. 循序渐进

26. 疳证常采用的治法有（　　）

 A. 外治法 B. 内治法

 C. 捏脊法 D. 刺四缝

 E. 拔罐法

三、改错题

27. 心疳与口疳是两个不同的概念。

四、简答题

28. 简述"疳者甘也"与"疳者干也"的含义。

29. 简述疳证与积滞在临床表现上有何

不同？二者之间又有何联系？

五、问答题

30. 如何预防疳证的发生？

六、病案分析题

31. 患儿，2 岁。体重 9.5 kg。出生后 3 个半月时，一次进食蛋黄 1 个，遂出现食欲减退，强迫进食则呕吐，体倦乏力，易发脾气，面色少华，毛发稀疏，大便不调，舌质淡红，苔薄白，指纹淡。血常规：RBC $4.5×10^{12}$/L，Hb 120g/L。血生化：球蛋白 47g/L，白蛋白 35g/L。

试就本例患儿，作出中医病、证诊断，病机分析，提出治法、主方，开出处方。

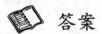 答案

一、填空题

1. ①疳气；②疳积；③干疳。
2. ①脾胃；②五脏；③脾胃受损；④津液消亡。
3. ①饮食不节；②喂养不当。
4. 疳肿胀。

二、选择题

（一）A₁ 型题

5. A。答案分析：口疳是由脾病及心，心火上炎所致。

6. B。答案分析：疳气为疳证的初起阶段，由脾胃失和，纳化失健所致，以形体略瘦，食欲不振为特征；疳积多由疳气发展而来，属脾胃虚损，积滞内停，虚实夹杂之证，病情较为复杂，腹大肢细是本证的典型体征；干疳为疳证的后期表现，由脾胃虚衰，津液消亡，气血两败所致，以形体极度消瘦，精神萎靡为特征，常病涉五脏而出现种种兼证。

7. B。答案分析：干疳为疳证的后期表现，由脾胃虚衰，津液消亡，气血两败所致，故治疗应补益气血。

8. A。答案分析：疳肿胀是疳证兼证之一，由脾病及肾，阳气虚衰，气不化水，水湿泛滥肌肤所致，故病位在脾肾。

9. C。答案分析：疳证患儿体重较正常同龄儿平均值低15%以上。

10. B。答案分析：疳证患儿出现肢体浮肿时，为疳肿胀（营养性水肿），由血浆胶体渗透压减低，液体外渗到组织间隙所致，血清白蛋白常在 20g/L 以下。

11. A。答案分析：疳气为疳证的初起阶段，发病机制为脾胃失和，纳化失健，故治疗选用调脾健运之资生健脾丸加减。

12. C。答案分析：口疳是疳证的常见兼证之一，由脾病及心，心火上炎所致，故治疗宜选用清心泻火，滋阴生津之泻心导赤散加减。

（二）A₂ 型题

13. B。答案分析：患儿体重减轻，且有不思饮食、大便不调等表现，应考虑疳证诊断，因病情尚轻，且无腹满症状，故证候诊断为疳气。

14. A。答案分析：辨证为疳积，故选用肥儿丸。

15. D。答案分析：血清白蛋白是维持血浆胶体渗透压的重要成分，疳证时因摄入少，消耗多，合成减少，常伴有低蛋白血症。若出现肢体浮肿，血清白蛋白一般在 20g/L 以下。

16. A。答案分析：本病病情尚轻，属于疳证的初起阶段，故应辨证为疳气。

17. D。答案分析：辨证为疳肿胀，其发病是由于脾病及肾，阳气虚衰，气不化水所致，故治疗应健脾温阳，利水消肿。

18. B。答案分析：本病辨证为口疳，

其发病是由于脾病及心，心火上炎所致。

19.B。答案分析：辨证为干疳，故选用补益气血之八珍汤加减。

20.D。答案分析：辨证为干疳，其发病是由于脾胃虚衰，津液消亡，气血两败所致。

（三）B₁型题

21.B。答案分析：疳积多由疳气发展而来，属脾胃虚损，积滞内停，虚实夹杂之证，病情较为复杂。

22.C。答案分析：干疳为疳证的后期表现，由脾胃虚衰，津液消亡，气血两败所致，常病涉五脏而出现种种兼证。

23.A。答案分析：眼疳是疳证的常见兼证之一，是由脾病及肝，肝血不足，不能濡养两目所致。

24.C。答案分析：疳肿胀是疳证的常见兼证之一，是由脾病及肾，阳气虚衰，气不化水，水湿泛滥肌肤所致。

（四）X型题

25.A，B，C，E。答案分析：疳证治疗除选用药物外，饮食调摄也很重要。饮食宜定时定量，或少食多餐；饮食物宜富含营养，易于消化；添加辅食宜由少及多，由多至稠，由单一到多种，循序渐进地进行。切不可急求全功而多食肥甘致病情生变。

26.A，B，C，D。答案分析：疳证的治疗方法很多，可以采用药物内治、外治，也可以采用推拿疗法、捏脊疗法、针灸疗法、刺四缝、割治疗法等。因患儿肌肉消削，故一般不宜使用拔罐疗法。

三、改错题

27.改为：心疳即口疳。答案分析：心开窍于舌，脾病及心，心火上炎，而见口舌生疮，称为"口疳"，是按患病部位命名的；"心疳"是按五脏分类的，实际上二者是指同一证候。

四、简答题

28."疳"之含义，自古有两种解释。其一曰"疳者甘也"，是指小儿过食肥甘厚腻，损伤脾胃，形成疳证；其二曰"疳者干也"，是指气液干涸，形体羸瘦。前者言其病因，后者言其病机及主证。

29.疳证以形体消瘦，面色无华，毛发干枯，精神萎靡或烦躁，饮食异常，舌苔厚腻为特征；积滞以不思乳食，食而不化，脘腹胀满，嗳气酸腐，大便溏薄或秘结酸臭为特征。若积久不消，影响水谷精微化生，致形体日渐消瘦，可以转化为疳证，但疳证并非全由积滞转化而来，其他多种病证如厌食、泄泻、肺痨等病程迁延日久皆可转化成疳证。

五、问答题

30.①提倡母乳喂养，乳食定时定量，按时按序添加辅食，供给多种营养物质，以满足小儿生长发育的需要。②合理安排小儿生活起居，保证充足睡眠时间，经常户外活动，呼吸新鲜空气，多晒太阳，增强体质。③纠正饮食偏嗜、过食肥甘滋补、贪食零食、饥饱无常等不良的饮食习惯。④发现体重不增或减轻，食欲减退时，要尽快查明原因，及时加以治疗。

六、病案分析题

31.诊断：疳证，疳气证。

病机分析：患儿年幼，脾胃功能尚不完善，加之饮食失节，损伤脾胃。脾胃失和，胃不腐熟水谷，脾失健运，则饮食水谷不能化生气血精微以滋养全身，故形体消瘦，面色少华，毛发稀疏；脾虚肝亢则易发脾气；脾失健运，则不思饮食，大便不调；舌质淡，苔薄白，指纹淡，皆为脾虚气血生化不足之象。

治法：调脾健运。

主方：资生健脾丸加减。

处方：苍术 6g，山药 12g，陈皮 3g，

厚朴 3g，薏苡仁 12g，茯苓 6g，砂仁（后下）3g，白扁豆 6g，钩藤 6g，焦山楂 6g，焦神曲 6g。

第九节　营养性缺铁性贫血

习题

一、填空题

1.营养性缺铁性贫血是由于体内＿＿＿＿致使＿＿＿＿＿＿而引起的一种＿＿＿＿＿＿性贫血。

2.缺铁性贫血多见于＿＿＿＿＿＿，尤以＿＿＿＿＿＿最常见。

二、选择题

（一）A₁ 型题

3.缺铁性贫血的主要病变脏腑在（　）

 A.脾胃心肝　 B.心肝脾肺

 C.心肝脾肾　 D.心脾肺肾

 E.肺脾肝肾

4.小儿缺铁性贫血的主要病理基础是（　）

 A.生化乏源　 B.血虚不荣

 C.肌肤失养　 D.阴虚火旺

 E.脾胃失调

5.何种程度的贫血可见面色苍白，头晕乏力（　）

 A.轻度　 B.中度

 C.重度　 D.中度以上

 E.中度以下

6.诊断 3 月至 6 岁小儿贫血，其末梢血血红蛋白值应（　）

 A.<90g/L　 B.<100g/L

 C.<110g/L　 D.<120g/L

 E.<130g/L

7.中度贫血指的是 HGB 为（　）g/L

 A.<30　 B.30～60

 C.60～90　 D.90～110

 E.90～120

8.缺铁性贫血的治疗原则是（　）

 A.健脾益气，滋生化源

 B.健运脾胃，益气养血

 C.补血养心，益气生血

 D.滋养肝肾，益精生血

 E.培补脾肾，化生气血

（二）A₂ 型题

9.患儿，10 个月。母乳喂养，未添加辅食。近来发现食欲不振，面色萎黄，唇甲色淡，形体消瘦，大便偏稀，舌淡苔白，指纹淡红。查血：HGB 96g/L，RBC 3.3×10¹²/L。辨证为（　）

 A.脾胃虚弱　 B.心脾两虚

 C.肝肾阴虚　 D.气血亏虚

 E.脾肾阳虚

10.患儿，4 岁。有久泻病史。近 3 月来，面黄唇淡，发黄稀疏，食欲不振，体倦乏力，头晕目眩，睡眠不安，舌淡红，脉细弱。查血：HGB 95g/L。其治法是（　）

 A.健运脾胃，益气养血

 B.补脾养心，益气生血

 C.滋养肝肾，益精生血

 D.温补脾肾，益阴养血

 E.健脾养血，补肾益精

11.患儿，8 个月。以牛乳喂养为主，因面色萎黄，形体虚胖，表情呆滞，乏力懒动，头及手足颤动来诊。体检：肝肋下

2.5cm。血：HGB 80g/L，RBC 2.5×10^{12}/L，MCV 90fl/dl。骨髓相以红系增生为主。其诊断是（　　）

    A. 营养性缺铁性贫血

    B. 营养性巨幼红细胞性贫血

    C. 再生障碍性贫血

    D. 脑发育不全

    E. 混合性贫血

12. 患儿，3岁。1年前因患肠套叠行肠切除术，术后体质虚弱，发育迟缓，近半年皮肤黏膜苍白，爪甲色淡易脆，毛发枯黄，头晕目涩，颧红盗汗，舌红苔薄，脉细数。查血：HGB 60/L，RBC 3.1×10^{12}/L。治疗应首选（　　）

    A. 八珍汤　　B. 归脾汤

    C. 一贯煎　　D. 左归丸

    E. 右归丸

13. 患儿，1岁。面色苍白，神疲乏力，发黄稀疏，消瘦4月，诊断为"营养性缺铁性贫血"。选用铁剂治疗时，正确的停药时间为（　　）

    A. 血红蛋白开始升高时

    B. 血红蛋白恢复正常时

    C. 血红蛋白恢复至正常后2月左右

    D. 血红蛋白恢复至正常后6月左右

    E. 血红蛋白恢复至正常后4月左右

14. 患儿，10个月。单纯以奶糕喂养，食欲不振，时有泄泻，近5月发现面色苍白，唇甲色淡，精神萎靡，毛发稀黄，手足欠温，舌淡苔白，指纹淡。查血：HGB 55g/L。其证候为（　　）

    A. 脾胃虚弱　　B. 脾肾阳虚

    C. 肝肾阴虚　　D. 心脾两虚

    E. 气血亏虚

15. 患儿，18个月。近3月来不思进食，大便偏稀，形体略瘦，精神稍差，面色萎黄，肢倦乏力，唇舌色淡，苔薄白，指纹

淡红。查：血 HGB 100g/L，RBC 3.8×10^{12}/L，WBC 9.5×10^9/L，MCHC 29%，MCV 76fl/dl。诊断为营养性缺铁性贫血，其证候是（　　）

    A. 肝肾阴虚　　B. 心脾两虚

    C. 气血亏虚　　D. 脾肾阳虚

    E. 脾胃虚弱

（三）B_1 型题

    A. 营养性缺铁性贫血

    B. 原发性血小板减少性紫癜

    C. 营养性巨幼红细胞性贫血

    D. 再生障碍性贫血

    E. 混合性贫血

16. 血常规：MCV79fl/dl，MCHC30%，HGB90g/L，PLT150 $\times 10^9$/L，WBC9 $\times 10^9$/L。其诊断是（　　）

17. 血常规：HGB 60g/L，MCH 28pg/L，PLT 80×10^9/L，WBC 3.2×10^9/L。其诊断是（　　）

    A. 面色苍白，唇甲色淡，头晕心悸。

    B. 面色苍黄，纳呆消瘦，大便不调。

    C. 面色苍白，头晕目涩，四肢震颤。

    D. 面色白，精神萎靡，四肢不温。

    E. 面色苍白，形体消瘦，发黄稀疏。

18. 营养性缺铁性贫血肝肾阴虚证证见（　　）

19. 营养性缺铁性贫血心脾两虚证证见（　　）

（四）X 型题

20. 以下项目中，符合营养性缺铁性贫血诊断的有（　　）

    A. MCH<29pg

    B. 血清铁降低

    C. 总铁结合力降低

D.MCHC<31%

E.患儿可有肝脾肿大

21.以下营养性缺铁性贫血的治疗调护措施中，正确的是（　　）

A.给予铁剂治疗

B.同时服用维生素 C

C.增加奶制品、蛋类及谷物的摄入

D.忌茶、咖啡

E.增加肝、瘦肉、鱼类及豆类的摄入

三、改错题

22.贫血以虚证为主，治疗重在滋补。

23.贫血的病位在脾胃，因运化失职不能化生气血所致。

四、简答题

24.小儿营养性缺铁性贫血的发病原因有哪些？

25.小儿营养性缺铁性贫血的辨证要点有哪些？

五、问答题

26.小儿营养性缺铁性贫血的诊断要点是什么？

27.小儿厌食、积滞、疳证、营养性缺铁性贫血应如何鉴别？

六、病案分析题

患儿，7个月。早产，生后一直混合喂养，经常泄泻。近3月来食欲不振，皮肤黏膜苍白，面色萎黄，神疲肢倦，毛发稀黄，睡时常啼哭，语声低弱，大便稀溏。舌淡红，指纹淡红。查血：HGB 70g/L，MCHC 29%，MCV 76fl/dl。

试就本例患儿，作出西医疾病、分度诊断，中医证候诊断，病机分析，提出治法、

主方，开出处方。

 答案

一、填空题

1.①铁缺乏；②血红蛋白合成减少；③小细胞低色素。

2.①婴幼儿；②6个月～3岁。

二、选择题

（一）A₁ 型题

3.C。答案分析：脾虚运化失职，不能化生气血；肾虚精亏髓失充养，阴血不生；心失气血充养，心神不宁；肝失阴血充养，虚火内生，而产生缺铁性贫血的种种临床见证。

4.B。答案分析：血虚不荣，脏腑、肌肉、四肢百骸失于濡养，是贫血的主要病理基础。

5.D。答案分析：中度以下贫血不出现明显临床症状。

6.C。答案分析：小儿贫血诊断标准为：3月～6岁，HGB<110g/L；6岁以上，HGB<120g/L。

7.C。答案分析：中度贫血诊断标准为：HGB（60～90）g/L，RBC（2～3）×10¹²/L

8.E。答案分析：培补脾肾，化生气血是本病的治疗原则。

（二）A₂ 型题

9.A。答案分析：本病为轻度贫血，除贫血证外，兼有纳呆，大便偏稀，面色萎黄，证属脾胃虚弱。

10.B。答案分析：病属贫血心脾两虚证，治当补脾养心，益气生血。

11.B。答案分析：小儿以牛奶喂养为主，缺乏叶酸、维生素 B₁₂，有贫血及神经

系统症状，且红细胞体积大，故应诊断为营养性巨幼红细胞性贫血。

12.D。病属贫血肝肾阴虚证，故首选左归丸。

13.C。答案分析：服用铁剂治疗应持续用至血红蛋白达正常水平后两个月左右再停药，以补足铁的储存量。

14.B。答案分析：本病为重度贫血，除血虚证外，以精神萎靡、便溏、四肢不温为主要特点，证属脾肾阳虚。

15.E。答案分析：患儿虽有不欲食，消瘦，便溏等脾胃虚弱证，但以血虚、肌肤不荣为主要特点，结合实验室检查应诊为轻度营养性缺铁性贫血，辨证为脾胃虚弱。

（三）B₁型题

16.A。答案分析：化验提示为小细胞低色素性贫血，血小板、白细胞正常，为营养性缺铁性贫血。

17.D。答案分析：血常规示三项降低，正细胞正色素性贫血，为再生障碍性贫血。

18.C。答案分析：面色苍白，头晕目涩，四肢震颤为贫血肝肾阴虚证的特点。

19.A。答案分析：面色苍白，唇甲色淡，头晕心悸为贫血心脾两虚证的特点。

（四）X型题

20.B，D，E。答案分析：缺铁性贫血患儿 MCH＜27pg，MCV＜80fl/dl，MCHC＜31%，血清铁降低，总铁结合力增高，此患儿可有骨髓外造血故可有肝脾肿大。

21.A，B，D，E。答案分析：给予铁剂和增加富含铁的肝、瘦肉、鱼类及豆类食物摄入，为调治本病的正确方法，同时服用维生素C有助于铁剂的吸收。而奶制品、蛋类、谷物、茶、咖啡等则影响铁的吸收，故应限制。

三、改错题

22.改为：贫血以虚证为主，以补其不足，培其脾肾，化生气血为原则。

答案分析：贫血以虚证为主，但应注意不可一味滋补，应补而不滞，于滋补中酌加理气助运之品。若补益过于滋腻，则碍滞脾胃。

23.改为：贫血的病位在脾肾心肝四脏。

答案分析：脾虚运化失职不能化生气血；肾虚精亏髓失充养，阴血不生；心失所养，心神不宁；肝失充养，虚火内生。因而产生本病临床的种种证候。

四、简答题

24.小儿营养性缺铁性贫血的发病原因，有先天禀赋不足、后天喂养不当、感染诸虫、疾病损伤等。

25.①据临床表现辨气血阴阳亏虚之轻重。②结合实验室检查，判断贫血之程度。③辨脏腑：食少纳呆体倦乏力、大便不调病在脾；心悸心慌、语声低微病在心；头晕目涩、潮热盗汗、爪甲枯脆病在肝；腰腿酸软、畏寒肢冷、发育迟缓病在肾。

五、问答题

26.小儿营养性缺铁性贫血的诊断要点如下：

（1）有明确的缺铁病史：铁供给不足、吸收障碍、需要增多或慢性失血等。

（2）临床表现：发病缓慢，皮肤黏膜逐渐苍白或苍黄，以口唇、口腔黏膜及甲床最为明显，神疲乏力，食欲减退，年长儿有头晕等症状。部分患儿可有肝脾肿大。

（3）贫血为小细胞低色素性，平均血红蛋白浓度（MCHC）＜31%，红细胞平均体积（MCV）＜80fl/dl，平均血红蛋白（MCH）＜27pg。

（4）3月～6岁血红蛋白＜110g/L，6岁以上血红蛋白＜120g/L。

（5）血清铁、总铁结合力、运铁蛋白饱和度、红细胞原卟啉、血清铁蛋白等异常。

（6）铁剂治疗有效。用铁剂治疗6周后，血红蛋白上升20g/L以上。

（7）病情分度：①轻度，血红蛋白：6个月～6岁（90～110）g/L，6岁以上（90～120）g/L；红细胞（3～4）10^{12}/L。②中度，血红蛋白（60～90）g/L；红细胞（2～3）10^{12}/L。③重度，血红蛋白（30～60）g/L；红细胞（1～2）10^{12}/L。④极重度，血红蛋白<30g/L；红细胞<$1×10^{12}$/L。

27.厌食：是由喂养不当、病后失调、先天不足或情志失调所致，以脾失健运为主要病机，以长期食欲不振、厌恶进食为主证。虽有面色无华、形体偏瘦，但无明显消瘦，精神活动如常可与疳证鉴别；无脘腹胀满，嗳气酸腐，大便酸臭，可与积滞鉴别；无面色萎黄，唇甲色淡，血常规正常可与贫血鉴别。

积滞：是因内伤乳食停聚中焦积而不化，气滞不行所形成的一种胃肠疾患。以不思乳食，食而不化，脘腹胀满，嗳气酸腐，大便酸臭为特征。无明显形体消瘦可与疳证鉴别；无明显血虚不荣可与贫血鉴别；有积滞内停，气滞不行之证可与厌食鉴别。

疳证：是由喂养不当或由多种原因影响，使脾胃受损，气液耗伤，而形成的一种慢性营养缺乏症。以形体消瘦，面色无华，毛发干枯，精神萎靡或烦躁，嗜食异物为特征，病情重者可病涉五脏而产生多种兼证。

较之厌食、积滞，有明显消瘦及精神异常可资鉴别。病重者常同时有贫血表现。

营养性缺铁性贫血：是由先天不足，喂养不当等导致脾肾肝心不足，气血生化无源，血虚不荣所致。以面色苍白，口唇爪甲、睑结膜苍白伴头晕乏力纳呆等为主症。贫血为小细胞低色素性，HGB：1～6岁<110g/L，6岁以上<120 g/L，有血清铁、总铁结合力、运铁蛋白饱和度等异常。可与以上病症相鉴别，而重症贫血可同时有疳证表现。

六、病案分析题

28.西医诊断：营养性缺铁性贫血，中度。

中医证候诊断：心脾两虚证。

病机分析：患儿早产，脾胃虚弱，又因混合喂养，喂养不当，则愈伤脾胃，脾失健运，清浊不分，合污而下，故经常泄泻。脾胃亏虚，气血生化乏源，肌肤不荣，则面色萎黄，皮肤黏膜苍白，毛发稀黄，乏力懒动。脾运失健则纳呆。心血不足，心失所养则神倦，心神不宁则睡眠不安啼哭。舌象、脉象均为心脾两虚气血不足之象。

治法：补脾养心，益气生血。

主方：归脾汤加减。

处方：黄芪10g，人参3g，白术5g，茯苓5g，当归5g，龙眼肉5g，酸枣仁6g，苍术5g，陈皮2g，焦山楂6g，炒谷芽3g，炒麦芽3g。

第六章 心肝病证

第一节 夜啼

🖋 习题

一、填空题

1. 夜啼的辨证重在辨别_____，_____。

二、选择题

(一) A₁ 型题

2. 夜啼的好发年龄为( )
   A.1 岁以内   B.1～3 岁
   C.3～6 岁   D.6～9 岁
   E.9～12 岁

3. 夜啼的病位主要在( )
   A. 心肝   B. 心脾   C. 肺脾
   D. 脾肾   E. 肝肾

4. 夜啼因惊恐所致者治宜( )
   A. 温脾散寒   B. 养心安神
   C. 清心泻火   D. 镇惊安神
   E. 消食导滞

(二) A₂ 型题

5. 患儿，2 个月。夜啼哭声响亮，见灯尤甚，哭时面赤唇红，烦躁不宁，身腹俱暖，溲赤便秘，舌尖红，苔薄黄。治疗应首选( )
   A. 琥珀抱龙丸   B. 远志丸
   C. 匀气散   D. 导赤散
   E. 泻青丸

6. 患儿，4 个月。夜啼哭声低弱，时哭时止，睡喜蜷曲，腹喜摩按，四肢欠温，吮乳无力，大便溏薄，面色青白，舌苔薄白。其治法是( )
   A. 清心导赤，泻火安神
   B. 定惊安神，补气养心
   C. 温脾散寒，行气止痛
   D. 清肝泻火，镇惊安神
   E. 健脾益气，养心安神

(三) B₁ 型题
   A. 哭声响亮，延续不休，面赤唇红。
   B. 哭声低弱，睡喜蜷曲，腹喜摩按。
   C. 时哭时止，面色青白，大便溏薄。
   D. 突然啼哭，神情不安，时作惊惕。
   E. 啼哭不安，口中气冷，四肢不温。

7. 夜啼心经积热证的证候特点为( )

8. 夜啼惊恐伤神证的证候特点为( )

(四) X 型题

9. 夜啼证的病因主要包括( )
   A. 伤乳   B. 脾寒   C. 心热
   D. 惊恐   E. 饥饿

10. 夜啼证的特点有( )
   A. 入夜啼哭，白天安睡
   B. 啼哭时间长短不一

C. 啼哭轻重表现不一

D. 好发于新生儿及婴儿

E. 啼哭伴有发热

三、简答题

11. 简述夜啼的治疗原则。

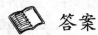 答案

一、填空题

1.①轻重缓急；②寒热虚实。

二、选择题

（一）A₁ 型题

2.A。答案分析：夜啼的好发年龄在 1 岁以内。

3.B。答案分析：脾寒、心热、惊恐为夜啼的主要病因，本病病位主要在心脾。

4.D。答案分析：惊则伤神，恐则伤志，小儿神气怯弱，惊恐则神志不安而啼，故治宜镇惊安神。

（二）A₂ 型题

5.D。答案分析：证属心经积热，治宜清心导赤、泻火安神，故选用导赤散。

6.C。答案分析：证属脾寒气滞，故治宜温脾散寒、行气止痛。

（三）B₁ 型题

7.A。答案分析：哭声响亮、延续不休为热，面赤唇红亦为心经积热之象。

8.D。答案分析：哭声惊怖、骤然发作为惊，神情不安、时作惊惕亦为惊恐伤神的表现。

（四）X 型题

9.B，C，D。答案分析：饥饿所致啼哭不属病态，伤乳引起的啼哭不属本证范围。

10.A，B，C，D。答案分析：因发热或其他疾病引起的啼哭，应审因论治，不属于夜啼证范围。

三、简答题

11. 因脾寒气滞者，治以温脾行气；因心经积热者，治以清心导赤；因惊恐伤神者，治以镇惊安神。

第二节 汗 证

习题

一、填空题

1. 小儿汗证，多属于西医学_____，其主要病因为_____，_____。

二、选择题

（一）A₁ 型题

2. 汗证实证的病机多为（　）

　　A. 饮食不节　　B. 风热外感

　　C. 阳明热炽　　D. 湿热迫蒸

　　E. 营卫失调

3. 寐则汗出，醒时汗止者多属（　）

　　A. 气虚　　　　B. 阴虚

　　C. 气阴亏虚　　D. 肺卫不固

　　E. 营卫失调

4. 小儿汗证的好发年龄为（　）

　　A.1 岁以内　　B.3 岁以内

　　C.5 岁以内　　D.5~7 岁

　　E.7~12 岁

5. 治疗汗证营卫失调证的首选方剂为（　）

　　A. 桂枝汤

　　B. 桂枝加龙骨牡蛎汤

C. 桂枝芍药汤

D. 玉屏风散合牡蛎散

E. 黄芪桂枝五物汤

6. 生脉饮口服液适用的汗证证候是（　　）

A. 肺卫不固　　B. 营卫失调

C. 心脾不足　　D. 气阴亏虚

E. 湿热迫蒸

（二）A₂ 型题

7. 患儿，4 岁。近 2 年明显汗多，以头部、肩背部汗出明显，动则尤甚，平素易感，神疲乏力，面色少华，舌质淡，苔薄白，脉细弱。其证候是（　　）

A. 肺卫不固　　B. 营卫失调

C. 气阴亏虚　　D. 心脾不足

E. 湿热迫蒸

8. 患儿，4 岁。汗出过多年余，白天多汗，寐后尤甚，形体消瘦，神萎不振，时或低热，口干唇红，手足心灼热，舌淡苔少，脉细数。治疗应首选（　　）

A. 当归六黄汤　B. 桂枝汤

C. 牡蛎散　　　D. 生脉散

E. 泻黄散

9. 患儿，3 岁。汗多 2 周，夜间为甚，头部多汗明显，汗出肤热，汗渍色黄，口臭口渴，舌质红，苔黄腻，脉滑数。其治法是（　　）

A. 益气固表　　B. 调和营卫

C. 益气养阴　　D. 补养心脾

E. 清热泻脾

10. 患儿，1 岁。病已半年，症见常自汗出，动则尤甚，神疲乏力，容易感冒，舌质淡，苔薄白。其治法是（　　）

A. 调和营卫　　B. 益气固表

C. 益气养阴　　D. 健脾益气

E. 滋肺养阴

11. 患儿，2 岁。白天多汗周余，汗出遍身而不温，畏寒恶风，时伴低热，纳差神疲，舌质淡，苔薄白，脉缓。其病机为（　　）

A. 肺卫不固　　B. 营卫失调

C. 气阴亏虚　　D. 心脾不足

E. 湿热迫蒸

（三）B₁ 型题

A. 头颈多汗，易罹外感。

B. 汗出遍身，抚之不温。

C. 多汗形瘦，时有低热。

D. 汗出肤热，汗渍色黄。

E. 多汗烦渴，小便清长。

12. 汗证湿热迫蒸证的证候特点为（　　）

13. 汗证气阴亏虚证的证候特点为（　　）

（四）X 型题

14. 小儿汗证的常用方剂有（　　）

A. 牡蛎散　　　B. 生脉散

C. 泻黄散　　　D. 玉屏风散

E. 黄芪桂枝五物汤

15. 汗证虚证的治法常用（　　）

A. 益气固表　　B. 益气养阴

C. 调和营卫　　D. 化湿导滞

E. 清热泻脾

三、改错题

16. 小儿汗证有自汗、盗汗、大汗之分。

四、简答题

17. 简述汗证的辨证要点。

五、问答题

18. 试述汗证的治疗原则。

答案

一、填空题

1.①植物神经功能紊乱；②禀赋不足；③调护失宜。

二、选择题

（一）A₁型题

2.D。答案分析：饮食内滞，化生湿热，湿热迫蒸，外泄肌表而致汗出，是汗证实证的常见病机。

3.B。答案分析：寐则汗出，醒时汗止者为盗汗，盗汗多属阴虚。

4.C。答案分析：汗证多发生于5岁以内的小儿。

5.E。答案分析：黄芪桂枝五物汤，即桂枝汤去甘草，倍生姜，加黄芪而成。汗证以虚为主，其营卫不和证，亦以表虚者居多，卫阳不足，营阴外泄，故首选黄芪桂枝五物汤加减调和营卫。

6.D。答案分析：生脉饮口服液由人参、麦冬、五味子组成，具益气生津、敛阴止汗之功效，适用于汗证气阴亏虚证。

（二）A₂型题

7.A。答案分析：头部、肩背部汗出明显，动则尤甚，平素易感，为汗证肺卫不固证的特点。

8.D。答案分析：辨证属气阴亏虚证，故选用生脉散。

9.E。答案分析：辨证属湿热迫蒸证，故予清热泻脾法。

10.B。答案分析：辨证为肺卫不固，治当益气固表。

11.B。答案分析：自汗，汗出遍身而不温，畏寒恶风，为营卫失调的病证特点。

（三）B₁型题

12.D。答案分析：脾胃湿热蕴积，热迫津液外泄，故以汗出肤热，汗渍色黄为特点。

13.C。答案分析：气阴亏虚证多见于急病、久病、重病之后气血失调，或素体气阴两虚者，阴虚生内热，故常见多汗形瘦，时有低热的虚热征象。

（四）X型题

14.A，B，C，D，E。答案分析：汗证之肺卫不固证常用玉屏风散合牡蛎散加减，营卫失调证常用黄芪桂枝五物汤加减，气阴亏虚证常用生脉散加减，湿热迫蒸证常用泻黄散加减。

15.A，B，C。答案分析：汗证虚证多表现为肺卫不固、营卫失调、气阴亏虚，故其治法常用益气固表、调和营卫、益气养阴。

三、改错题

16.改为：小儿汗证有自汗、盗汗之分。

答案分析：大汗即汗出过多，津液大泄，可见于由温热病阳明经热引起的出汗，或属重病急病阴竭阳脱、亡阳大汗者。这些均不属于汗证讨论的范围。

四、简答题

17.汗证多属虚证。自汗以气虚、阳虚为主；盗汗以阴虚、血虚为主。肺卫不固证多汗以头颈胸背为主；营卫失调证多汗而不温；气阴亏虚证汗出遍身而伴虚热征象；湿热迫蒸证则汗出肤热。

五、问答题

18.汗证以虚为主，补虚是其基本治疗法则。肺卫不固者益气固卫，营卫失调者调和营卫，气阴亏虚者益气养阴，湿热迫蒸者清化湿热。除内服药外，尚可配合脐疗等外治法。

第三节 病毒性心肌炎

习题

一、填空题

1. 病毒性心肌炎以_____、_____为发病主因，_____、_____为病变过程中的病理产物，_____为其主要病理变化。

二、选择题

(一) A₁ 型题

2. 病毒性心肌炎的发病内因是( )
   A. 痰瘀内阻　　B. 正气亏虚
   C. 外感风热　　D. 湿热侵袭
   E. 饮食内滞

3. 病毒性心肌炎的发病年龄多见于( )
   A. 初生~1个月
   B. 1个月~1岁　　C. 1~3岁
   D. 3~10岁　　　E. 10岁以上

4. 以下4项诊断依据：①心功能不全、心源性休克或心脑综合征。②心脏扩大。③心电图改变。④CK-MB升高，心肌肌钙蛋白阳性。最少具备几项，可临床诊断为心肌炎 ( )
   A. 1　　　　B. 2　　　C. 3
   D. 前2项　　E. 后2项

5. 临床诊断心肌炎，下列指标中最有意义的是( )
   A. 感冒后出现神疲乏力、面色苍白，心悸，气短，肢冷，多汗
   B. 血特异性 IgM 抗体阳性
   C. 咽拭子分离到病毒
   D. 血液中分离到病毒

E. 血 CK-MB 升高

6. 病毒性心肌炎慢性期是指( )
   A. 临床症状反复出现，客观检查指标迁延不愈，病程在半年以上。
   B. 临床症状反复出现，客观检查指标迁延不愈，病程在1年以上。
   C. 进行性心脏增大，反复心力衰竭或心律失常，病情时轻时重，病程在半年以上。
   D. 进行性心脏增大，反复心力衰竭或心律失常，病情时轻时重，病程在1年以上。
   E. 临床症状反复出现，检查阳性发现明显且多变，病情时轻时重，病程在半年以上。

7. 病毒性心肌炎病初风热犯心证的治法为( )
   A. 清热解毒，养阴活血
   B. 清化湿热，解毒达邪
   C. 益气养阴，宁心安神
   D. 温阳活血，养心通络
   E. 豁痰活血，化瘀通络

8. 病毒性心肌炎中后期最常见的证型为( )
   A. 风热犯心　　B. 湿热侵心
   C. 气阴亏虚　　D. 心阳虚弱
   E. 痰瘀阻络

9. 下列哪项描述不符合病毒性心肌炎心阳虚弱证的证候特点？( )
   A. 烦热口渴　　B. 头晕乏力
   C. 心悸怔忡　　D. 畏寒肢冷
   E. 脉结代

10. 病毒性心肌炎痰瘀阻络证的首选中药成药是( )

A. 参附注射液　　B. 生脉注射液
C. 参麦注射液　　D. 丹参注射液
E. 清开灵注射液

11. 病毒性心肌炎心脏扩大及并发心力衰竭者，卧床休息时间至少为（　　）
A. 1 个月　　　　B. 1～3 个月
C. 3～6 个月　　D. 6～12 个月
E. 1 年以上

（二）A₂型题

12. 患儿，4 岁。胸闷憋气，神疲乏力，时觉心前区疼痛，活动后诸症加重。2 周前曾患流行性腮腺炎。查心电图：二度Ⅱ型房室传导阻滞。为明确诊断，下列最有意义的检查是（　　）
A. 血常规　　　　B. 血培养
C. 血病毒分离　　D. 血沉
E. 血心肌酶

13. 患儿，7 岁。感冒 2 周未愈，乏力，时觉胸痛，间见憋气，纳差便调，咽红咳嗽，苔黄，脉数。查心电图示Ⅱ、avF、V₅导联 T 波倒置，血 CK－MB 升高。治疗应首选（　　）
A. 银翘散　　　　B. 失笑散
C. 生脉散　　　　D. 葛根黄芩黄连汤
E. 桂枝甘草龙骨牡蛎汤

14. 患儿，9 岁。罹患心肌炎 2 周，寒热起伏，胸闷憋气，肌肉酸痛，脘痞腹泻，恶心欲吐，舌质红，苔黄腻，脉濡数。其病机是（　　）
A. 风热犯心　　　B. 湿热侵心
C. 热实结胸　　　D. 心脉痹阻
E. 痰火扰心

15. 患儿，4 岁。心肌炎病史 4 个月，乏力、憋气，心悸不适，活动后症状加重，舌光红少苔，脉细数。其治法是（　　）
A. 清热解毒，养阴活血
B. 清热化湿，宁心安神
C. 益气养阴，宁心安神

D. 温振心阳，宁心安神
E. 豁痰活血，化瘀通络

16. 患儿，3 岁。神疲乏力、心悸不适 2 周，近 2 天复感外邪，发热咳嗽，突然面色苍白，呼吸急促，继之大汗淋漓，四肢厥冷，唇紫息微，脉微细欲绝。其证候是（　　）
A. 风热犯心　　　B. 心脉瘀阻
C. 气阴亏虚　　　D. 心阳虚弱
E. 心阳暴脱

17. 患儿，6 岁。患心肌炎 6 个月，面色晦暗，胸闷憋气，时觉心前区刺痛，时欲呕恶，舌质紫暗，苔白腻，脉滑。其证候是（　　）
A. 风热犯心　　　B. 湿热侵心
C. 气阴亏虚　　　D. 心阳虚弱
E. 痰瘀阻络

18. 患儿，2 岁。患心肌炎 5 个月，面黄少华，形瘦倦怠，气短乏力，动则汗出，烦热口渴，夜寐不安，纳差便溏，舌光红少苔。治疗应首选（　　）
A. 失笑散
B. 瓜蒌薤白半夏汤
C. 葛根黄芩黄连汤
D. 桂枝甘草龙骨牡蛎汤
E. 炙甘草汤合生脉散

19. 患儿，9 岁。患心肌炎 1 周，低热绵延，鼻塞流涕，咽红肿痛，咳嗽有痰，头晕乏力，心悸气短，胸闷胸痛，舌质红，苔薄黄，脉数。其治法是（　　）
A. 清热解毒，养阴活血
B. 疏风清热，宣肺利咽
C. 清热化湿，宁心安神
D. 豁痰活血，化瘀通络
E. 益气养阴，宁心安神

20. 患儿，7 岁。患心肌炎年余，心悸怔忡，神疲倦怠，气短乏力，畏寒肢冷，面色苍白，头晕多汗，舌质淡胖，脉缓无力。

治疗应首选( )

    A. 生脉散   B. 归脾汤

    C. 炙甘草汤   D. 补中益气汤

    E. 桂枝甘草龙骨牡蛎汤

21. 患儿，5岁。胸闷胸痛，头晕乏力，心悸不适，脘痞痰多，时欲呕恶，舌质紫暗，苔白腻，脉结代。治疗宜首选( )

    A. 银翘散   B. 温胆汤

    C. 清营汤   D. 炙甘草汤合生脉散

    E. 瓜蒌薤白半夏汤合失笑散

（三）B₁型题

    A. 桂枝甘草龙骨牡蛎汤

    B. 炙甘草汤合生脉散

    C. 黄芪桂枝五物汤

    D. 炙甘草汤

    E. 参附汤

22. 病毒性心肌炎气阴亏虚证治疗首选方是( )

23. 病毒性心肌炎心阳虚弱证治疗首选方是( )

    A. 心悸不宁，胸闷憋气，心前区痛如针刺，舌质紫暗，脉结代。

    B. 心悸不宁，憋气乏力，少气懒言，烦热口渴，舌红少苔，脉细数。

    C. 心悸怔忡，神疲乏力，畏寒肢冷，舌质淡胖，脉缓无力。

    D. 寒热起伏，心悸胸闷，肌肉酸痛，腹痛泄泻，舌质红，苔黄腻，脉濡数。

    E. 心悸气短，胸闷胸痛，发热咳嗽，咽红肿痛，舌红脉数。

24. 病毒性心肌炎湿热侵心证的证候有( )

25. 病毒性心肌炎痰瘀阻络证的证候有( )

（四）X型题

26. 病毒性心肌炎常继发于何病之后( )

    A. 感冒   B. 猩红热

    C. 麻疹   D. 水痘

    E. 痄腮

27. 病毒性心肌炎的辨证要点在于( )

    A. 辨轻重   B. 辨阴阳

    C. 辨表里   D. 辨寒热

    E. 辨虚实

28. 病毒性心肌炎病程在1个月以内患儿的常见证型有( )

    A. 风热犯心   B. 湿热侵心

    C. 气阴亏虚   D. 心阳虚弱

    E. 痰瘀阻络

29. 病毒性心肌炎的调护要点包括( )

    A. 急性期应卧床休息，一般需休息3~6周，重者宜卧床6月~1年，体温稳定34周后，心衰控制、心律失常好转、心电图改变好转时，再逐渐增加活动量。

    B. 烦躁不安时，给予镇静剂，尽量保持安静。

    C. 病程中应隔离护理。

    D. 饮食宜营养丰富而易消化，少量多餐。忌食过于肥甘厚腻或辛辣之品，不饮浓茶。

    E. 密切观察患儿病情变化，一旦发现患儿心率明显增快或减慢、严重心律失常、呼吸急促、面色青紫，应立即采取各种抢救措施。

三、改错题

30. 病毒性心肌炎的治疗原则是益气养阴。

31. 病毒性心肌炎患儿出现心力衰竭，

应常规量使用洋地黄制剂。

四、简答题

32．简述病毒性心肌炎的病因。

33．简述病毒性心肌炎的临床分期。

五、问答题

34．病毒性心肌炎的临床诊断依据有哪些？

35．如何辨别病毒性心肌炎的虚实、轻重？

六、病案分析题

36．患儿，男，8岁。感冒后自觉憋气、乏力2周，间断出现心悸不适，心前区疼痛，活动后诸症加重。轻咳，咽痛，纳可，便调。查体：咽充血，双扁桃体Ⅰ°肿大，心音尚有力，偶发早搏，心率112次／分。舌质红，苔薄黄，脉数。心电图：偶发早搏，Ⅱ、avF、V_5导联T波倒置已持续4天。血心肌酶：CPK、CK－MB均显著升高。血cTnI阳性。

试就本例患儿，作出西医疾病、中医证候诊断，病机分析，提出治法、主方，开出处方。

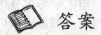 答案

一、填空题

1．①外感风热；②湿热邪毒；③瘀血；④痰浊；⑤耗气伤阴。

二、选择题

（一）A₁型题

2．B。答案分析：正气存内，邪不可干。素体正气亏虚是本病发病之内因。

3．D。答案分析：病毒性心肌炎发病以3～10岁小儿为多。

4．B。答案分析：病毒性心肌炎的诊断标准要求，具备上述临床诊断依据中的2项，可临床诊断为心肌炎。

5．E。答案分析：血CK－MB升高为病毒性心肌炎的临床诊断依据。

6．D。答案分析：本病分期包括急性期、迁延期、慢性期，其中慢性期是指进行性心脏增大，反复心力衰竭或心律失常，病情时轻时重，病程在1年以上者。

7．A。答案分析：病初风热犯心，灼伤营阴，心脉瘀阻，故治宜清热解毒，养阴活血。

8．C。答案分析：耗气伤阴为其主要病理变化，中后期病证常表现气阴亏虚证。

9．A。答案分析：烦热口渴为热证表现。

10．D。答案分析：生脉注射液、参麦注射液、参附注射液的作用为益气养阴或益气温阳，主要用于虚证。清开灵注射液可用于初期风热犯心证。丹参注射液具活血化瘀之功效，用于痰瘀阻络证。

11．C。答案分析：病毒性心肌炎重症患儿应卧床休息以减轻心脏负担及减少耗氧量。心脏扩大及并发心力衰竭者，应延长卧床时间，至少3～6个月。

（二）A₂型题

12．E。答案分析：本病考虑为病毒性心肌炎，应作心肌酶学检查，CK－MB升高为病毒性心肌炎临床诊断依据之一。

13．A。答案分析：辨为风热犯心证，治宜清热解毒，养阴活血，故选用银翘散加减。

14．B。答案分析：其证寒热起伏、胸闷憋气、肌肉酸痛、脘痞腹泻、舌红苔黄腻，符合湿热侵心的病证表现。

15．C。答案分析：辨为气阴亏虚证，故予益气养阴，宁心安神。

107

16.E。答案分析：素体虚弱，复感外邪，心阳不振，乃至心阳暴脱。患儿突然面色苍白，呼吸急促，继之大汗淋漓，四肢厥冷，唇紫息微，脉微细欲绝为其病证特点。

17.E。答案分析：病程 6 个月，面色晦暗，心前区刺痛，舌质紫暗，苔白腻，脉结代，符合痰瘀阻络证的证候特点。

18.E。答案分析：辨为气阴亏虚证，治宜益气养阴，宁心安神，故选用炙甘草汤合生脉散加减。

19.A。答案分析：辨为风热犯心证，治宜清热解毒，养阴活血。

20.E。答案分析：辨为心阳虚弱证，治宜温振心阳，宁心安神，故选用桂枝甘草龙骨牡蛎汤加减。

21.E。答案分析：辨为痰瘀阻络证，治宜豁痰活血，化瘀通络，故选用瓜蒌薤白半夏汤合失笑散加减。

（三）B₁ 型题

22.B。答案分析：气阴亏虚证治宜益气养阴，宁心安神，故选用炙甘草汤合生脉散加减。

23.A。答案分析：心阳虚弱证治宜温振心阳，宁心安神，故选用桂枝甘草龙骨牡蛎汤加减。

24.D。答案分析：本证由湿热邪毒蕴于脾胃，留滞不去，上犯于心所致，故同时见肠胃湿热蕴结及心神不宁的表现。

25.A。答案分析：本证由于病程迁延，伤及肺脾，痰饮内停，瘀血内阻，阻滞心络所致。痰瘀阻滞之实证征象，如胸闷憋气、心前区痛如针刺等，是本证特点。

（四）X 型题

26.A，C，D，E。答案分析：除猩红热是由 A 组乙型溶血性链球菌感染所致，其余均为病毒感染，均可引起病毒性心肌炎。

27.A，E。答案分析：本病的病情演变

重在证候虚实、病情轻重。

28.A，B。答案分析：气阴亏虚证、心阳虚弱证主要因病久耗气伤阴、损伤心阳所致，痰瘀阻络证多由于病程迁延，伤及肺脾，痰饮内停，瘀血内阻，阻滞心络所致。病程短者主要见风热犯心、湿热侵心两种证候。

29.A，B，D，E。答案分析：病毒性心肌炎非传染病，一般不需要隔离护理，但病情较重者需注意卧床休息，保持安静，必要时及时抢救治疗。

三、改错题

30．改为：病毒性心肌炎的治疗原则是扶正祛邪，清热解毒、活血化瘀，温振心阳、养心固本。

答案分析：耗气伤阴为病毒性心肌炎的主要病理变化，而外感风热、湿热邪毒为其发病主因，瘀血、痰浊为其病理产物。病程中或邪实正虚，或以虚为主，或虚中夹实，故治疗以扶正祛邪，清热解毒、活血化瘀，温振心阳、养心固本为原则。

31．改为：病毒性心肌炎患儿出现心力衰竭，常用洋地黄制剂，但剂量为常规量的 1/3～2/3，注意防止洋地黄中毒。

答案分析：由于心肌炎对洋地黄制剂较敏感，容易中毒，故剂量应偏小。

四、简答题

32．小儿素体正气亏虚是发病的内因，风热、湿热邪毒侵袭是发病的外因。

33．急性期：新发病，症状及检查阳性发现明显且多变，一般病程在半年以内。迁延期：临床症状反复出现，客观检查指标迁延不愈，病程多在半年以上。慢性期：进行性心脏增大，反复心力衰竭或心律失常，病情时轻时重，病程在 1 年以上。

五、问答题

34.①心功能不全、心源性休克或心脑综合征。②心脏扩大。X线、超声心动图检查具有表现之一。③心电图改变：Ⅰ、Ⅱ、avF、V$_5$导联中2个或2个以上ST-T改变持续4天以上，及其他严重心律失常。④CK-MB升高，心肌肌钙蛋白（cTnI或cTnT）阳性。

35. 辨明虚实：凡病程短暂，见胸闷胸痛、气短多痰，或恶心呕吐、腹痛腹泻，舌红、苔黄，属实证；病程长达数月，见心悸气短，神疲乏力，面白多汗，舌淡或偏红，舌光少苔，属虚证。一般急性期以实证为主，恢复期、慢性期以虚证为主，后遗症期常虚实夹杂。

辨别轻重：神志清楚，神态自如，面色红润，脉实有力者，病情轻；若面色苍白，气急喘急，四肢厥冷，口唇青紫，烦躁不安，脉微欲绝或频繁结代者，病情危重。

六、病案分析题

36.西医疾病诊断：病毒性心肌炎。
中医证候诊断：风热犯心证。
病机分析：风热邪毒，先犯肺卫，肺气失宣，故见感冒咳嗽。邪毒未解，由表及里，内舍于心，伤及心之气阴。心气不足，血行无力，心脉瘀阻，则气短乏力、胸痛憋气；心阴不足，心脉失养，则心慌不适。咽痛、扁桃体红肿，为邪毒犯肺所致；舌红苔黄、脉数，亦为热毒内扰之象。
治法：清热解毒，养阴活血。
主方：银翘散加减。
处方：薄荷（后下）6g，连翘10g，桔梗5g，牛蒡子10g，金银花10g，黄芩10g，板蓝根15g，丹参10g，川芎6g，瓜蒌皮10g，麦冬10g，甘草6g。

第四节　注意力缺陷多动症

习题

一、填空题

1.注意力缺陷多动症又称＿＿＿＿综合征，其基本病机在于＿＿＿＿。

二、选择题

（一）A$_1$型题

2.注意力缺陷多动症的好发年龄为（　　）
　　A.新生儿期　　B.婴儿期
　　C.幼儿期　　D.学龄前期
　　E.学龄期

3.以下哪项不符合注意力缺陷多动症的临床特征？（　　）
　　A.男性发病多于女性
　　B.注意力不集中
　　C.智力低下
　　D.动作过多
　　E.冲动任性

4.注意力缺陷多动症的治疗原则是（　　）
　　A.调和阴阳　　B.补益心肾
　　C.滋肾平肝　　D.补益心脾
　　E.清热化痰

5.用于注意力缺陷多动症心脾两虚证的中药成药有（　　）
　　A.静灵口服液　　B.杞菊地黄丸
　　C.人参归脾丸　　D.知柏地黄丸
　　E.六味地黄丸

6. 注意力缺陷多动症的病机本质为（　　）

    A. 寒证　　B. 热证　　C. 实证

    D. 虚证　　E. 表证

（二）A₂型题

7. 患儿，8岁。活动过多，冲动任性，上课时注意力不集中，坐立不安，喜欢做小动作，学习困难，但智力正常。其诊断是（　　）

    A. 多发性抽搐症

    B. 注意力缺陷多动症

    C. 习惯性抽搐

    D. 儿童精神分裂症

    E. 孤独症

8. 患儿，9岁。多动难静，急躁易怒，冲动任性，注意力不集中，难以静坐，五心烦热，腰酸乏力，记忆力欠佳，舌质红，脉细弦。治疗应首选（　　）

    A. 归脾汤　　　B. 甘麦大枣汤

    C. 黄连温胆汤　D. 杞菊地黄丸

    E. 参苓白术散

9. 患儿，7岁。神思涣散，注意力不集中，言语冒失，多动而不暴躁，形体消瘦，面色少华，神疲乏力，记忆力差，舌质淡，苔薄白，脉虚弱。其治法是（　　）

    A. 滋养肝肾，平肝潜阳

    B. 清热泻火，化痰宁心

    C. 养心安神，健脾益气

    D. 清肝泻火，镇惊安神

    E. 益气养阴，缓肝理脾

10. 患儿，7岁。多动多语，烦躁不宁，冲动任性，难于制约，兴趣多变，注意力不集中，胸中烦热，纳少口苦，舌质红，苔黄腻，脉滑数。其病机是（　　）

    A. 阴虚火旺　　B. 肝肾阴虚

    C. 气郁化火　　D. 心脾两虚

    E. 痰火内扰

11. 患儿，10岁。活动过多，冲动易怒，不能自控，上课时注意力不集中，学习困难，腰膝酸软，遗尿健忘，舌红少苔，脉沉细数。治疗应首选（　　）

    A. 静灵口服液　B. 人参归脾丸

    C. 参苓白术丸　D. 龙胆泻肝丸

    E. 泻青丸

（三）B₁型题

    A. 易于冲动，好动难静，容易发怒，常不能自控。

    B. 兴趣多变，做事有头无尾，记忆力差。

    C. 脑失精明，学习成绩低下，记忆力欠佳，或有遗尿、腰酸乏力。

    D. 注意力不集中，情绪不稳定，多梦烦躁。

    E. 神思涣散，活动过多，动作笨拙。

12. 注意力缺陷多动症，其病在肝者，临床见症为（　　）

13. 注意力缺陷多动症，其病在肾者，临床见症为（　　）

（四）X型题

14. 注意力缺陷多动症的主要病变脏腑在于（　　）

    A. 心　　B. 肝　　C. 脾

    D. 肺　　E. 肾

15. 注意力缺陷多动症的辨证重在辨（　　）

    A. 阴阳　　B. 表里　　C. 虚实

    D. 寒热　　E. 脏腑

三、改错题

16. 注意力缺陷多动症的治疗以镇惊安神为主。

四、简答题

17. 简述注意力缺陷多动症的病因。

五、问答题

18. 如何鉴别注意力缺陷多动症与多发性抽搐症?

六、病案分析题

19. 患儿,男,7岁。近1年来,注意力明显涣散,上课时不能集中精神,坐立不安,多动不宁,活动过度,好说话,常干扰别人,易被外界刺激所吸引,不能集中精力完成作业,难于安静做某件事,情绪不稳,易急躁,好冲动,固执任性,学习成绩不佳,五心烦热,腰酸乏力,舌红少苔,脉细弦。

试就本例患儿,作出西医疾病、中医证候诊断,病机分析,提出治法、主方,开出处方。

 答案

一、填空题

1.①轻微脑功能障碍;②脏腑阴阳失调。

二、选择题

(一)A₁型题

2.E。答案分析:本病好发于学龄期。本病因上课时注意力不集中,动作过多及任性,易冲动而被确诊。绝大多数患儿到青春期逐渐好转而痊愈。

3.C。答案分析:注意力缺陷多动症患儿上课时思想不集中,学习成绩差,但一般智力正常。

4.A。答案分析:注意力缺陷多动症的基本病机在于脏腑阴阳失调,故以调和阴阳为治疗原则。

5.C。答案分析:其他4种中药成药均

重在滋补肝肾。

6.D。答案分析:本病主要病变在心、肝、脾、肾功能不足,虽亦有标实之状,然其病证本质为虚证。

(二)A₂型题

7.B。答案分析:患儿活动过多、冲动任性、注意力不集中,符合注意力缺陷多动症的临床特征。

8.D。答案分析:辨证属注意力缺陷多动症肝肾阴虚证,治宜滋养肝肾,平肝潜阳,故选用杞菊地黄丸加减。

9.C。答案分析:辨证属注意力缺陷多动症心脾两虚证,故治宜养心安神,健脾益气法。

10.E。答案分析:多动多语,烦躁不宁,难于制约,胸中烦热,舌质红,苔黄腻,脉滑数,为痰火内扰证的证候特点。

11.A。答案分析:辨证属注意力缺陷多动症之肝肾阴虚证,故选用静灵口服液。

(三)B₁型题

12.A。答案分析:注意力缺陷多动症的病位主要在心、肝、脾、肾。肝主疏泄,肝阳上亢,则急躁易怒,易于冲动,好动难静。

13.C。答案分析:肾藏精,肾精不足,髓海不充则脑失精明而不聪,临床表现为学习成绩低下,记忆力欠佳等。

(四)X型题

14.A,B,C,E。答案分析:根据本病的症状表现及病因特点,其主要病变在心、肝、脾、肾功能不足。

15.A,E。答案分析:本病主要责之于心、肝、脾、肾功能不足,脏腑阴阳失调,故临床以脏腑、阴阳辨证为纲。

三、改错题

16. 改为:注意力缺陷多动症的治疗原则为调和阴阳。

答案分析：注意力缺陷多动症的基本病机在于脏腑阴阳失调，主要责之于心、肝、脾、肾功能不足，治疗以调和阴阳为原则。

四、简答题

17.注意力缺陷多动症的病因主要有先天禀赋不足，或后天护养不当，外伤、病后、情志失调等因素。

五、问答题

18.注意力缺陷多动症以注意力不集中、自我控制差，动作过多、情绪不稳、冲动任性，伴有学习困难，但智力正常或基本正常为主要临床特征。多发性抽搐症是一种以运动、言语和抽搐为特点的综合征，常见头部、躯干、上下肢小抽动，并有喉部发出奇特鸣叫声，或有骂人语言。

六、病案分析题

19.西医诊断：注意力缺陷多动症。

中医证候诊断：肝肾阴虚证。

病机分析：其病机主要责之于肝肾阴虚。阴虚阳亢，水不涵木，则多动、易急躁；肾阴虚亏，不足以制阳，则五心烦热、腰酸乏力；肾精不足，则脑失聪明，学习困难；舌红少苔，脉细弦，亦为阴虚阳亢之象。

治法：滋补肝肾，平肝潜阳。

主方：杞菊地黄丸加减。

处方：生地 20g，茯苓 10g，丹皮 10g，泽泻 6g，山药 12g，山茱萸 10g，菊花 10g，生龙齿（先煎）15g，磁石（先煎）15g。

第五节　多发性抽搐症

🖋 习题

一、填空题

1.多发性抽搐症又称_____综合征，多由_____，_____而引发。

二、选择题

（一）A₁型题

2.多发性抽搐症起病多在（　）
　　A.1～3岁　　　B.4～6岁
　　C.6～12岁　　 D.2～12岁
　　E.12岁以后

3.多发性抽搐症的病位主要在（　）
　　A.心　　B.肝　　C.脾
　　D.肺　　E.肾

4.以下哪项不符合多发性抽搐症的临床特征？（　）

A.多发性运动肌快速抽搐

B.抽动同时可出现异常的发音

C.抽动不能受意志遏制

D.病症可自行缓解或加重

E.智力正常

5.多发性抽搐症治疗的基本法则是（　）

A.调和阴阳　　B.补益心肾

C.滋肾平肝　　D.补益心脾

E.平肝熄风

6.治疗多发性抽搐症脾虚痰聚证宜用中药成药（　）

A.当归龙荟丸　B.泻青丸

C.琥珀抱龙丸　D.杞菊地黄丸

E.六味地黄丸

（二）A₂型题

7.患儿，6岁。摇头耸肩，挤眉弄眼，撅嘴，甚则腹肌抽动，时伴异常发声，病情时轻时重。抽动能受意志遏制，可暂时不发

作。查脑电图未见异常。其诊断是（　　）

    A. 癫痫

    B. 多发性抽搐症

    C. 注意力缺陷多动症

    D. 风湿性舞蹈病

    E. 习惯性抽搐

8. 患儿，4岁。皱眉眨眼，张口歪嘴，摇头耸肩，口出秽语，烦躁易怒，大便秘结，舌红苔黄，脉弦数。治疗应首选（　　）

    A. 涤痰汤　　　B. 大定风珠

    C. 杞菊地黄丸　D. 十味温胆汤

    E. 清肝达郁汤

9. 患儿，3岁。挤眉眨眼，嘴角抽动，肢体动摇，发作无常，纳少便溏，舌淡苔白，脉滑弱。其治法是（　　）

    A. 清肝泻火，熄风镇惊

    B. 健脾化痰，平肝熄风

    C. 滋阴潜阳，柔肝熄风

    D. 温中健脾，扶土抑木

    E. 固本培无，益阴潜阳

10. 患儿，4岁。耸肩摇头，挤眉眨眼，肢体震颤，形体消瘦，五心烦热，舌质红绛，舌苔光剥，脉细数。其证候是（　　）

    A. 气郁化火　　B. 脾虚痰聚

    C. 阴虚风动　　D. 痰热内扰

    E. 脾肾阳虚

11. 患儿，2岁，摇头耸肩，腹肌抽动，喉中发声，面黄形瘦，纳少厌食，舌淡苔白，脉沉滑。治疗应首选（　　）

    A. 大定风珠　　B. 清肝达郁汤

    C. 射干麻黄汤　D. 十味温胆汤

    E. 保和汤

（三）B₁型题

    A. 慢性、波动性、多发性的运动肌抽搐并伴有不自主发声。

    B. 全身或某部肌肉突然抽动，呈发作性，脑电图有多棘波慢波、棘或尖慢波。

    C. 四肢较大幅度无目的而不规则的舞蹈样动作，并可有风湿热其他症状。

    D. 活动过多，注意力不集中，冲动任性。

    E. 抽搐仅涉及单组肌群而不扩展，持续时间短暂，可自行消失。

12. 多发性抽搐症常见（　　）

13. 癫痫肌阵挛发作常见（　　）

（四）X型题

14. 多发性抽搐症的常见证型有（　　）

    A. 气郁化火　　B. 脾虚痰聚

    C. 阴虚风动　　D. 脾肾阳虚

    E. 痰瘀阻络

15. 多发性抽搐症的预防、调护措施有（　　）

    A. 平时注意合理的教养，并重视儿童的心理状态。

    B. 关怀和爱护患儿，给予安慰和鼓励。

    C. 不吃兴奋性、刺激性食物。

    D. 不看紧张、惊险、刺激的影视节目。

    E. 不宜长时间看电视、玩电脑和游戏机。

三、改错题

16. 多发性抽搐症的治疗以化痰熄风、养心安神为主。

四、简答题

17. 简述多发性抽搐症的发病原因。

五、问答题

18. 临床如何鉴别多发性抽搐症和肌阵挛性发作？

六、病案分析题

19. 患儿，男，8岁。反复挤眉眨眼、摇头耸肩月余，时伴张口咧嘴，口出异声，甚则腹肌抽动，劳累或学习紧张后诸症加重，急躁易怒，大便干结，舌质红，苔薄黄，脉弦。查脑电图未见异常。

试就本例患儿，作出西医疾病、中医证候诊断，病机分析，提出治法、主方，开出处方。

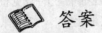 答案

一、填空题

1. ①抽动－秽语；②五志过极；③风痰内蕴。

二、选择题

（一）A₁型题

2. D。答案分析：多发性抽搐症多起病于2～12岁之间。

3. B。答案分析：本病多由五志过极，风痰内蕴而引发，其症状表现以抽动为主，属风证，"诸风掉眩，皆属于肝"，故其病位在肝。

4. C。答案分析：多发性抽搐症之抽动能受意志遏制，可暂时不发作。

5. E。答案分析：各种原因诱动肝风为多发性抽搐症的病机，故治疗以平肝熄风为基本法则。

6. C。答案分析：琥珀抱龙丸由琥珀、竹黄、檀香、党参、茯苓、甘草、山药、枳壳、枳实、胆星、朱砂、牛黄组成，可用于本病属脾虚痰聚及痰热者；而当归龙荟丸、泻青丸用于气郁化火证，杞菊地黄丸用于阴虚风动证。

（二）A₂型题

7. B。答案分析：多发性抽搐症临床以多部位抽动及异常发声为主要表现，抽动可受意志遏制而暂时不发，脑电图正常或非特异性异常。

8. E。答案分析：辨证属多发性抽搐症气郁化火证，治宜清肝泻火，熄风镇惊，故选用清肝达郁汤加减。

9. B。答案分析：辨证属多发性抽搐症脾虚痰聚证，故治宜健脾化痰，平肝熄风。

10. C。答案分析：以肢体震颤、五心烦热、舌红绛、苔光剥、脉细数为特征，符合多发性抽搐症阴虚风动证的表现。

11. D。答案分析：辨证属多发性抽搐症脾虚痰聚证，治宜健脾化痰，平肝熄风，故选用十味温胆汤加减。

（三）B₁型题

12. A。答案分析：慢性、波动性、多发性的运动肌抽搐并伴有不自主发声，为多发性抽搐症的症状特点，有别于癫痫、注意力缺陷多动症。

13. B。答案分析：抽搐呈突然发作性，脑电图表现痫性放电，均为癫痫的临床特点。

（四）X型题

14. A，B，C。答案分析：多发性抽搐症多由五志过极，风痰内蕴而引发，病位主要在肝，与心、脾、肾密切相关，临床主要表现为气郁化火、脾虚痰聚、阴虚风动诸证。

15. A，B，C，D，E。答案分析：本病的预防措施包括平时注意合理的教养，并重视儿童的心理状态，不过食辛辣食物或兴奋性刺激性饮料。调护措施包括关怀和爱护患儿，给予安慰和鼓励；饮食宜清淡，不食兴奋性、刺激性食物；注意休息，不看紧张、惊险、刺激的影视节目，不宜长时间看电视、玩电脑和游戏机等。

三、改错题

16. 改为：多发性抽搐症的治疗以平肝熄风为基本法则。

答案分析：多发性抽搐症的病位主要在肝，其标在风火痰湿。因此，治疗宜以平肝熄风为基本法则。

四、简答题

17. 多发性抽搐症的病因是多方面的，与先天禀赋不足、产伤、窒息、感受外邪、情志失调等因素有关，多由五志过极，风痰内蕴而引发。

五、问答题

18. 多发性抽搐症的临床特征为慢性、波动性、多发性运动肌快速抽搐，并伴有不自主发声和语言障碍；抽动能受意志遏制，可暂时控制发病；脑电图正常或非特异性异常。肌阵挛性发作是癫痫的一个类型，往往是全身肌肉或某部肌肉突然的暂短的收缩，一次或多次；脑电图可见多棘波慢波、棘慢波或尖慢波。

六、病案分析题

19. 西医诊断：多发性抽搐症。

中医证候诊断：气郁化火证。

病机分析：气郁化火，引动肝风，上扰清窍，则挤眉眨眼、摇头耸肩、张口咧嘴、口出异声，甚则腹肌抽动；肝火内扰，则急躁易怒、大便干结；舌红苔黄、脉弦，亦为火热内扰之象。

治法：清肝泻火，熄风镇惊。

主方：清肝达郁汤加减。

处方：菊花 10g，龙胆草 3g，栀子 10g，瓜蒌仁 10g，蝉蜕 5g，橘叶 5g，钩藤 10g，白芍 10g，茯苓 10g，磁石（先煎）20g，丹皮 6g，甘草 3g。

第六节 惊 风

习题

一、填空题

1. 惊风一般分为_____、_____两大类，临床以_____、_____为主要症状，西医学称之为_____。

二、选择题

（一）A₁ 型题

2. 惊风的好发年龄为（　　）

　　A.1～5 岁　　　B.3～5 岁
　　C.5～10 岁　　　D.3～10 岁
　　E.10 岁以后

3. 以下哪项不属于惊风四证？（　　）

　　A. 痰　　B. 热　　C. 滞
　　D. 风　　E. 惊

4. 急惊风的病位主要在（　　）

　　A. 肺脾　　B. 心肝　　C. 肝脾
　　D. 肝肾　　E. 脾肾

5. 急惊风最多见的病因为（　　）

　　A. 外感时邪　　B. 内蕴痰热
　　C. 暴受惊恐　　D. 饮食积滞
　　E. 热病伤阴

6. 急惊风气营两燔证和湿热疫毒证的鉴别诊断，以下检查中最重要的是（　　）

　　A. 血常规　　　B. 尿常规
　　C. 大便常规　　D. 血生化检查
　　E. 血培养

7. 惊恐惊风的首选方剂是（　　）

　　A. 玉枢丹　　　B. 紫雪丹

115

C.羚角钩藤汤　D.安宫牛黄丸

　　E.琥珀抱龙丸

8.慢惊风一般属于( )

　　A.寒证　　　　B.热证

　　C.虚证　　　　D.虚热证

　　E.虚寒证

9.慢惊风的成因有( )

　　A.饮食内滞　　B.湿热内蕴

　　C.痰热壅盛　　D.脾虚肝亢

　　E.邪陷心肝

10.慢脾风的病理机制主要责之于

( )

　　A.湿热内蕴　　B.脾虚肝亢

　　C.脾肾阳衰　　D.气血不足

　　E.阴虚风动

11.为尽快制止急惊风之惊厥发作,除新生儿外一般应首选( )

　　A.水合氯醛保留灌肠

　　B.苯巴比妥钠肌注

　　C.地西泮缓慢静注

　　D.甘露醇快速静注

　　E.高张葡萄糖静注

(二)A₂型题

12.患儿,1岁3个月。发热1天,T39.2℃,头痛,流涕,咳嗽,神昏谵语,抽风1次,发作时两目上视,四肢抽搐,约1分钟后缓解。诊断为急惊风。其证候是( )

　　A.风热动风　　B.气营两燔

　　C.邪陷心肝　　D.湿热疫毒

　　E.惊恐惊风

13.患儿,4岁。发热2天,T40℃,神志昏迷,抽风3次,每次1~3分钟不等,腹痛呕吐,大便粘夹脓血,舌质红,苔黄腻,脉滑数。诊断为急惊风湿热疫毒证。治疗应首选( )

　　A.银翘散

　　B.清瘟败毒饮

C.羚角钩藤汤

D.黄连解毒汤合白头翁汤

E.藿朴夏苓汤合琥珀抱龙丸

14.患儿,2岁。受惊吓后,夜间惊啼,身体颤栗,神志不清,抽风,大便色青,脉率不整。其治法是( )

　　A.疏风清热,熄风定惊

　　B.清气凉营,熄风开窍

　　C.清心开窍,平肝熄风

　　D.清热化湿,解毒熄风

　　E.镇惊安神,平肝熄风

15.患儿,3岁。每次发热体温在38.5℃以上时,即有抽风,一般一次发烧只抽一次。其证候是( )

　　A.风热动风　　B.气营两燔

　　C.邪陷心肝　　D.湿热疫毒

　　E.惊恐惊风

16.患儿,5岁。持续高热,频繁抽风,神昏谵语,考虑为惊风湿热疫毒证。确诊需依靠( )

　　A.腹部疼痛　　B.里急后重

　　C.恶心呕吐　　D.脓血便

　　E.舌红苔黄腻

17.患儿,2岁。2002年7月7日初诊,突发高热,体温41.3℃,头痛剧烈,频繁呕吐,2天后神志昏迷,反复抽搐,舌质红,苔黄腻,脉滑数。其证候是( )

　　A.风热动风　　B.气营两燔

　　C.邪入营血　　D.湿热疫毒

　　E.惊恐惊风

18.患儿,4岁。急惊风后低热不退,形容憔悴,手足心热,肢体拘挛强直,舌绛少津。其病机是( )

　　A.脾虚肝亢　　B.脾肾阳衰

　　C.阴虚风动　　D.血虚生风

　　E.肝风内动

19.患儿,3岁。精神萎靡,嗜睡露睛,面色萎黄,大便稀溏,抽搐无力,时作时

止，舌淡苔白。治疗应首选(　　)

  A. 缓肝理脾汤 B. 逐寒荡惊汤

  C. 附子理中汤 D. 三甲复脉汤

  E. 大定风珠

20. 患儿，2岁。精神萎顿，昏睡露睛，面色灰滞，额汗不温，四肢厥冷，溲清便溏，手足蠕蠕震颤。其治法是(　　)

  A. 温中健脾，缓肝理脾

  B. 温补脾肾，回阳救逆

  C. 育阴潜阳，滋肾养肝

  D. 益气养血，柔肝熄风

  E. 补益肝肾，滋阴熄风

21. 患儿，1岁。7个月时早产，出生体重2000g，生后7个月开始呕吐，大便溏薄，睡中露睛，精神差，四肢厥冷，口鼻气冷，面白无华，手足蠕蠕震颤。其证候是(　　)

  A. 气营两燔 B. 邪陷心肝

  C. 阴虚风动 D. 脾虚肝亢

  E. 脾肾阳衰

(三) B₁型题

  A. 先见风热表证，随即出现惊厥，惊厥持续时间不长。

  B. 盛夏发病，高热不退，反复抽搐，神志昏迷。

  C. 初起即高热，迅速出现昏迷、抽搐，伴脓血便。

  D. 惊惕颤栗，喜投母怀，夜间惊啼。

  E. 来势缓慢，抽搐无力，时作时止。

22. 急惊风湿热疫毒证的证候特点为(　　)

23. 急惊风惊恐惊风证的证候特点为(　　)

  A. 风热动风证

  B. 气营两燔证

  C. 邪陷心肝证

  D. 湿热疫毒证

  E. 惊恐惊风证

24. 小儿回春丹治疗急惊风常用于(　　)

25. 牛黄镇惊丸治疗急惊风常用于(　　)

(四) X型题

26. 急惊风的成因主要包括(　　)

  A. 外感时邪 B. 阴液亏虚

  C. 内蕴湿热 D. 气血不足

  E. 暴受惊恐

27. 慢惊风的病位主要责之于(　　)

  A. 心 B. 肝 C. 脾

  D. 肺 E. 肾

28. 急惊风风热动风证的证候特点有(　　)

  A. 先有风热表证

  B. 抽风出现突然

  C. 抽风持续时间一般不长

  D. 惊风多见于体温上升时

  E. 一般一次发热只抽一次

29. 急惊风的预防、调护要点包括(　　)

  A. 有高热惊厥史的患儿，在发热初期及时给予解热降温药物，必要时加服抗惊厥药物。

  B. 对于暑温、疫毒痢患儿，要积极治疗原发病，防止惊厥反复发作。

  C. 抽搐发作时，切勿强制按压，以防骨折。

  D. 保持呼吸道通畅，注意吸痰、吸氧。

  E. 密切观察患儿面色、呼吸及脉搏变化。

三、改错题

30. 急惊风的治疗以清热、豁痰、镇

惊、安神为基本法则。

31.慢惊风脾肾阳气亏虚者称为慢脾风。

四、简答题

32.简述惊风八候。

33.简述慢惊风的治疗原则。

五、问答题

34.临床如何鉴别急惊风和癫痫？

35.如何辨别急惊风、慢惊风？

六、病案分析题

36.患儿，2岁。主诉：发热1天，抽风1次。

患儿昨晚开始发热（T38.3℃），流涕，咳嗽，有痰不易咯出，大便干燥，2日未行，曾服双黄连口服液等药物治疗，体温未降。今日午后患儿烦躁不安，T40℃，突发神志昏迷，四肢抽搐，口唇色青，舌红苔黄，脉浮数。

试就本例患儿，作出中医病证诊断，病机分析，提出治法、立方，开出处方。

 答案

一、填空题

1.①急惊风；②慢惊风；③抽搐；④昏迷；⑤小儿惊厥。

二、选择题

(一) A₁型题

2.A。答案分析：惊风是一个证候，可发生在许多疾病之中，以1~5岁的儿童发病率最高。

3.C。答案分析：惊风四证是指痰、热、惊、风。

4.B。答案分析：急惊风的病因与外感时邪、内蕴湿热、暴受惊恐有关。时邪入里化热化火，内犯心包，引动肝风；或湿热疫毒蕴结肠腑，内陷心肝，扰乱神明；或暴受惊恐，扰心伤神，气机阻滞，痰郁化火，引动肝风，发为惊厥。其病位主要责之于心肝。

5.A。答案分析：急惊风多见于5岁以下儿童，多由外感时邪引发。

6.C。答案分析：脓血便为湿热疫毒证的突出特点。

7.E。答案分析：惊恐惊风治宜镇惊安神、平肝熄风，故选用琥珀抱龙丸。

8.C。答案分析：慢惊风多因脾胃虚弱、脾肾阳虚、阴虚风动所致，属于虚证。

9.D。答案分析：慢惊风一般属于虚证，而饮食内滞、湿热内蕴、痰热壅盛、邪陷心肝为实证，不属于慢惊风的成因。

10.C。答案分析：慢脾风即慢惊风脾肾阳衰证，病至于此，为虚极之候，阳虚极而生内风。

11.C。地西泮静脉缓慢注射发挥抗惊厥作用较快。

(二) A₂型题

12.A。答案分析：本证先见风热表证，抽风持续时间较短，符合风热动风证证候。

13.D。答案分析：证属急惊风湿热疫毒证，治宜清热化湿、解毒熄风，故选用黄连解毒汤合白头翁汤加减。

14.E。答案分析：证属惊恐惊风，治宜镇惊安神、平肝熄风。

15.A。答案分析：婴幼儿发热以外感尤其是外感风热为多，本证患儿每因发热诱发抽风，一般一次发热只抽一次，符合风热动风证证候。

16.D。答案分析：湿热疫毒，壅结肠腑，伤及气血，则致脓血便。脓血便为惊风湿热疫毒证的证候特点。

17.B。答案分析：盛夏暑温为患，症见高热、昏迷、抽搐，属气营两燔证。

18.C。答案分析：本证由急惊风后，痰热炼灼阴津，筋脉失养，阴虚生风所致。

19.A。答案分析：辨证属慢惊风之脾虚肝亢证，治宜温中健脾，缓肝理脾，故选用缓肝理脾汤加减。

20.B。答案分析：辨证属慢惊风之脾肾阳衰证，故治宜温补脾肾，回阳救逆。

21.E。答案分析：患儿阳气虚衰症状突出，其证手足蠕蠕震动，符合慢惊风之脾肾阳衰证证候。

（三）B₁型题

22.C。答案分析：急惊风湿热疫毒证由饮食不洁，湿热疫毒蕴结肠腑，内陷心肝，扰乱神明所致，临床以高热昏厥、抽风不止、脓血便为特点。

23.D。答案分析：小儿元气未充，神气怯弱，暴受惊恐，惊则气乱，恐则气下，致使心失守舍，神无所依，甚则心神失主，痰涎上壅，引动肝风，临床以惊惕颤栗、喜投母怀、夜间惊啼，甚则抽风为特征。

24.A。答案分析：小儿回春丹由防风、羌活、雄黄、牛黄、天竺黄、川贝母、胆星、麝香、冰片、朱砂、蛇含石、天麻、钩藤、全蝎、僵蚕、白附子、甘草组成，可用于急惊风风热动风证。

25.E。答案分析：牛黄镇惊丸由牛黄、全蝎、僵蚕、珍珠、麝香、朱砂、雄黄、天麻、钩藤、防风、琥珀、胆南星、白附子、半夏、天竺黄、冰片、薄荷、甘草组成，可用于急惊风惊恐惊风证。

（四）X型题

26.A,C,E。答案分析：急惊风属实证，可由外感时邪、内蕴痰热、暴受惊恐所致。

27.B，C，E。答案分析：慢惊风性质以虚为主，病位在肝、脾、肾。

28.A，B，C，D，E。答案分析：风热动风是急惊风中最常见的证型，因外感时邪所致，初起见有风热表证，继而出现抽风。其特点为：抽风多在体温的上升段，抽风持续时间大多在3分钟之内，1次发热抽1次者占大多数，很少有患儿1次发热抽2次或2次以上。

29.A，B，C，D，E。答案分析：A、B为急惊风的预防措施，C、D、E为急惊风的调护要点。

三、改错题

30．改为：急惊风的治疗以清热、豁痰、镇惊、熄风为基本法则。

答案分析：痰、热、惊、风为急惊风的主要病机和临床表现，故治疗以清热、豁痰、镇惊、熄风为基本法则。

31．改为：慢惊风脾肾阳衰证，称为慢脾风。

答案分析：慢脾风证，体内阳气衰竭，病至于此，为虚极之候，阳虚极而生内风。

四、简答题

32．惊风八候是指搐、搦、掣、颤、反、引、窜、视这八种抽搐时的表现。

33．慢惊风的治疗大法以补虚治本为主，常用的法则有温中健脾、温阳逐寒、育阴潜阳、柔肝熄风。

五、问答题

34．急惊风以抽搐、昏迷为主要表现，多见于3岁以下的婴幼儿，5岁以后减少。有感触六淫、疫疠之邪，或暴受惊恐史。往往有明显的原发疾病，如感冒、肺炎喘嗽、疫毒痢、流行性腮腺炎、流行性乙型脑炎等。

癫痫之抽搐反复发作，抽搐时可见口吐白沫或作畜鸣声，止后如常。一般不发热，年长儿较为多见，脑电图检查可见癫痫波。

35.急惊风来势急骤，多以高热伴抽风、昏迷为特征。慢惊风来势缓慢，以反复抽搐、昏迷或瘫痪为主症。总之，凡起病急暴，属阳属实者，为急惊风；病久中虚，属阴属虚者，为慢惊风。

六、病案分析题

36.诊断：急惊风，风热动风证。

病机分析：患儿2岁，肌肤薄弱，卫外不固，易于感受外邪，邪袭肌表，邪正相争则见发热。外邪从口鼻而入，肺卫失宣，见有咳嗽流涕；肺与大肠相表里，肺失宣降，腑气不通，则有大便秘结，2日1行；邪热炽盛，内扰心神，引动肝风，见有神志昏迷，四肢抽搐，口唇色青。舌红苔黄，脉浮数，为风热之邪在表之象。

治法：疏风清热，熄风定惊。

主方：银翘散加减。

处方：银花15g，连翘12g，牛蒡子10g，薄荷（后下）6g，前胡10g，蝉蜕5g，炒莱菔子10g，僵蚕6g，防风10g，甘草3g。

第七节 癫 痫

习题

一、填空题

1.癫痫虚证的辨证，以_____为主，分为_____与_____两证，以_____证较为常见。

2.癫痫诊断的辅助检查首选_____。

二、选择题

（一）A₁型题

3.癫痫的好发年龄为（ ）

    A.1～3岁   B.3～6岁

    C.6～12岁   D.4岁以下

    E.4岁以上

4.孕妇受惊致小儿癫痫的病因记载较早见于（ ）

    A.《内经》

    B.《小儿药证直诀》

    C.《证治准绳》

    D.《医学纲目》

    E.《幼幼集成》

5.癫痫发作期的辨证以何为主？（ ）

    A.病因   B.病位

    C.病性   D.病程长短

    E.病情轻重

6.癫痫治疗时间较长，一般认为在临床症状消失后，仍应服药（ ）

    A.3个月   B.6个月

    C.1年   D.2～3年

    E.3～5年

7.朱砂在癫痫治疗中的适宜用量一般为（ ）

    A.每日0.5～1g

    B.每日0.5～3g

    C.每日0.5～1g，服药时间控制在1个月以内

    D.每日0.5～3g，服药时间控制在1个月以内

    E.每日0.5～1g，服药时间控制在1年以内

8.癫痫因产伤发作者，初发年龄多在（ ）个月以内。

    A.1   B.3   C.6

    D.8   E.12

9.癫痫因颅脑外伤而致发作者，多在

伤后（　　）个月以内。

A.1　　B.2　　C.3

D.6　　E.12

10．医痫丸适用于（　　）

A.风痫　　B.痰痫　　C.惊痫

D.瘀血痫　E.虚痫

11．一次癫痫发作，或虽有间歇期，但意识不能恢复，反复发作持续多少分钟以上者称为癫痫持续状态？（　　）

A.3　　B.5　　C.15

D.30　　E.60

12．治疗癫痫持续状态的首选药物是（　　）

A.水合氯醛　　B.苯巴比妥钠

C.地西泮　　D.甘露醇

E.苯妥英钠

（二）A₂型题

13．患儿，4岁。突然出现全身肢体抽搐，伴神志丧失，持续约5分钟，自行缓解。发病前呕吐1次，为胃内容物。无发热，大便稀溏。查大便常规：未见红、白细胞。查脑电图：可见棘、尖慢波，呈爆发现象。既往曾因感冒高热惊厥3次。其诊断是（　　）

A.急惊风　　B.慢惊风

C.疫毒痢　　D.癫痫

E.暑温

14．患儿，7岁。发作性惊厥3年。发时全身肢体抽搐，双目上视，神志不清，止后如常。舌苔白，脉弦。治疗应首选（　　）

A.定痫丸　　B.涤痰汤

C.医痫丸　　D.通窍活血汤

E.河车八味丸

15．患儿，9岁。反复发作性腹痛4年。发时腹痛剧烈，面色苍白，大汗淋漓，神识模糊，时伴呕吐，止后如常。检查脑电图示痫性放电。其病证是（　　）

A.风痫　　B.惊痫　　C.痰痫

D.瘀痫　　E.虚痫

16．患儿，4岁。发作性瞪目直视，神志恍惚，痰涎壅盛，喉间痰鸣，止后如常。舌苔白腻，脉滑。其治法是（　　）

A.镇惊安神　　B.豁痰开窍

C.熄风止痉　　D.化瘀通窍

E.健脾化痰

17．患儿，5岁。癫痫病史5个月，发作时惊叫急啼，精神恐惧，面色时红时白，惊惕不安，四肢抽搐，舌淡红，苔薄白，脉弦滑。其病证是（　　）

A.风痫　　B.痰痫　　C.惊痫

D.瘀血痫　E.虚痫

18．患儿，7岁。发作性抽风1年6个月。发时神志不清，左侧肢体强直抽搐，舌红脉涩。初次发病前1个月有脑外伤史。其病机是（　　）

A.顽痰阻窍　　B.惊后成痫

C.血滞心窍　　D.脾虚痰阻

E.脾肾两虚

19．患儿，12岁。癫痫发病10年，屡发不止，发时瘛疭抖动，时有眩晕，智力迟钝，腰膝酸软，神疲乏力，少气懒言，四肢不温，大便稀溏，舌淡苔白，脉沉细。其治法是（　　）

A.豁痰开窍　　B.熄风止痉

C.镇惊安神　　D.健脾化痰

E.补益脾肾

20．患儿，6岁。突发四肢抽搐3次，伴神志丧失，持续3～5分钟，自行缓解。舌淡红，脉弦。查脑电图示痫性放电。其治法是（　　）

A.镇惊安神　　B.豁痰开窍

C.清肝镇惊　　D.熄风止痉

E.滋阴柔肝

21．患儿，4岁。突然四肢抽搐，神志不清，口吐涎沫，持续30分钟尚未缓解，不发热。其抗惊厥治疗应首选（　　）

A. 医痫丸口服

B. 地西泮静脉慢注

C. 苯巴比妥钠肌注

D. 水合氯醛灌肠

E. 甘露醇静注

22. 患儿,5 岁。反复发热抽风 4 年,抽风每因外感诱发,初为高热惊厥,逐渐发展为低热抽搐,年发病 2～3 次。为明确诊断,辅助检查应首选(　　)

A. 脑电图　　　B. CT

C. MRI　　　　D. 脑脊液检查

E. 脑血流图

(三)B₁ 型题

A. 发病前常有惊吓史,发作时多伴有惊叫、恐惧等精神症状。

B. 多由外感发热诱发,发作时抽搐明显,或伴有发热等症。

C. 发作以神识异常为主,常有失神、摔倒、手中持物坠落等。

D. 常有明显的颅脑外伤史,头部疼痛位置较为固定。

E. 发作多以瘛疭抖动为主。

23. 惊痫的病证特点为(　　)

24. 瘀血痫的病证特点为(　　)

A. 镇惊丸　　B. 涤痰汤

C. 定痫丸　　D. 六君子汤

E. 医痫丸

25. 痰痫治疗首选方(　　)

26. 风痫治疗首选方(　　)

(四)X 型题

27. 癫痫的病因包括(　　)

A. 顽痰内伏　　B. 暴受惊恐

C. 惊风频发　　D. 外伤血瘀

E. 元阴不足

28. 癫痫的病位主要在(　　)

A. 心　　B. 肝　　C. 脾

D. 肺　　E. 肾

29. 癫痫发作的临床特点有(　　)

A. 急性起病

B. 反复发作

C. 自行缓解

D. 发病前常有先兆症状

E. 脑电图异常

30. 癫痫的调护要点有(　　)

A. 控制发作诱因,如高热、惊吓、紧张、劳累、情绪激动等。

B. 在发作期禁止玩电子游戏机等。

C. 嘱咐患儿不要到水边玩耍。

D. 抽搐时,切勿强行制止,以免扭伤筋骨,应使患儿保持侧卧位。

E. 痫发后,患儿往往疲乏昏睡,应保证患儿休息,使其正气得以恢复。

三、改错题

31. 癫痫治疗应"中病即止",发作缓解后即停用抗癫痫药。

32. 痰痫由痰湿留滞,蒙蔽心窍而致,临床发作必有神志异常。

四、简答题

33. 简述癫痫的治疗原则。

34. 简述癫痫脾肾两虚证的证候特点。

五、问答题

35. 试述癫痫持续状态的西医治疗原则。

36. 如何理解"惊风三发便为痫"?

六、病案分析题

37. 患儿,5.5 岁。主诉:抽风 2 次。

患儿 3 年前因发热(T 39.5℃)抽风 1 次,3 天前因玩游戏机时间过长(约 4 小时)夜间又见抽风。发作时神志不清,四肢抽搐,两目上视,牙关紧闭,口吐白沫,约

1分钟后缓解，抽后昏睡，无二便失禁。舌淡红，苔薄白，脉弦滑。查脑电图示痫性放电。

试就本例患儿，作出病、证诊断，病机分析，提出治法、主方，开出处方。

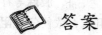 答案

一、填空题

1.①病位；②脾虚痰盛；③脾肾两虚；④脾虚痰盛。

2.脑电图。

二、选择题

(一) A₁ 型题

3.E。答案分析：癫痫多发生于4岁以上的儿童，3岁以下儿童的惊厥多由急惊风所致。

4.A。答案分析：《素问·奇病论》："此得之在母腹中时，其母有所大惊，气上而不下，精气并居，故令子发为颠疾也。"

5.A。答案分析：癫痫的病因包括顽痰内伏、暴受惊恐、惊风频发、外伤血瘀等，其发作时因痰、惊、风、瘀不同病因，而表现出不同的证候特点。

6.D。答案分析：癫痫为反复发作性疾病，治疗应长期规律用药。临床症状消失后，仍应服药2～3年。

7.C。答案分析：朱砂有毒，长期服用易致汞中毒。儿童用量应控制在每日0.5～1g，服药时间不超过1个月。

8.D。答案分析：癫痫因产伤发作者，初发年龄多在8个月之内。

9.B。答案分析：癫痫因颅脑外伤而致发作者，多在伤后2个月之内。

10.C。答案分析：医痫丸有镇惊熄风之功效，可用于惊痫。

11.D。答案分析：癫痫持续状态是指一次癫痫发作持续时间长达30分钟以上，或虽有间歇期，但意识不能恢复，反复发作持续30分钟以上者。

12.C。答案分析：地西泮对各型发作状态都有效，作用快，5分钟内生效，最适用于癫痫持续状态控制发作。

(二) A₂ 型题

13.D。答案分析：根据临床表现及典型的脑电图，可诊断为癫痫。

14.A。答案分析：辨证属风痫，治宜熄风止痉，故选用定痫丸。

15.C。答案分析：痰气逆乱，扰脏阻络，致使气机阻滞，腑气不通，而表现发作性腹痛，证属痰痫。

16.B。答案分析：辨证属痰痫，治宜豁痰开窍。

17.C。答案分析：以发作时惊叫急啼，精神恐惧为特点，证属惊痫。

18.C。答案分析：患儿发作时症状、脉象及明显的脑外伤史，符合血滞心窍的证候特征。

19.E。答案分析：证属脾肾两虚，治宜补益脾肾。

20.D。答案分析：辨证属风痫，治宜熄风止痉。

21.B。答案分析：病属癫痫持续状态，为尽快控制惊厥发作，首选地西泮静脉慢注。

22.A。答案分析：根据发病年龄及惊风演变过程，考虑患儿有癫痫发病之可能，辅助检查应首选脑电图。

(三) B₁ 型题

23.A。答案分析：惊痫因暴受惊恐，气机逆乱，痰随气逆，蒙蔽清窍，阻滞经络所致，故其发病前常有惊吓史，发作时多伴有惊叫、恐惧等精神症状。

24.D。答案分析：瘀血痫因外伤血瘀，

瘀滞脑窍所致，其发病常有明显的颅脑外伤史，头部疼痛位置较为固定。

25.B。答案分析：涤痰汤功能涤痰开窍，为痰痫之首选方。

26.C。答案分析：定痫丸功能熄风定痫，为风痫之首选方。

（四）X型题

27.A，B，C，D，E。答案分析：小儿癫痫的病因主要包括顽痰内伏、暴受惊恐、惊风频发、外伤血瘀。此外，先天元阴不足，肝失所养，克脾伤心，小儿出生后亦可发为癫痫。

28.A，B，C，E。答案分析：肾为先天之本，脾为后天之本，先天禀赋不足元阴亏乏，后天调摄失宜脾失运化，均可造成气机不利，津液运行不畅，日久可使痰浊内生，若复受于惊，惊则气乱，痰随气逆，上蒙心窍则神昏，横窜经络，引动肝风则抽搐。其病位主要责之于心、肝、脾、肾。

29.A，B，C，D，E。答案分析：癫痫发病具有急性起病，反复发作，可自行缓解，发病前常有先兆症状，脑电图异常等临床特点。

30.A，B，C，D，E。答案分析：癫痫的调护要点包括：控制发作诱因，如高热、惊吓、紧张、劳累、情绪激动等，在发作期禁止玩电子游戏机等；嘱咐患儿不要到水边玩耍；抽搐时，切勿强行制止，以免扭伤筋骨，应使患儿保持侧卧位，使呼吸道通畅；痫发后，往往疲乏昏睡，应保证患儿休息，使其正气得以恢复。

三、改错题

31.改为：癫痫治疗应长期用药，发作缓解后切忌骤停抗癫痫药。

答案分析：癫痫为反复发作性疾病，疗程要长，停药过程要慢，一般在发作停止后，仍应服药2～3年，方可逐渐停药。

32.改为：痰痫由痰湿留滞，蒙蔽心窍而致，临床发作多有神志异常。

答案分析：心主神明，痰痫由痰湿留滞，蒙蔽心窍而致，临床发作多表现神识症状较重，而抽搐较轻；亦有无神昏抽搐，仅见腹痛、呕吐、头痛、肢麻等症者，此为痰气逆乱，扰腑阻络，致使气机阻滞，腑气不通所致。

四、简答题

33.癫痫的治疗，宜分标本虚实，实证以治标为主，着重豁痰顺气，熄风开窍定痫；虚证以治本为重，宜健脾化痰，柔肝缓急；癫痫持续状态可用中西药配合抢救。

34.发病年久，屡发不止。发作多以瘛疭抖动为主，体质较差，智力发育迟滞较为明显。

五、问答题

35.癫痫持续状态的西医治疗原则是：①控制惊厥发作，选用强有力的抗惊厥药物，经注射途径给药。②维持生命功能，预防和控制并发症，特别注意避免脑水肿、酸中毒、过高热、呼吸循环衰竭、低血糖等的发生。③积极寻找病因，针对病因处理。④发作停止以后，立即开始长期抗癫痫药物治疗。

36.《证治准绳·幼科》云："惊风三发便为痫"，是指惊风多次发作不愈，迁延可致癫痫。惊风频作，未得根除，风邪与伏痰相搏，进而扰乱神明，闭塞经络，可以继发癫痫。

六、病案分析题

37.诊断：癫痫，风痫证。

病机分析：患儿3年前患有急惊风，风邪未得根除，近日因紧张、劳累诱发伏痰，伏痰与风邪相搏，进而扰乱神明，蒙闭清窍，见有神志不清；风痰闭塞经络，引动肝风，则见四肢抽搐，两目上视，牙关紧闭等症。

治法：熄风止痉。

主方：定痫丸加减。

处方：天麻 10g，钩藤 10g，全蝎 3g，蜈蚣 2 条，石菖蒲 10g，胆南星 10g，半夏 10g，茯苓 10g，朱砂（冲服）0.5g，羚羊角粉（冲服）0.6g。

第七章 肾系病证

第一节 急性肾小球肾炎

习题

一、填空题

1. 急性肾小球肾炎的主要病因为____、_____，导致_____、_____、_____三脏功能失调。

2. 急性肾小球肾炎的变证为_____、_____、_____。

二、选择题

（一）A₁ 型题

3. 小儿急性肾小球肾炎风水相搏浮肿与湿热内侵浮肿区别的关键是（ ）

  A. 病因不同浮肿按之凹陷恢复快慢不同

  B. 水肿轻重程度不同

  C. 水肿先后顺序不同

  D. 水肿兼证表现不同

  E. 风水浮肿见感受风邪表证

4. 小儿肺、脾、肾三脏功能失调可引起的疾病是（ ）

  A. 感冒　　B. 咳嗽　　C. 水肿

  D. 厌食　　E. 积滞

5. 小儿急性肾小球肾炎水毒内闭证的主证是（ ）

  A. 全身浮肿，尿少或尿闭，头晕，恶心，呕吐。

  B. 浮肿，气急，烦躁，心悸，发绀。

  C. 眩晕，烦躁，甚或抽搐昏迷。

  D. 严重浮肿，胸闷，腹胀，不得平卧。

  E. 浮肿按之凹陷不起，尿频，夜间尤甚，胸脘胀闷，大便稀溏。

6. 小儿急性肾小球肾炎邪陷心肝证治疗应选方（ ）

  A. 镇肝熄风汤合五苓散

  B. 羚角钩藤汤合至宝丹

  C. 天麻钩藤饮合泻心汤

  D. 附子泻心汤合温胆汤

  E. 龙胆泻肝汤合羚角钩藤汤

7. 小儿急性肾小球肾炎风水相搏证的治法是（ ）

  A. 清热利湿，凉血止血

  B. 健脾化湿，利水消肿

  C. 解表化湿，疏风通络

  D. 泻肺泄浊，逐水消肿

  E. 疏风宣肺，利水消肿

（二）A₂ 型题

8. 患儿，10 岁。1 周来患感冒未愈。昨日起眼睑浮肿，舌苔白，脉浮。治疗应首选（ ）

  A. 三仁汤　　　　B. 越婢汤

  C. 葱豉桔梗汤　D. 藿香正气散

  E. 麻黄连翘赤小豆汤

9. 患儿，5 岁。患水肿 3 月，现面部偶有水肿，面色萎黄，倦怠乏力，易汗出，舌淡，苔白，脉缓。其治法是（ ）

A. 健脾益气　　B. 温阳利水

C. 健脾化湿　　D. 健脾养血

E. 温肾利水

10. 患儿，6岁。发病2周，轻度浮肿，小便黄赤短少，镜检血尿，舌质红，苔薄黄微腻，脉滑数。其诊断是(　　)

　　A. 水肿，风水相搏证

　　B. 水肿，湿热内侵证

　　C. 水肿，阴虚邪恋证

　　D. 尿血，血热妄行证

　　E. 尿血，阴虚内热证

（三）B₁型题

　　A. 龙胆泻肝汤

　　B. 参苓白术散

　　C. 养阴清肺汤

　　D. 四君子汤合玉屏风散

　　E. 知柏地黄丸合二至丸

11. 急性肾小球肾炎阴虚邪恋证的首选方是(　　)

12. 急性肾小球肾炎气虚邪恋证的首选方是(　　)

（四）X型题

13. 小儿急性肾小球肾炎湿热内侵证的主证有(　　)

　　A. 稍有浮肿或不浮肿

　　B. 小便黄赤短少

　　C. 尿血

　　D. 肢体酸痛，烦躁

　　E. 舌质红，苔黄

14. 小儿急性肾小球肾炎的常见变证有(　　)

　　A. 心阳虚衰　　B. 邪陷心肝

　　C. 邪毒内闭　　D. 水毒内闭

　　E. 水凌心肺

三、改错题

15. 小儿急性肾小球肾炎发病早期，主要强调钠盐和水的摄入，不强调卧床休息。

(　　)

四、简答题

16. 简述小儿急性肾小球肾炎急性期常证的分证及其治法、主方。

五、问答题

17. 试述急性肾小球肾炎的辨证要点。

六、病案分析题

18. 患儿，7岁。1周前曾患感冒发热，咽喉疼痛，经治疗已愈。近2天来发现患儿晨起眼睑浮肿，渐及颜面、下肢，小便短少，色如洗肉水样，舌质红，苔薄白，咽部轻度充血，脉浮数。血压 130mmHg/95mmHg。尿常规检查：蛋白（＋＋），镜检：红细胞（＋＋＋/HP），白细胞少许。血常规：白细胞总数 13.5×109/L，分类：中性 85％，淋巴 15％。

试就本例患儿，作出西医诊断，中医病、证诊断，病机分析，提出治法、主方，开出处方。

 答案

一、填空题

1. ①感受风邪；②疮毒内侵；③肺；④脾；⑤肾。

2. ①邪陷心肝；②水凌心肺；③水毒内闭。

二、选择题

（一）A₁型题

3. D。答案分析：在水肿同时伴有一系列表证的表现，是急性肾小球肾炎风水相搏证和湿热内侵证鉴别的关键。

4. C。答案分析：感冒、咳嗽一般不影

127

响肾，厌食、积滞一般不影响肺、肾，只有水肿是肺脾肾三脏功能失调引起的疾病。

5.A。答案分析：B、D均为水气上凌心肺的表现，C为邪陷心肝的表现，E为脾肾阳虚肾病的表现，只有A项尿少尿闭，头晕，恶心，呕吐为急性肾小球肾炎水毒内闭的证候表现。

6.E。答案分析：急性肾小球肾炎邪陷心肝证当治以平肝泻火，清心利水，应选用龙胆泻肝汤合羚角钩藤汤。

7.E。答案分析：急性肾小球肾炎风水相搏证外感风邪，肺失通调，水道不利，应治以疏风宣肺、利水消肿。

（二）A₂ 型题

8.E。答案分析：根据患儿的感冒病史，及眼睑浮肿，舌淡苔白，脉浮的症状，可辨证为急性肾小球肾炎风水相搏证，故选用麻黄连翘赤小豆汤。

9.C。答案分析：根据面色萎黄，倦怠乏力，易汗出，舌淡，苔白，脉缓的证候表现，辨证为急性肾小球肾炎气虚邪恋证，故治法应选健脾化湿。

10.B。答案分析：根据小便黄赤短少，镜检血尿，舌质红，苔薄黄微腻，脉滑数的证候表现，辨证为水肿湿热内侵证。

（三）B₁ 型题

11.E。答案分析：急性肾小球肾炎阴虚邪恋证，应治以滋阴补肾，兼清余热，首选方知柏地黄丸合二至丸。

12.B。答案分析：急性肾小球肾炎气虚邪恋证，应治以健脾化湿，首选方参苓白术散。

（四）X 型题

13.A，B，C，E。答案分析：浮肿或不浮肿，小便黄赤短少，尿血，舌质红，苔黄，均为急性肾小球肾炎湿热内侵证的主证，而肢体酸痛、烦躁不是其主证。

14.B，D，E。答案分析：急性肾小球

肾炎的常见变证有邪陷心肝、水毒内闭、水凌心肺三证。

三、改错题

15.改为：急性肾小球肾炎水肿期及血压增高者，应限制钠盐和水的摄入，水肿、尿少、高血压明显者应卧床休息。

答案分析："急性肾小球肾炎发病早期强调钠盐和水的摄入，不强调卧床休息。"的说法是错误的。水肿期及血压增高者，应限制钠盐和水的摄入，否则会加重水肿；水肿、尿少、高血压明显者若不卧床休息，会增加并发症的发生。

四、简答题

16.急性肾小球肾炎急性期常证的分证、治法、主方分别为：①风水相搏证：治以疏风宣肺，利水消肿，主方为麻黄连翘赤小豆汤合五苓散加减。②湿热内侵证：治以清热利湿，凉血止血，主方为五味消毒饮合小蓟饮子加减。

五、问答题

17.急性肾小球肾炎的辨证要点为：急性期为正盛邪实阶段，起病急，变化快，浮肿及血尿多较明显。恢复期共有特点为浮肿已退，尿量增加，肉眼血尿消失，但镜下血尿或蛋白尿未恢复，且多有湿热留恋，并有阴虚及气虚之不同。

本病的证候轻重悬殊较大。轻证一般以风水相搏证、湿热内侵证等常证的表现为主，其水肿、尿量减少及血压增高多为一过性；重证则为全身严重浮肿，持续尿少、尿闭，并可在短期内出现邪陷心肝、水凌心肺、水毒内闭的危急证候。在辨证中应密切观察尿量变化。因尿量越少，持续时间越长，浮肿越明显，出现变证的可能也越大。

六、病案分析题

18. 西医诊断：急性肾小球肾炎。

中医诊断：水肿，风水相搏证。

病机分析：患儿感受风热之邪，客于肺卫，肺失宣降，不能通调水道，下输膀胱，导致风遏水阻，风水相搏，溢于肌肤而为水肿；风热之邪夹湿下行，蕴结膀胱，损伤血络，故小便短少而色赤；咽红、舌红为风热之征。

治法：疏风宣肺，利水消肿。

主方：麻黄连翘赤小豆汤合五苓散加减。

处方：麻黄4g，连翘10g，赤小豆30g，桑白皮10g，茯苓10g，猪苓10g，泽泻10g，车前草10g，白术6g，益母草10 g，荔枝草15 g，甘草3g。

第二节 肾病综合征

习题

一、填空题

1. 肾病综合征是以_____、_____、_____、_____及不同程度的_____为主要特征的临床症候群。

2. 肾病综合征的病因病机以_____为本，以_____为标。

二、选择题

（一）A₁型题

3. 某患儿全身浮肿，尿少尿闭，纳呆，恶心呕吐，舌苔腻，脉弦。治疗应首选（　　）

  A. 玉枢丹　　B. 紫雪丹

  C. 温胆汤　　D. 龙胆泻肝汤

  E. 附子泻心汤

4. 小儿肾病综合征肺脾气虚证的首选方为（　　）

  A. 实脾饮

  B. 异功散

  C. 参苓白术散

  D. 玉屏风散合四君子汤

  E. 防己黄芪汤合五苓散

5. 小儿肾病综合征肝肾阴虚证的首选方为（　　）

  A. 真武汤　　B. 一贯煎

  C. 玉屏风散　　D. 六味地黄丸

  E. 知柏地黄丸

6. 小儿肾病综合征湿浊证的治法是（　　）

  A. 清热解毒　　B. 清热利湿

  C. 逐水消肿　　D. 利湿降浊

  E. 利水消肿

（二）A₂型题

7. 患儿，6岁。1年前因反复感冒出现浮肿及尿检异常，经治疗浮肿消退，尿检仍未恢复正常。刻诊面白少华，倦怠乏力，易出汗及感冒，舌质淡，苔薄白，脉缓弱。已诊断为肾病综合征，其证候是（　　）

  A. 风水相搏　　B. 气阴两虚

  C. 肺脾气虚　　D. 脾肾阳虚

  E. 肝肾阴虚

8. 患儿，8岁。全身高度浮肿，下肢肿甚，按之深陷难起，面色㿠白，神倦乏力，脘腹闷胀，大便溏，小便少，舌淡胖，苔白，脉沉细。其治法是（　　）

  A. 健脾益气，利水消肿

  B. 温肾健脾，化气行水

  C. 滋阴补肾，清热利湿

D. 化湿泄浊，利气行水

E. 补益脾肺，宣肺利水

(三) B₁ 型题

A. 六味地黄丸加黄芪

B. 知柏地黄丸加党参

C. 桃红四物汤

D. 真武汤

E. 五苓散

9. 肾病综合征气阴两虚证治疗首选方
（　　）

10. 肾病综合征血瘀证治疗首选方
（　　）

(四) X 型题

11. 肾病综合征肺脾气虚证的主证有
（　　）

A. 气短乏力　　B. 纳呆便溏

C. 易汗出感冒　D. 下肢不温

E. 头晕目眩

三、改错题

12. 肾病综合征脾肾阳虚证或肺脾气虚证，在病程中感受风邪或内蕴湿热，形成虚中挟实者，应先以补虚为主，使正复邪去。

四、简答题

13. 简述肾病综合征的证型。

五、问答题

14. 简述肾病综合征的病因病机。

六、病案分析题

15. 患儿，6岁。自幼反复感冒，平素易汗，1周前于感冒后出现全身浮肿，遂来诊。刻诊：全身中度浮肿，面目为著，小便量少，色黄，气短乏力，自汗出，便溏，咳嗽，痰黏稠，脉虚弱。体检：咽红，扁桃体不肿大。尿常规：蛋白（＋＋＋），潜血（＋＋＋）；镜检：红细胞满视野，白细胞少

130

许。血浆白蛋白28g/L，血脂7.7mmol/L。

试就本例患儿，作出西医诊断，中医病、证诊断，病机分析，提出治法、主方，开出处方。

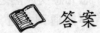 答案

一、填空题

1. ①大量蛋白尿；②低蛋白血症；③高脂血症；④水肿。

2. ①正气虚弱；②邪实蕴郁。

二、选择题

(一) A₁ 型题

3. C。答案分析：全身浮肿，尿少尿闭，头晕头痛，恶心呕吐，舌苔腻，脉弦，肾病综合征湿浊证的表现，应选温胆汤。

4. E。答案分析：肾病综合征肺脾气虚证，应治以益气健脾，宣肺利水，首选方防己黄芪汤合五苓散。

5. E。答案分析：肾病综合征肝肾阴虚证，应治以滋阴补肾，平肝潜阳，首选方知柏地黄丸。

6. D。答案分析：肾病综合征湿浊证，应治以利湿降浊。

(二) A₂ 型题

7. C。答案分析：反复感冒，面色少华，倦怠乏力，易出汗，舌淡苔薄白，脉缓弱，均为肾病综合征肺脾气虚证的主证。

8. B。答案分析：根据下肢肿甚，按之凹陷难起，面色㿠白，神倦乏力，脘腹闷胀，大便溏，小便少，舌淡胖，苔白，脉沉细的证候，可辨为肾病综合征脾肾阳虚证，治法应取温肾健脾，化气行水。

(三) B₁ 型题

9. A。答案分析：肾病综合征气阴两虚证应治以益气养阴，化湿清热，首选方六味

地黄丸加黄芪。

10. C。答案分析：肾病综合征血瘀证应治以活血化瘀，首选方桃红四物汤。

（四）X 型题

11. A，B，C。答案分析：气短乏力，纳呆便溏，易汗出感冒，均为肾病综合征肺脾气虚证的主证；下肢不温是脾肾阳虚证的主证；头晕目眩是肝肾阴虚证的主证。

三、改错题

12. 改为：肾病综合征脾肾阳虚证或肺脾气虚证，在病程中感受风邪或内蕴湿热，形成虚中挟实者，应先去邪以治其标，在外邪缓解或消失后，再扶正祛邪，标本兼治，或继以补虚扶正。

答案分析：肾病综合征在具体治疗时应在不同阶段解决不同的主要矛盾，当风邪、湿热等邪实突出时，应先去邪以急则治其标；在外邪缓解或消失后，则扶正祛邪，标本兼治或继以补虚扶正为重。

四、简答题

13. 肾病综合征可分为本证和标证：本证又可分为：①肺脾气虚证；②脾肾阳虚证；③肝肾阴虚证；④气阴两虚证。标证分为：①外感风邪；②水湿；③湿热；④血瘀；⑤湿浊。

五、问答题

14. 小儿禀赋不足，久病体虚，外邪入里，致肺脾肾三脏亏虚是本病发生的主要因素。肺脾肾三脏功能虚弱，气化运化功能失常，封藏失职，精微外泄，水液停聚是本病的主要发病机理。外感、水湿、湿热、瘀血及湿浊是促进肾病发展的病理环节，与肺脾肾三脏虚弱互为因果。

六、病案分析题

15. 西医诊断：肾病综合征。

中医诊断：水肿，肺脾气虚证，兼外感风热。

病机分析：该患儿自幼反复感冒，卫外不固，肺气素虚，故易自汗出，易感冒，气短。脾气虚则见便溏，脾主四肢，脾气虚故可见乏力。舌淡胖，脉虚弱均为肺脾气虚的征象。咽红、咳嗽、痰黏稠为外感风热征象。总之，本例患儿属本虚（肺脾气虚）标实（外感风热）之证。

治法：益气健脾利水，佐以宣肺清热。

主方：防己黄芪汤合五苓散加减。

处方：黄芪 20g，白术 10g，汉防己 6g，茯苓 10g，泽泻 10g，猪苓 10g，桂枝 6g，麻黄 3g，金银花 10g，鱼腥草 15g，杏仁 10g，甘草 4g。

第三节 尿 频

🖋 习题

一、填空题

1. 尿频多发生于_____各年龄期的儿童，尤以_____时期发病率最高，女孩发病率_____于男孩。

2. 尿频属于中医学_____的范畴，其中以_____为多。

二、选择题

（一）A₁ 型题

3. 小儿尿频病因较多，其中最多见的是（ ）

　　A. 湿热　　B. 风热　　C. 脾虚

D. 肾虚　　E. 肺虚

4. 尿频的病位主要在(　　)

A. 肝、胆　　B. 肾、膀胱

C. 脾、胃　　D. 心、小肠

E. 肺、三焦

5. 尿频实证的基本治疗原则是(　　)

A. 温补脾肾　　B. 清心泻火

C. 清利湿热　　D. 通利小便

E. 清肝利胆

6. 白天尿频综合征最关键的诊断条件是(　　)

A. 小便频数

B. 点滴淋漓

C. 精神、饮食正常

D. 醒时尿频，入睡消失

E. 反复发作

7. 尿路感染的确诊条件是(　　)

A. 有外阴不洁史

B. 小便频数

C. 发热

D. 腰痛

E. 中段尿细菌培养阳性，其菌落定量＞105/ml

（二）A₂ 型题

8. 患儿，女，6 岁。近 2 天出现尿频，小便短黄，尿道灼热疼痛，恶心呕吐，舌红苔腻，脉数有力。治疗应首选(　　)

A. 二妙丸　　B. 四妙丸

C. 五苓散　　D. 六一散

E. 八正散

9. 患儿，女，7 岁。近半年来反复发作尿频，淋沥不尽，神倦乏力，面色萎黄，食欲不振，手足不温，舌淡，苔薄腻，脉细弱。治疗应首选(　　)

A. 缩泉丸　　B. 异功散

C. 补中益气汤　　D. 六味地黄丸

E. 知柏地黄丸

10. 患儿，5 岁。尿频 6 个月，并见低热、盗汗、心烦，舌质红干，苔少，脉细数。治疗应首选(　　)

A. 六味地黄丸　　B. 济生肾气丸

C. 知柏地黄丸　　D. 缩泉丸

E. 导赤散

（三）B₁ 型题

A. 甘温除热　　B. 益气养阴

C. 滋阴清热　　D. 清热解毒

E. 清热利湿

11. 尿频湿热下注证的治法是(　　)

12. 尿频阴虚内热证的治法是(　　)

（四）X 型题

13. 尿频湿热下注证的证候表现有(　　)

A. 病程短

B. 小便频数短赤

C. 小腹坠胀

D. 发热

E. 脉细数

14. 尿频阴虚内热证的证候表现有(　　)

A. 病程短

B. 小便频数短赤

C. 盗汗心烦

D. 手足心热

E. 苔少

三、改错题

15. 小儿神气怯弱，故临床上白天尿频综合征比成人发病率高。

四、简答题

16. 简述尿频的辨证要点。

五、问答题

17. 试述湿热在尿频发病中的作用。

六、病案分析题

18. 患儿，女，5岁。以"尿频3天"为主诉就诊。证见小便频数短赤，尿道灼热疼痛，烦热口渴，尿道口红赤，舌质红，苔黄腻，脉数有力。尿常规：红细胞+，白细胞+++。

试就本例患儿，作出中医病、证诊断，病机分析，提出治法、主方，开出处方。

 答案

一、填空题

1. ①学龄前；②婴幼儿；③高。
2. ①淋证；②热淋。

二、选择题

（一）A₁型题

3. A。答案分析：小儿尿频多因湿热内侵所致。风热、肺虚不是尿频的直接病因，脾虚、肾虚虽然是尿频的病因之一，但这些病因多因湿热内侵，尿频日久，邪损正气所致，故不是尿频最主要的病因。

4. B。答案分析：A、C、D、E所指脏腑皆可为尿频的病变部位。但尿频的主证为小便频数，其发病与肾和膀胱关系最为密切。

5. C。答案分析：尿频实证多为湿热所致，故清利湿热是基本的治疗原则。

6. D。答案分析：A、B、C、E都是白天尿频综合征的表现，但其他类型的尿频也可见到，只有醒时尿频，入睡消失是诊断的关键条件。

7. E。答案分析：对尿路感染的诊断而言，中段尿细菌培养阳性是确诊的最可靠依据。

（二）A₂型题

8. E。答案分析：根据小便短黄，尿道灼热疼痛，舌红苔腻，脉数有力的证候表现，应辨证为尿频湿热下注证，故选八正散。

9. A。答案分析：根据反复发作，神倦乏力，面色萎黄，食欲不振，手足不温，舌淡，苔薄腻，脉细弱的证候表现，应辨证为尿频脾肾气虚证，故选缩泉丸。

10. C。答案分析：根据低热，盗汗，心烦，舌质红，苔少，脉细数的证候表现，应辨证为尿频阴虚内热证，故选知柏地黄丸。

（三）B₁型题

11. E。答案分析：尿频湿热下注证的治法应选清热利湿。

12. C。答案分析：尿频阴虚内热证的治法应选滋阴清热。

（四）X型题

13. A，B，C，D。答案分析：A、B、C、D均可在尿频湿热下注证中出现，而脉细数是虚证表现，故不能选入。

14. B，C，D，E。答案分析：尿频虚证多有病程较长的特点，故A项可排除。余项皆为尿频阴虚内热证的表现。

三、改错题

15. 改为：小儿脾肾不足、神气怯弱，故临床上白天尿频综合征比成人发病率高。

答案分析：小儿脾肾不足、神气怯弱，都是儿童白天尿频综合征比成人发病率高的原因。而且小儿脾常不足、肾常虚的生理特点，造成小儿脾肾不足成为白天尿频综合征病因中更为重要的原因。

四、简答题

16. 尿频的辨证关键在辨虚实。病程短，起病急，小便频数短赤，尿道灼热疼痛，多为湿热下注证；病程长，小便频数，淋沥不尽，神疲乏力，面白形寒者多为脾肾气虚证；低热盗汗，五心烦热者多为阴虚火旺证。

五、问答题

17.尿频的病因，多由于湿热之邪蕴结下焦，而致膀胱气化不利所致。湿热内蕴日久，损伤正气，可致脾肾气虚；热邪伤阴，日久可致肾阴不足，而致阴虚内热。所以，虽然尿频可因脾肾气虚或阴虚内热所致，但其根本原因乃由于湿热为患，湿热是尿频最关键的病因。

六、病案分析题

18.诊断：尿频，湿热下注证。

病机分析：湿热内蕴，下注膀胱。湿阻热郁气化不利，开阖失司，故见小便频数短赤，尿道灼热疼痛；湿热内蕴，伤及津液则烦躁口渴；湿热下注则尿道口红赤；舌质红，苔黄腻，脉数有力为湿热内蕴之象。

治法：清热利湿，通利膀胱。

主方：八正散加减。

处方：萹蓄 15g，瞿麦 10g，六一散（包）15g，车前子（包）10g，栀子 6g，大黄 4g，金钱草 15g，地锦草 15g。

第四节 遗 尿

习题

一、填空题

1.遗尿多与_____和_____的功能失调有关，病机以_____和_____最多见。

2.遗尿以_____、_____为主要治则。

二、选择题

（一）A₁ 型题

3.多大年龄的儿童在睡眠中经常小便自遗才能诊断为遗尿？（　　）

　　A.1 岁以上　　B.2 岁以上

　　C.3 岁以上　　D.6 岁以上

　　E.8 岁以上

4.遗尿的治则中最重要的是（　　）

　　A.泻肝清热　　B.养阴益气

　　C.补气固涩　　D.温补下元

　　E.调理脾胃

5.遗尿心肾失交证治疗的首选方是（　　）

　　A.导赤散合交泰丸

　　B.补中益气汤合缩泉丸

　　C.龙胆泻肝汤合六味地黄丸

　　D.《金匮》肾气丸合泻心汤

　　E.菟丝子散合安神丸

6.遗尿肺脾气虚证的治法为（　　）

　　A.温补肾阳　　B.清心滋肾

　　C.补肺益脾　　D.清热利湿

　　E.养阴益气

（二）A₂ 型题

7.患儿，3 岁半。家长代诉经常感冒，睡中遗尿，每夜 1～2 次，小便淡黄，食欲不振，舌淡红，苔薄白，脉沉无力。治疗应首选（　　）

　　A.金匮肾气丸合玉屏风散

　　B.参苓白术散合交泰丸

C. 补中益气汤合缩泉丸

D. 菟丝子散合四君子汤

E. 龙胆泻肝汤合导赤散

8. 患儿,6岁。每晚尿床1次以上,小便清长,面色少华,肢冷畏寒,舌质淡,苔白滑,脉沉细无力。治疗应首选( )

A. 补中益气汤　B. 金匮肾气丸

C. 龙胆泻肝汤　D. 菟丝子散

E. 导赤散

(三) B₁ 型题

A. 肺脾气虚　B. 肾气不足

C. 脾肾阳虚　D. 心肾不交

E. 肝经郁热

9. 睡中遗尿,一夜数次,醒后方觉,面色㿠白,腰膝酸软,肢冷畏寒,小便清长,舌质淡,苔白滑,脉沉细无力。其证候是( )

10. 睡中遗尿,日间尿频,平素易感冒,少气懒言,大便溏薄,舌淡红,苔薄白,脉沉无力。其证候是( )

(四) X 型题

11. 与小儿遗尿关系最为密切的脏腑是( )

A. 脾　B. 肺　C. 肝

D. 肾　E. 膀胱

三、改错题

12. 小儿遗尿的治疗,总须固涩小便。

四、简答题

13. 小儿遗尿的分证、治法、方药。

五、论述题

14. 治疗遗尿时,哪些证候应固涩小便?什么证候应清利小便?并试述其原因。

六、病案分析题

15. 患儿,5岁。反复感冒,白天小便次数较多,夜间尿床,每晚常在2次以上,呼之能醒,纳呆便溏,舌淡红,苔薄白,脉沉无力。尿常规未见异常,血常规示轻度贫血。

试就本例患儿,作出中医病、证诊断,病机分析,提出治法、主方,开出处方。

答案

一、填空题

1.①膀胱;②肾;③肾气不足;④膀胱虚寒。

2.①温补下元;②固摄膀胱。

二、选择题

(一) A₁ 型题

3.C。答案分析:3岁以内的小儿神经系统发育还不完善,可能出现夜间尿床的情况,3岁以上的小儿经常夜间小便自遗方可诊断为遗尿。

4.D。答案分析:遗尿多与肾气不足、膀胱虚寒有关,故治则中最重要的是温补下元。

5.A。答案分析:遗尿心肾失交证应治以清心滋肾、安神固脬,首选方为导赤散合交泰丸。

6.C。答案分析:遗尿肺脾气虚证的治法应为补肺益脾。

(二) A₂ 型题

7.C。答案分析:根据患儿经常感冒、夜间遗尿、食欲不振、舌淡红、苔薄白、脉沉无力的表现,辨证为遗尿肺脾气虚证,故选方补中益气汤合缩泉丸。

8.D。答案分析:根据患儿夜间遗尿、小便清长、面色少华、肢冷畏寒、舌淡苔白滑、脉沉细无力的表现,辨证为遗尿肾气不足证,故选方菟丝子散。

9.B。答案分析：根据患儿睡中遗尿，面色㿠白，腰膝酸软，肢冷畏寒，小便清长，舌质淡，苔白滑，脉沉细无力的表现，可辨证为遗尿肾气不足证。

10.A。答案分析：根据患儿睡中遗尿，日间尿频，平素易感冒，少气懒言，大便溏薄，舌淡红，苔薄白，脉沉无力的表现，可辨证为遗尿肺脾气虚证。

（四）X型题

11.D，E。答案分析：遗尿的发生与肺、脾、肾、肝、膀胱均有关系，但与肾和膀胱关系最为密切。

三、改错题

12.改为：小儿遗尿的治疗，虚证常配用固涩小便法。

答案分析：遗尿肺脾气虚证、肾气不足证均可配用固涩小便法，但肝经湿热证则不可用固涩小便法，以免留邪。

四、简答题

13.小儿遗尿的分证、治法、方药分别为：①肺脾气虚证，治宜补肺益脾、固涩膀胱，方用补中益气汤合缩泉丸；②肾气不足证，治宜温补肾阳、固涩小便，方用菟丝子散；③心肾失交证，治宜清心滋肾、安神固脬，方用导赤散合交泰丸。

五、论述题

14.小儿遗尿的肾气不足证、肺脾气虚

证属于虚证，均可在补虚扶正的基础上加用固涩小便法。因为，肾气不足，不能温养膀胱，致膀胱闭藏失职，应用固涩药可助膀胱闭藏之功；肺脾气虚证，因脾虚不能制水，肺虚治节不行，均是上虚不能制下，且两者性质属虚而无实邪，用固涩药可以助脾肺固摄之力。治疗肝经湿热证，就不能用固涩法，因其遗尿性质属实，由湿热之邪内迫膀胱，膀胱失约所致，用固涩药只能使湿热内蕴难解，闭门留寇，加重邪气对膀胱的迫注，故不能用固涩之法，而应用泻肝清热利湿之法。

六、病案分析题

15.诊断：遗尿，肺脾气虚证。

病机分析：肺气不足则不能固护肌表，易被邪袭，故经常感冒；上虚不能制下，以致夜间遗尿，日间尿频；脾气虚则运化无力，故见纳呆便溏；气血生化无源而见轻度贫血；舌淡红，苔薄白，脉沉无力均为肺脾气虚之象。

治法：补肺益脾，固涩膀胱。

主方：补中益气汤合缩泉丸。

处方：党参10g，黄芪15g，白术10g，当归6g，升麻3g，柴胡3g，益智仁10g，山药10g，乌药6g，山楂10g，焦神曲10g，甘草3g。

第五节　五迟、五软

习题

一、填空题

1. 五迟是指_____、_____、_____、_____和_____。

2. 五软是指_____、_____、_____、_____和_____。

二、选择题

（一）A₁型题

3. "五软"中不包括(　　)
   A. 头项软　　B. 口软
   C. 手软　　　D. 足软
   E. 腰软

4. "五迟"中不包括(　　)
   A. 立迟　　B. 行迟　　C. 囟迟
   D. 齿迟　　E. 语迟

5. 五迟、五软之肝肾亏损证的治法是(　　)
   A. 补肾填髓，养肝强筋
   B. 滋养肝阴，温补肾阳
   C. 健脾益气，滋阴养血
   D. 祛风活血，柔肝通络
   E. 滋阴降火，补肾平肝

6. 五迟、五软之痰瘀阻滞证治疗首选方(　　)
   A. 六味地黄丸合四物汤
   B. 济生肾气丸合调元散
   C. 通窍活血汤合二陈汤
   D. 十全大补丸合天麻钩藤饮
   E. 杞菊地黄丸合桃红四物汤

（二）A₂型题

7. 患儿，2岁。不能言语，精神呆滞，智力低下，发稀萎黄，四肢萎软，口角流涎，纳食欠佳，大便秘结，舌淡胖，苔少，指纹色淡。其诊断是(　　)
   A. 五迟、五软，肝肾不足证
   B. 五迟、五软，心脾两虚证
   C. 五迟、五软，痰瘀阻滞证
   D. 佝偻病，心脾两虚证
   E. 疳证，心脾两虚证

8. 患儿，2岁。发育迟缓，坐、立、行、语均落后于同龄儿，肌肉软弱无力，夜寐易惊，舌质淡，苔少，脉沉细无力。治疗应首选(　　)
   A. 加味六味地黄丸
   B. 十全大补丸
   C. 通窍活血汤
   D. 孔圣枕中丹
   E. 调元散

（三）B₁型题

   A. 头发稀少，生齿迟缓
   B. 前囟宽大，目如落日
   C. 肌肉松弛，四肢萎软
   D. 眼眶凹陷，皮肤干燥
   E. 肢体瘦弱，腹部膨大

9. 五迟证主证可见(　　)

10. 五软证主证可见(　　)

（四）X型题

11. 五迟、五软的病因有(　　)
   A. 胎禀不足　　B. 肝肾亏损
   C. 后天失养　　D. 痰瘀阻滞
   E. 心脾两虚

三、改错题

12. 五迟、五软均为虚证，故应以补为治疗大法。(　　)

四、简答题

13. 五迟、五软的病机是什么？

五、论述题

14. 试述五迟、五软的预防与护理。

六、病案分析题

15. 患儿，5岁。早产儿，自幼体虚，消瘦无力，3岁才会走路，但经常摔跤，反应迟钝，智力落后于同龄儿，夜卧不安，多汗易惊。面色萎黄，纳食差，舌质淡，苔薄，脉沉细无力。

试就本例患儿，作出中医病、证诊断，病机分析，提出治法、主方，开出处方。

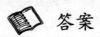

答案

一、填空题

1. ①立迟；②行迟；③齿迟；④发迟；⑤语迟。

2. ①头项软；②口软；③手软；④足软；⑤肌肉软。

二、选择题

（一）A₁型题

3. E。答案分析："五软"中不包括腰软。

4. C。答案分析："五迟"中不包括囟迟。

5. A。答案分析：五迟、五软之肝肾亏损证，应治以补肾填髓，养肝强筋。

6. C。答案分析：五迟、五软之痰瘀阻滞证，应治以涤痰开窍，活血通络，方选通窍活血汤合二陈汤。

（二）A₂型题

7. B。答案分析：患儿2岁不能言语，精神呆滞，智力低下，发稀萎黄，四肢萎软，口角流涎，纳食欠佳，大便秘结，舌淡胖，苔少，指纹色淡，其证候表现符合五迟、五软之心脾两虚证。

8. A。答案分析：患儿2岁，发育迟缓，坐、立、行、语均落后于同龄儿，肌肉软弱无力，夜寐易惊，舌质淡，苔少，脉沉细无力，其证候表现符合五迟、五软之肝肾亏损证，方选加味六味地黄丸。

（三）B₁型题

9. A。答案分析：头发稀少、生齿迟缓属于五迟之发迟、齿迟。

10. C。答案分析：肌肉松弛、四肢萎软属于五软之肌肉软。

（四）X型题

11. A，B，C，D，E。答案分析：胎禀不足、肝肾亏损、后天失养、痰瘀阻滞、心脾两虚，均为五迟五软的病因。

三、改错题

12. 改为：五迟、五软多为虚证，少数实证或虚实夹杂证，以补为治疗大法。

答案分析：五迟五软以肝肾亏损证、心脾两虚证等虚证多见，亦可见到痰瘀阻滞实证。因以虚证为多，故以补为治疗大法。

四、简答题

13. 五迟五软的病机，可概括为正虚、邪实。正虚是五脏不足，气血虚弱，精髓不充；邪实为痰瘀阻滞心经脑络，心脑神明失主所致。

五、论述题

14. 预防：①大力宣传优生优育，禁止近亲结婚，婚前进行健康检查，以免发生遗传性疾病。②孕妇注意养胎、护胎，加强营养，不乱服药物。③合理喂养婴儿，注意防治各种急、慢性疾病。

护理：①重视功能训练，加强智力训练。②加强营养，科学调养。③用推拿疗法按摩萎软肢体，防止肌肉萎缩。

六、病案分析题

15. 诊断：五迟、五软，肝肾不足证。

病机分析：肾主骨，肝主筋，脾主肌肉，患儿先天禀赋不足，致筋骨肌肉失养而见行迟，易摔跤；肾精不足，髓海失充，故见智力落后，反应迟钝；脾虚则运化无力，气血生化无源，故见纳食差，面色萎黄；血虚则神无所藏，故夜寐易惊；舌淡苔薄，脉沉细无力均为肝肾不足之象。

治法：补肾填髓，养肝强筋。

主方：加味六味地黄丸。

处方：熟地 15g，山药 10g，山茱萸 10g，鹿茸 10g，五加皮 10g，茯苓 10g，泽泻 10g，紫河车 10g，菟丝子 10g，丹参 10g，远志 10g，龙骨 10g，牡蛎 10g，桑寄生 10g，焦山楂 10g，焦麦芽 10g，焦神曲 10g。可制成浓缩糖浆剂长期服用。

第六节 性早熟

习题

一、填空题

1. 性早熟是指女孩_____岁以前，男孩_____岁以前，出现青春期特征即第二性征的一种内分泌疾病。

2. 性早熟因引发原因不同而分为_____性性早熟和_____性性早熟两种。

二、选择题

(一) A₁型题

3. 性早熟病变主要在( )

　A. 肝、胆　　B. 肾、膀胱

　C. 脾、胃　　D. 心、小肠

　E. 肝、肾

4. 性早熟阴虚火旺证的治法是( )

　A. 温补脾肾　　B. 清心泻火

　C. 清利湿热　　D. 通利小便

　E. 滋阴降火

5. 性早熟最关键的诊断条件是( )

　A. 第二性征提前出现

　B. 体力较一般同龄儿强壮

　C. 出现痤疮和声音低沉

　D. 生长加速和骨骼发育提前

　E. X线摄片：手腕骨正位片显示骨龄成熟超过实际年龄，与性成熟一致

6. 人体正常的发育及性腺的成熟，主要与( )有关

　A. 肾、肝二脏功能及天癸的期至

　B. 肾、肝二脏及冲脉、任脉二脉的功能

　C. 天癸的期至

　D. 冲脉、任脉、督脉、带脉的功能

　E. 肾气

7. 真性性早熟发病率近年有逐渐上升的趋势，女孩发病率为男孩发病率的( )倍。

　A. 1.5　　B. 2　　C. 2~3

　D. 4~5　　E. 10

(二) A₂型题

8. 患儿，女，6岁。近2天出现阴道出血，体检两乳房增大，扪之有块。颧红潮热，盗汗，头晕，五心烦热，舌红少苔，脉细数。治疗应首选( )

　A. 缩泉丸　　　B. 四君子汤

C. 知柏地黄丸　D. 六味地黄丸

E. 补中益气汤

9. 患儿，男，8岁。近半年阴茎及睾丸增大，声音变低沉，面部痤疮，有阴茎勃起和射精。伴胸闷不舒，心烦易怒，嗳气叹息，舌红苔黄，脉弦细数。治疗应首选（　　）

A. 六味地黄丸　B. 济生肾气丸

C. 知柏地黄丸　D. 丹栀逍遥散

E. 导赤散

（三）B₁型题

A. 八正散　　　B. 六味地黄丸

C. 知柏地黄丸　D. 金匮肾气丸

E. 丹栀逍遥散

10. 性早熟阴虚火旺证治疗首选方（　　）

11. 性早熟肝郁化火证治疗首选方（　　）

（四）X型题

12. 性早熟阴虚火旺证的证候表现有（　　）

A. 颧红潮热

B. 盗汗

C. 五心烦热

D. 胸闷不舒或乳房胀痛

E. 舌红少苔，脉细数

13. 性早熟肝郁化火证的证候表现有（　　）

A. 胸闷不舒或乳房胀痛

B. 心烦易怒

C. 嗳气叹息

D. 舌红苔黄，脉弦细数

E. 五心烦热

三、改错题

14. 假性性早熟是由于内源性或外源性性激素的作用，导致第二性征提前出现，并导致生殖能力提前出现。

四、简答题

15. 简述性早熟的辨证要点。

五、问答题

16. 试述性早熟的发病机理。

六、病案分析题

17. 患儿，男，8岁。近半年来阴茎及睾丸增大，声音变低沉，面部痤疮，有阴茎勃起，颧红潮热，盗汗，头晕，五心烦热，舌红少苔，脉细数。

试就本例患儿，作出西医疾病、中医证候诊断，病机分析，提出治法、主方，开出处方。

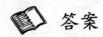 **答案**

一、填空题

1. ①8；②9。

2. ①中枢（真）；②外周（假）。

二、选择题

（一）A₁型题

3. E。答案分析：本病的发生多因疾病、过食某些滋补品、含生长激素合成饲料喂养的禽畜类食物，或误服某些药物，使阴阳平衡失调，阴虚火旺、相火妄动，肝郁化火，导致"天癸"早至。其病变主要在肾、肝二脏。

4. E。答案分析：性早熟阴虚火旺证应治以滋阴降火。

5. A。答案分析：性早熟的最主要的症状表现为第二性征提前出现。B、C、D、E亦为性早熟的临床表现，但不是诊断的关键条件。

6. A。答案分析：肾藏精，寓元阴元阳，

140

主生长发育与生殖，具有促进机体生长发育和生殖的生理功能。肝藏血，主疏泄，为调节气机之主司。小儿肝常有余，若因疾病或精神因素导致肝气郁结，郁而化火，肝火上炎，可导致"天癸"早至，出现性早熟。天癸者，阴精也。经络学说认为乳房、阴部皆为足厥阴肝经所络。由此可见，人体正常的发育及性腺的成熟，主要与肾、肝二脏功能及天癸的期至有关。

7.D。答案分析：真性性早熟女孩发病率为男孩的4～5倍。

（二）A₂型题

8.C。答案分析：根据患儿颧红潮热，盗汗，头晕，五心烦热及舌脉，应辨证为性早熟阴虚火旺证，故选知柏地黄丸。

9.D。答案分析：根据患儿伴有胸闷不舒，心烦易怒，嗳气叹息及舌脉，应辨证为性早熟肝郁化火证，故选丹栀逍遥散。

（三）B₁型题

10.C。答案分析：性早熟阴虚火旺证应治以滋阴降火，首选方知柏地黄丸。

11.E。答案分析：性早熟肝郁化火证应治以疏肝解郁，清心泻火，首选方丹栀逍遥散。

（四）X型题

12.A、B、C、E。答案分析：性早熟阴虚火旺证的临床表现主要有颧红潮热，盗汗，头晕，五心烦热，舌红少苔，脉细数。胸闷不舒或乳房胀痛为性早熟肝郁化火证的临床表现。

13.A、B、C、D。答案分析：性早熟肝郁化火证的临床表现有胸闷不舒或乳房胀痛，心烦易怒，嗳气叹息，舌红苔黄，脉弦细数。五心烦热为性早熟阴虚火旺证的临床表现。

三、改错题

14.改为：假性性早熟是由于内源性或外源性性激素的作用，导致第二性征提前出现，患儿并不具备生殖能力。

答案分析：假性性早熟与真性性早熟虽均有第二性征提前出现，但前者并不具备生殖能力，而后者则具备生殖能力。

四、简答题

15.性早熟辨证关键在辨虚实。虚者为肾阴不足、相火偏旺，证见潮热盗汗，五心烦热，舌红少苔，脉细数。实者为肝郁化火，证见心烦易怒，胸闷叹息，舌红苔黄，脉弦细数。

五、问答题

16.性早熟的发病主要与肾、肝二脏的功能失调有关。肾藏精，寓元阴元阳，主生长发育与生殖，具有促进机体生长发育和生殖的生理功能。肝藏血，主疏泄，为调节气机之主司。小儿肾常虚，在致病因素作用下，易出现肾之阴阳失衡，常为肾阴不足，不能制阳，相火偏亢则天癸早至，第二性征提前出现。小儿肝常有余，若因疾病或精神因素导致肝气郁结，郁而化火，肝火上炎，可导致"天癸"早至，出现性早熟。本病的发生多因阴阳平衡失调，阴虚火旺、相火妄动，肝郁化火，导致"天癸"早至。

六、病案分析题

17.西医疾病诊断：性早熟。

中医证候诊断：阴虚火旺证。

病机分析：小儿肾常虚，在致病因素作用下，易出现肾之阴阳失衡，常为肾阴不足，不能制阳，相火偏亢而天癸早至，第二性征提前出现。肾阴不足，虚火上亢，故头晕；肾阴亏虚，虚热内生，故见颧红潮热，盗汗，五心烦热，舌红少苔，脉细数。

治法：滋阴降火。

主方：知柏地黄丸。

处方：熟地 15g，山药 8g，山茱萸 8g，茯苓 6g，泽泻 6g，丹皮 6g，知母 10g，黄柏 10g，龙胆草 3g。

第八章　传染病

第一节　麻　疹

一、填空题

1. 麻疹以_____至_____岁小儿最易发病，且好发于_____、_____季节。

2. 麻疹常可产生_____、_____、_____的变证。

二、选择题

（一）A₁型题

3. 麻疹的病因是（　　）
   A. 胎毒　　B. 风寒　　C. 湿热
   D. 时邪　　E. 痰热

4. 麻疹的主要病变脏腑是（　　）
   A. 肝胆　　B. 肺脾　　C. 脾胃
   D. 心肝　　E. 脾肾

5. 麻疹早期特征是（　　）
   A. 壮热不退
   B. 玫瑰色斑丘疹
   C. 口腔黏膜斑
   D. 皮肤脱屑，色素斑痕
   E. 咳嗽频繁

6. 麻疹的诊断要点是（　　）
   A. 易感儿在流行季节，有麻疹接触史
   B. 儿童有麻疹患病史
   C. 儿童有麻疹疫苗接种史

   D. 体弱儿在麻疹流行季节，无麻疹接触史
   E. 儿童在麻疹流行季节，无麻疹接触史。

7. 麻疹的基本治疗原则是（　　）
   A. 辛温解表　　B. 清热解毒
   C. 益气透表　　D. 温肺化痰
   E. 辛凉透疹

8. 以下外治法中，麻疹常用的是（　　）
   A. 涂敷法　　B. 罨包法
   C. 热熨法　　D. 敷贴法
   E. 熏洗法

9. 麻疹邪犯肺卫证与邪入肺胃证的鉴别，其重要依据是（　　）
   A. 发热升高　　B. 咳嗽加重
   C. 烦躁加剧　　D. 舌红苔黄
   E. 疹点出现

10. 麻疹的皮疹首先见于（　　）
    A. 胸腹　　　　B. 四肢
    C. 手、足心　　D. 头颈
    E. 耳后、发际

11. 麻疹恢复期，皮肤可见（　　）
    A. 无色素斑痕，有糠麸样细微脱屑。
    B. 无色素斑痕，可见脱皮。
    C. 有色素斑痕，可见脱皮。
    D. 有色素斑痕，可见糠麸样细微脱屑。
    E. 有色素斑痕，无脱屑。

12. 麻疹邪毒闭肺证的治疗首选(　　)

　　A. 定喘汤　　　B. 苏葶丸

　　C. 泻白散　　　D. 小青龙汤

　　E. 麻杏石甘汤

(二) A₂ 型题

13. 患儿, 3 岁 10 个月。素体虚弱易感。冬春之季, 发热 2 天, 咳嗽有痰, 鼻塞流涕, 面色潮红, 怕光流泪, 烦躁啼哭, 耳后、面部有玫瑰色斑丘疹, 口腔两颊近臼齿处出现麻疹黏膜斑。被诊断为麻疹。其最主要的诊断依据是(　　)

　　A. 发热咳嗽　　B. 虚弱易感

　　C. 冬春之季　　D. 麻疹黏膜斑

　　E. 烦躁不安

14. 患儿, 2 岁。发热咳嗽, 喷嚏流涕, 两目红赤, 泪水汪汪, 畏光羞明, 神烦哭闹, 小便短赤, 大便不调。口腔两颊近臼齿处可见麻疹黏膜斑, 舌质偏红, 舌苔薄黄, 脉象浮数。治疗应首选(　　)

　　A. 麻杏石甘汤

　　B. 小青龙汤

　　C. 竹叶石膏汤

　　D. 宣毒发表汤

　　E. 葛根汤

15. 患儿, 5 岁。麻疹第 5 天, 壮热持续, 起伏如潮, 烦躁不安, 目赤眵多, 皮疹布发, 疹点逐渐稠密, 皮疹凸起, 触之碍手, 压之退色, 大便干结, 小便短少, 舌质红赤, 舌苔黄腻, 脉数有力。其证候是(　　)

　　A. 邪犯肺卫　　B. 邪毒闭肺

　　C. 邪毒攻喉　　D. 邪入肺胃

　　E. 阴津耗伤

16. 患儿, 2 岁。发热咳嗽, 微恶风寒, 喷嚏流涕, 咽喉肿痛, 两目红赤, 泪水汪汪, 畏光羞明, 神烦哭闹, 纳减口干, 小便短少, 大便不调, 舌质偏红, 舌苔薄黄, 脉象浮数。其治法是(　　)

　　A. 清凉解毒, 透疹达邪

　　B. 辛凉透表, 清宣肺卫

　　C. 辛温解表, 发散风寒

　　D. 清热化痰, 宣肺平喘

　　E. 清热解毒, 辟秽达邪

17. 患儿, 1 岁。发热咳嗽, 微恶风寒, 喷嚏流涕, 咽喉肿痛, 两目红赤, 泪水汪汪, 畏光羞明, 神烦哭闹, 口腔两颊近臼齿处可见麻疹黏膜斑, 小便短赤, 大便不调, 舌苔薄黄, 脉象浮数。其病机是(　　)

　　A. 邪犯肺卫　　B. 邪入肺胃

　　C. 邪陷心肝　　D. 邪犯心脾

　　E. 邪犯肝胆

18. 患儿, 1 岁。高热不退, 面色青灰, 烦躁不安, 咳嗽气促, 鼻翼煽动, 喉间痰鸣, 唇周发绀, 皮疹稠密, 疹色紫暗, 大便秘结, 小便短赤, 舌红苔黄, 脉数有力。治疗应首选(　　)

　　A. 葶苈大枣泻肺汤

　　B. 定喘汤

　　C. 二陈汤

　　D. 大青龙汤

　　E. 麻杏石甘汤

19. 患儿, 2 岁 5 个月。壮热如潮, 肤有微汗, 烦躁不安, 目赤眵多, 皮疹布发, 疹点稠密, 疹色暗红, 大便干结, 小便短赤, 舌质红赤, 舌苔黄腻, 脉数有力。其治法是(　　)

　　A. 清热解毒, 利湿泄浊

　　B. 清凉解毒, 透疹达邪

　　C. 辛温解表, 宣肺化痰

　　D. 燥湿化痰, 宣肺止咳

　　E. 养阴润肺, 止咳化痰

20. 患儿, 2 岁 6 个月。麻疹出齐, 低热不退, 神烦欠安, 咳嗽少痰, 胃纳增加, 皮疹渐回, 可见皮肤糠麸样脱屑及色素斑痕, 舌红少津, 舌苔薄净, 脉象细数。治疗应首选(　　)

A. 玉女煎　　　B. 桑菊饮
C. 桑杏汤　　　D. 二陈汤
E. 沙参麦冬汤

（三）B₁型题

A. 热、咳、涕、泪，麻疹黏膜斑。
B. 热、烦、汗出，皮疹透发。
C. 疹没脱屑，低热不退。
D. 热、烦、渴、饮，疹稠色暗，神昏抽搐。
E. 热、咳、喘、痰，疹稠色暗。

21. 麻疹邪犯肺卫证证见（　　）
22. 麻疹邪入肺胃证证见（　　）

A. 高热骤降，涕泪横流，两目红赤。
B. 高热不退，咳嗽气促，鼻煽痰鸣。
C. 壮热起伏，烦躁不安，咳嗽阵作。
D. 高热不退，烦躁谵妄，四肢抽搐。
E. 咽喉肿痛，咳声重浊，声如犬吠。

23. 麻疹邪毒闭肺证在麻疹的基础上证见（　　）
24. 麻疹邪毒攻喉证在麻疹的基础上证见（　　）

A. 肺脾　　　B. 心脾　　　C. 脾胃
D. 肺肝　　　E. 肺卫

25. 麻疹的病变主要在（　　）
26. 咳嗽的病变主要在（　　）

（四）X型题

27. 麻疹的治疗原则是（　　）
A. 清热泻火　　　B. 清热解毒
C. 辛凉透解　　　D. 温中健脾
E. 燥湿和胃

28. 麻疹邪毒炽盛，或失治，或误治，则易并发（　　）
A. 肺炎喘嗽　　　B. 阴竭阳脱
C. 血热妄行　　　D. 邪毒攻喉

E. 邪陷心肝

29. 麻疹收没期体虚，其虚一般在于（　　）
A. 血　　B. 气　　C. 津
D. 阴　　E. 阳

三、改错题

30. 急性出疹性传染性疾病是麻疹。

31. 麻疹治疗需急用苦寒清热之品，以防止高热。

32. 麻疹疾病过程中，护理并不重要，只要患儿能服药治疗，麻疹就能康复。

33. 麻疹出疹期壮热不退、皮疹布发，可先从四肢开始出现，然后是躯干的胸背、腹部，最后颜面、耳后见疹。

四、简答题

34. 麻疹的辨证要点主要辨什么？
35. 麻疹的治疗原则是哪些？
36. 麻疹顺证的辨证及相应分期有哪些？
37. 麻疹逆证的常见证型有哪些？

五、问答题

38. 试分析"潮热"在麻疹发病中的意义。

六、病案分析题

39. 患儿，6岁。发热3天，伴咳嗽。患儿3天前起发热无汗，咳嗽阵作，泪水汪汪，眼睑红赤，就诊时颊黏膜见黏膜斑，舌质偏红，舌苔薄白，脉浮有力。

试就本例患儿，作出中医病、证诊断，病机分析，提出治法、主方，开出处方。

答案

一、填空题

1.①6个月；②5；③冬；④春。

2.①邪毒闭肺；②麻毒攻喉；③邪陷心肝。

二、选择题

（一）A₁型题

3.D。答案分析：麻疹是感受麻疹时邪（麻疹病毒）引起的一种急性出疹性传染病。

4.B。答案分析：麻疹时邪侵袭肺卫，由表入里，郁阻于脾，正邪相争，邪毒出于肌表，皮疹按序布发。其主要病变在肺脾。

5.C。答案分析：麻疹初热期，可见患儿口腔两颊近臼齿处出现麻疹黏膜斑，是麻疹早期诊断的依据。

6.A。答案分析：易感儿未作过麻疹疫苗预防接种、又未患过麻疹者，在流行季节与麻疹患者接触，则易患麻疹。

7.E。答案分析：麻为阳毒，麻喜辛凉，麻不厌透，故辛凉解表透疹是麻疹的治疗原则。

8.E。答案分析：熏洗法是麻疹常用治疗方法，其余几种疗法都不是麻疹的常用治法。

9.E。答案分析：麻疹邪犯肺卫证与邪入肺胃证的鉴别，以皮疹布发为鉴别要点，发热至皮疹出现之前，属邪犯肺卫证（疹前期），皮疹出现至疹点透齐属邪入肺胃证（出疹期）。

10.E。答案分析：麻疹皮疹布发，始见于耳后、发际，继而头面、颈部、胸腹、四肢，最后出现于手心、足底。

11.D。答案分析：麻疹顺证后期及非典型麻疹病例，若麻毒已透，则以皮疹先出

先没，依次渐回，并可见糠麸样脱屑及色素斑痕为特征。

12.E。答案分析：麻疹邪毒内陷，灼津成痰，阻于肺络，闭阻肺窍，发为肺炎喘嗽，治以宣肺开闭，清热解毒，选用麻杏石甘汤宣肺平喘、清热解毒、化痰止咳。

（二）A₂型题

13.D。答案分析：患儿口腔两颊近臼齿处出现麻疹黏膜斑，是麻疹早期诊断的依据。

14.D。答案分析：此为麻疹初期，结合患儿麻疹接触史及预防接种史，便不难诊断。证属邪犯肺卫，治当辛凉透表，方选宣毒发表汤。

15.D。答案分析：本证为麻毒炽盛，由表入里，邪正相争，疾病进入出疹期，属邪入肺胃证。

16.B。答案分析：本证属麻疹初期，邪犯肺卫，麻为阳毒，郁而化热，故治以辛凉透表，清宣肺卫。

17.A。答案分析：麻疹发热咳嗽、鼻塞流涕、泪水汪汪、畏光羞明，皮疹未透，口腔两颊近臼齿处可见麻疹黏膜斑，为邪犯肺卫，属麻疹初热期。

18.E。答案分析：本证为邪毒闭肺，属麻疹疾病过程中逆变重证之一。麻疹邪毒壅盛，正不敌邪，邪毒郁闭于肺，发为肺炎喘嗽。故以麻杏石甘汤宣肺开闭，清热解毒。

19.B。答案分析：本证为麻毒炽盛，由表入里，侵入肺胃，治当使麻毒外透为顺，邪去正安，故治宜清凉解毒，透疹达邪。

20.E。答案分析：本证属邪毒已退，肺胃阴津受伤。低热不退，神烦欠安，为邪退正伤，以沙参麦冬汤滋养肺胃。

（三）B₁型题

21.A。答案分析：麻疹黏膜斑是麻疹

初期，邪犯肺卫的特征。

22．B。答案分析：皮疹透发是邪入肺胃的特征。

23．B。答案分析：高热不退，咳嗽气促，鼻煽痰鸣，是麻疹邪毒闭肺的特征。

24．E。答案分析：咽喉肿痛，咳声重浊，声如犬吠，是麻疹邪毒攻喉的特征。

25．A。答案分析：麻疹时邪经口鼻而入，侵袭肺卫，郁阻于脾，正邪相争，驱邪外泄，邪毒出于肌表，皮疹按序布发达于全身，故麻疹主要病变在肺脾。

26．A。答案分析：咳嗽常因感受风邪，由口鼻而入，上受而首先犯于肺卫，令肺失清宣肃降；同时，小儿脾常不足，气不化津，脾虚生痰，上贮于肺。所以，咳嗽病位在肺，常涉及于脾。

（四）X型题

27．B，C。答案分析：麻为阳毒，以透为顺，以清为要，"麻不厌透"、"麻喜清凉"，故清热解毒，辛凉透解是麻疹的治疗原则。

28．A，D，E。答案分析：麻疹如因感邪较重，或素体不足，或治疗不当，或调护失宜，均可因正不胜邪，导致邪毒内陷，产生逆证。如麻毒内传，灼津成痰，痰热互结，闭郁肺气，则成肺炎喘嗽。如邪毒壅盛，灼津成痰，痰热互结，则上攻咽喉。麻疹邪毒炽盛，内陷厥阴，蒙蔽心包，引动肝风，则产生邪陷心肝变证。

29．B，C，D。答案分析：麻为阳毒，极易伤津耗阴。麻疹后期，邪毒渐退，正气已虚，表现为肺胃气津受伤，阴液耗损，是邪退正虚的证候表现。

三、改错题

30．改为：麻疹是感受麻疹时邪引起的一种急性出疹性传染病。

答案分析：麻疹是儿科常见急性出疹性传染病之一。幼儿急疹、风疹、猩红热等亦是常见急性出疹性传染病。

31．改为：麻疹出疹期高热不退者，可适当选用苦寒之品，防止因超高热而引起抽搐的发生。

答案分析：麻疹发热是正邪相争，正气抗邪的表现。如麻毒炽盛，壮热不退，烦躁不安，易致邪毒内陷，可适当选用苦寒之品。但若为麻疹顺证，出疹顺利，身无他症，则不宜用苦寒之品。

32．改为：麻疹的护理工作极为重要，如果护理得当，可无并发症，使患儿顺利康复。

答案分析：麻疹的发病现在以轻症多见。如有良好的护理，能做到护理得当，无并发症发生，患儿就能顺利康复。

33．改为：麻疹壮热不退、皮疹布发，始见于耳后、发际，继而头面、颈部、胸腹、四肢，最后手心、足底、鼻准部见疹，此为麻疹顺证。

答案分析：麻疹皮疹的出现始见于耳后、发际，继而头面、颈部、胸腹、四肢，最后手心、足底、鼻准部见疹，麻疹疹点规律有序布发，是正气抗邪的表现，亦是麻疹顺证的特征。

四、简答题

34．麻疹的辨证主要辨别顺证与逆证。

35．麻疹以"麻不厌透"、"麻喜清凉"为基本治疗原则。

36．麻疹顺证的辨证及相应分期有：①邪犯肺卫（初热期）；②邪入肺胃（出疹期）；③阴津耗伤（收没期）。

37．麻疹逆证的常见证型有：①邪毒闭肺；②邪毒攻喉；③邪陷心肝。

五、问答题

38．麻疹皮疹的透发常与发热密切相

关，热势多呈起伏，又称为"潮热"，发热常与微汗并见，皮疹随潮热、汗出而透发。临床以麻疹按期透发者属顺证，故在出疹期不宜轻易退热，防止麻毒内陷。

六、病案分析题

39. 诊断：麻疹，邪犯肺卫（初热期）。
病机分析：麻毒犯肺，邪郁于表，肺气

不宣，故发热咳嗽；热毒初盛，上熏苗窍，故眼睑红赤，泪水汪汪，口颊见黏膜斑；麻为阳毒，故舌质红，苔薄黄。

治法：辛凉透表，清宣肺卫。

主方：宣毒发表汤加减。

处方：升麻 5g，葛根 10g，薄荷（后下）5g，连翘 10g，桔梗 6g，牛蒡子 6g，荆芥 6g，防风 6g，生甘草 3g。

第二节 幼儿急疹

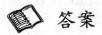 习题

选择题

A₁ 型题

1. 幼儿急疹时邪属于（ ）

　A. 风寒湿邪　　B. 风热时邪

　C. 暑温邪毒　　D. 湿热疫毒

　E. 燥邪疫毒

2. 幼儿急疹病位多在（ ）

　A. 卫分　　B. 气分　　C. 营分

　D. 血分　　E. 三焦

3. 幼儿急疹出疹常在发热后几天？
（ ）

　A. 1～2　　B. 3～4　　C. 5～6

　D. 7～8　　E. 9～10

4. 幼儿急疹出疹后（ ）

　A. 高热持续　　B. 烦躁不宁

　C. 咳嗽剧烈　　D. 大便稀溏

　E. 易于康复

答案

选择题

A₁ 型题

1. B。答案分析：幼儿急疹时邪属于风热时邪一类。

2. A。答案分析：幼儿急疹时邪属于风热时邪，但邪毒较轻，病多限于卫分。

3. B。答案分析：幼儿急疹出疹常在发热后 3～4 天，热退疹出。

4. E。答案分析：幼儿急疹出疹后邪热能解，易于康复。

第三节 风 疹

习题

一、填空题

1. 风疹是感受_____所引起的一种急性出疹性传染病。以轻度发热、咳嗽、全身皮肤出现_____，耳后及枕部_____为特征。

2. 风疹年龄以_____至_____岁小儿多见，其发病高峰在_____、__季节。

二、选择题

（一）A₁型题

3. 风疹发病的主要病因是（ ）
    A. 风温时邪　　B. 风疹时邪
    C. 风热邪毒　　D. 湿热邪毒
    E. 麻疹时邪

4. 风疹的病变部位在（ ）
    A. 肺卫　　B. 肺胃　　C. 肺心
    D. 肺脾　　E. 肺肾

5. 风疹的辨证要点，主要在于辨别（ ）
    A. 阴阳　　B. 湿热　　C. 轻重
    D. 寒热　　E. 虚实

6. 风疹的治疗原则是（ ）
    A. 疏风清热　　B. 清热燥湿
    C. 清热凉血　　D. 养阴润肺
    E. 补中益气

7. 以下除哪项外，都是风疹的诊断要点（ ）
    A. 本病流行期间，患儿有风疹接触史。
    B. 初期类似感冒，皮肤出现淡红色

斑丘疹，继则皮疹布满全身，发热渐退，皮疹消退后，极少有皮肤脱屑，无色素斑痕。
    C. 一般全身症状较轻，但常伴耳后及枕部臖核肿大、左胁下痞块（脾脏）轻度肿大。
    D. 皮疹规律有序布发，耳后发际开始，渐及头面、颈部、胸腹、四肢，最后手心、足底、鼻准部出齐。
    E. 血象检查：白细胞总数减少，分类淋巴细胞相对增多。

8. 风疹邪犯肺卫与邪入气营的鉴别诊断，以下各项中最重要的是（ ）
    A. 耳后、枕部臖核肿大疼痛。
    B. 左胁下痞块稍有肿大。
    C. 皮肤瘙痒不舒。
    D. 疹色鲜红或紫暗，疹点稠密，甚至可见皮疹融合成片或成片皮肤猩红。
    E. 皮疹起于头面躯干，遍及四肢。

（二）A₂型题

9. 患儿，2岁。发热1天，全身出现斑丘疹，被诊断为风疹。其诊断依据中具特点的是（ ）
    A. 有出疹性疾病接触史
    B. 初期类似感冒
    C. 耳后、枕部臖核肿大
    D. 全身出现皮疹
    E. 血象检查：白细胞总数减少，分类淋巴细胞相对增多

10. 患儿，2岁4个月。发热恶风，喷嚏流涕，轻微咳嗽，皮疹分布均匀，疹点稀疏细小，疹色淡红，肌肤轻度瘙痒，耳后及枕部臖核肿大触痛，舌质偏红，舌苔薄黄，

脉象浮数。治疗应首选（　　）

  A. 银翘散 B. 桑菊饮

  C. 桑杏汤 D. 香苏散

  E. 麻杏石甘汤

11. 患儿，2岁。发热咳嗽，喷嚏流涕，全身皮疹分布均匀，疹点稀疏细小，疹色淡红，肌肤瘙痒，耳后及枕部臖核肿大触痛，舌质偏红，舌苔薄黄，脉象浮数。其治法是（　　）

  A. 宣肺平喘 B. 辛温解表

  C. 清热化痰 D. 疏风解表

  E. 解表清里

12. 患儿，3岁。壮热口渴，烦躁哭闹，疹色鲜红，部分紫暗，疹点稠密，皮疹融合成片，皮肤猩红，小便短赤，大便秘结，舌红苔黄，脉数有力。其病机是（　　）

  A. 邪犯肺卫 B. 邪入气营

  C. 邪热入血 D. 血热夹瘀

  E. 血热妄行

（三）B₁ 型题

  A. 发热恶风，喷嚏流涕，疹点细小，分布均匀。

  B. 发热恶风，鼻塞流涕，咳嗽有痰，泪水汪汪。

  C. 壮热口渴，烦躁啼哭，疹点稠密，疹色紫暗。

  D. 腋下及腹股沟臖核肿大触痛。

  E. 两目红赤，口鼻衄血，舌红苔黄。

13. 风疹邪犯肺卫证见（　　）

14. 风疹邪入气营证见（　　）

（四）X 型题

15. 风疹的特征是（　　）

  A. 轻度发热，伴有咳嗽

  B. 皮肤出现淡红色斑丘疹

  C. 目赤畏光

  D. 舌系带溃疡

  E. 耳后及枕部臖核肿大

16. 风疹护理，正确的是（　　）

  A. 不宜外出

  B. 避免复感外邪

  C. 多饮开水

  D. 忌食辛辣

  E. 不要搔破皮肤

三、改错题

17. 风疹的主要病变部位在心脾。

18. 风疹初起发热，皮肤出现淡红色斑丘疹，皮疹消退可见糠麸样脱屑，有色素斑痕。

四、简答题

19. 试述风疹的分证论治。

五、问答题

20. 风疹的诊断要点有哪些？

六、病案分析题

21. 患儿，8岁。发热咳嗽，微恶风寒，咽红疼痛，面部及躯干部散在皮疹，疹色浅红，分布均匀，耳后枕部臖核肿大，舌质偏红，舌苔薄黄，脉象浮数。

试就本例患儿，作出中医病、证诊断，病机分析，提出治法、主方，开出处方。

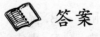

答案

一、填空题

1. ①风疹时邪；②细沙样玫瑰色斑丘疹；③臖核肿大。

2. ①1；②5；③冬；④春。

二、选择题

（一）A₁ 型题

3. B。答案分析：风疹是感受风疹时邪

（风疹病毒）所引起的一种急性出疹性传染病。

4.A。答案分析：风疹时邪自口鼻而入，与气血相搏，正邪相争，外泄于肌肤，故风疹的主要病变在肺卫。

5.C。答案分析：风疹辨证，按温病卫气营血辨证为纲，主要分辨证候的轻重。邪犯肺卫属轻证，邪犯气营属重证。

6.A。答案分析：风疹的治疗原则是疏风清热。多数患儿为邪犯肺卫证，治以疏风解表清热；少数患儿为邪入气营证，治以清气凉营解毒。

7.D。答案分析：风疹在发热1天后出疹，继则皮疹布满全身，出疹后，发热渐退，皮疹消退后，可有皮肤脱屑，但无色素斑痕。而皮疹规律有序布发，从耳后发际开始，渐及头面、颈部、胸腹、四肢，最后手心、足底、鼻准部出齐。这是麻疹的特点。

8.D。答案分析：邪入气营证，是由感受邪毒较重，邪热传入气营，燔灼肺胃，以壮热烦躁、疹点密集、疹色紫暗为特点。

（二）A₂型题

9.C。答案分析：麻疹、幼儿急疹、风疹等，其A、B、D、E四项均可出现，而耳后、枕部臖核肿大是风疹的特点。

10.A。答案分析：本证起病较急，以发热恶寒、疹点稀疏、耳后及枕部臖核肿大触痛为特征，全身症状不重。辨证为邪犯肺卫证，治以疏风清热，选银翘散加减。

11.D。答案分析：患儿发热咳嗽，喷嚏流涕，皮疹分布均匀，疹色淡红，肌肤瘙痒，耳后及枕部臖核肿大触痛，舌红苔薄，脉象浮数。辨证为邪犯肺卫证，故治以疏风解表。

12.B。答案分析：本证由于感受邪毒较重，邪正相争，热入气营，燔灼肺胃。壮热烦躁，疹点密集，疹色紫暗，舌质红赤，舌苔黄糙，脉数有力，是邪入气营的特征。

（三）B₁型题

13.A。答案分析：发热恶风，喷嚏流涕，疹点细小，分布均匀，是风疹邪犯肺卫的特征。

14.C。答案分析：壮热口渴，烦躁啼哭，疹点稠密，疹色紫暗，是风疹邪入气营的特征。

（四）X型题

15.A，B，E。答案分析：风疹具有轻度发热、咳嗽、皮肤出现淡红色斑丘疹、耳后及枕部臖核肿大等症状。而麻疹有目赤畏光症状；百日咳有舌系带溃疡症状。

16.A，B，C，D，E。答案分析：风疹过程中，需做到以上各条护理，可以避免并发症的发生。

三、改错题

17.改为：风疹的主要病变部位在肺卫。

答案分析：风疹的病因为感受风疹时邪，自口鼻而入，与气血相搏，正邪相争，外泄于肌肤。故其主要病变在肺卫。

18.改为：风疹初期类似感冒，发热1天左右，全身皮肤出现淡红色斑丘疹，发热渐退，皮疹消退后，可有皮肤脱屑，但无色素斑痕。

答案分析：风疹疾病多轻，临床很少有合并症的发生，疾病恢复较快，可有脱屑，但无色素斑痕，故有称风疹为"皮肤小疾"。

四、简答题

19.风疹分为邪犯肺卫证和邪入气营证。邪犯肺卫证，治以疏风清热，选用银翘散加减。邪入气营证，治以清气凉营解毒，选用透疹凉解汤加减。

五、问答题

20.本病诊断要点：在流行期间，患儿

有风疹接触史。初期类似感冒，皮肤出现淡红色斑丘疹，继则皮疹布满全身，发热渐退，皮疹消退后，可有皮肤脱屑，但无色素斑痕。全身症状较轻，但常伴耳后及枕部臖核肿大、左胁下痞块（脾脏）轻度肿大。血象检查：白细胞总数减少，分类淋巴细胞相对增多。

六、病案分析题

21.诊断：风疹，邪犯肺卫证。

病机分析：本病初起，邪犯肺卫，发热恶风；正气驱邪外泄，疹点稀疏；邪阻经络，耳后及枕部臖核肿大触痛。时邪自口鼻而入，首先犯肺，与气血相搏，邪正相争，外泄肌肤，故全身症状不重，表现为肺卫表证。

治法：疏风解表清热。

主方：银翘散加减。

处方：金银花10g，连翘10g，紫花地丁10g，牛蒡子10g，绿豆衣10g，薄荷（后下）5g，丹皮6g，板蓝根15g，生甘草3g。

第四节　猩红热

习题

一、填空题

1.猩红热发病年龄以_____至_____岁儿童发病率较高，其发病以_____、_____两季为多。

2.猩红热为感受_____引起的急性传染病，临床以_____、_____或伴腐烂，_____、_____为特征。

二、选择题

（一）A₁型题

3.猩红热发热与出疹的关系表现为（　　）

　　A.发热3～4天出疹，出疹时发热更高。

　　B.发热1/2～1天出疹。

　　C.发热3～4天，热退出疹。

　　D.发热数小时～1天出疹。

　　E.皮肤出疹，有服药病史。

4.猩红热的病变脏腑在于（　　）

　　A.肺卫　　B.肺胃　　C.肺脾

　　D.心脾　　E.心肝

5.猩红热的主要辨证方法是（　　）

　　A.八纲　　　　B.卫气营血

　　C.六经　　　　D.脏腑

　　E.气血

6.猩红热的基本治疗原则是（　　）

　　A.疏风解表，清利咽喉

　　B.辛散寒邪，化痰利咽

　　C.清热解毒，清利咽喉

　　D.温化寒湿，化痰利咽

　　E.滋阴清热，润肺利咽

7.猩红热作周围血象检查时，可见（　　）

　　A.白细胞总数下降，淋巴细胞升高。

　　B.白细胞总数增高，淋巴细胞下降。

　　C.白细胞总数下降，中性粒细胞下降。

　　D.白细胞总数增高，中性粒细胞升高。

　　E.白细胞总数正常，中性粒细胞下降。

8.猩红热需要注意鉴别的疾病是

（ ）

    A. 麻疹

    B. 水痘

    C. 流行性腮腺炎

    D. 流行性乙型脑炎

    E. 过敏性紫癜

（二）A₂型题

9. 患儿，3岁。发热骤起，头痛畏寒，肌肤无汗，咽喉红肿疼痛，影响吞咽，皮肤潮红，痧疹隐隐，舌质偏红，舌苔薄黄，脉浮有力。治疗应首选（ ）

    A. 解肌透痧汤

    B. 凉营清气汤

    C. 沙参麦冬汤

    D. 犀角地黄汤

    E. 羚角钩藤汤

10. 患儿，2岁。壮热不解，烦躁口渴，咽喉肿痛，伴有糜烂白腐，皮疹密布，色红如丹，紫如瘀点。疹由颈、胸开始，继而弥漫全身，压之退色，舌苔黄糙、舌红起刺，脉数有力。其证候是（ ）

    A. 邪侵肺卫   B. 毒炽气营

    C. 疹后阴伤   D. 邪入肺胃

    E. 邪毒闭肺

11. 患儿，2岁。猩红热皮疹布齐，全身皮肤脱屑脱皮。低热不退，伴有干咳，食欲不振，舌红少津，苔剥脱，脉细数。其治法是（ ）

    A. 养阴生津，清热润喉

    B. 清气凉营，泻火解毒

    C. 辛凉宣透，清热利咽

    D. 疏风解表，清热解毒

    E. 滋阴清热，清利小便

12. 患儿，4岁。丹痧布齐，低热不退，唇赤口干，伴有干咳，食欲不振，舌红少津，舌苔剥脱，脉象细数。其证候是（ ）

    A. 疹后阴伤   B. 邪侵肺卫

    C. 邪侵肺胃   D. 邪侵肺脾

    E. 邪陷心肝

13. 患儿，3岁。发热骤起，头痛畏寒，肌肤无汗，咽喉红肿疼痛，常影响吞咽，皮肤潮红，痧疹隐隐，舌质红，苔薄黄，脉浮有力。其证候是（ ）

    A. 邪侵肺胃   B. 邪侵肺脾

    C. 邪侵肺卫   D. 邪侵气营

    E. 邪侵心肝

14. 患儿，3岁。发热骤起，头痛畏寒，肌肤无汗，咽喉红肿疼痛，影响吞咽，皮肤潮红，痧疹隐隐，舌质偏红，舌苔薄黄，脉浮有力。其治法是（ ）

    A. 辛凉宣透，清热利咽

    B. 清热解毒，化痰利咽

    C. 燥湿化痰，清喉利咽

    D. 化痰开窍，清喉利咽

    E. 润肺化痰，清喉利咽

（三）B₁型题

    A. 发热骤起，头痛畏寒，咽喉红肿疼痛，皮肤潮红，痧疹隐隐。

    B. 发热渐升，咽红口干，鼻塞流涕，咳嗽频作，皮肤散在丘疹。

    C. 恶寒发热，头痛项强，呕吐频繁，时有抽搐，皮肤大块瘀斑。

    D. 壮热不解，烦躁口渴，咽喉肿痛，伴有糜烂白腐，皮疹密布，色红如丹。

    E. 皮疹始于耳后、发际，继而头面、颈部、胸腹、四肢，最后手足心、鼻准部见疹。

15. 猩红热邪侵肺卫证见（ ）

16. 猩红热毒炽气营证见（ ）

（四）X型题

17. 小儿预防猩红热应注意（ ）

    A. 发现病人及时隔离，至临床症状消失、咽拭子培养链球菌阴性时解除隔离。对密切接触的易感人员应隔离7～12天。

B. 对病人的分泌物和污染物及时消毒处理。

C. 流行期间，小儿勿去公共场所。

D. 保护孕妇，尤其在妊娠3个月内，不得与猩红热病人接触。

E. 对密切接触病人的易感儿童，可服用板蓝根等清热解毒中药煎剂或成药。

三、改错题

18. 猩红热以热、咳、涕、泪，咽红疼痛，口腔黏膜斑，全身皮肤红色斑丘疹，皮疹消退后有糠麸样脱屑和色素斑痕等为特征。

四、简答题

19. 猩红热的临床特征有哪些？

五、问答题

20. 试述猩红热毒炽气营证的证候、治法、主方及常用药。

六、病案分析题

21. 患儿，5岁。以发热1天，伴皮疹半天为主诉，伴头痛、咽痛、恶心，呕吐黄水1次，量不多，大便未解，小便黄少。查体：全身皮肤发红，有较密集的丘疹，呈猩红色，压之退色，咽部红，两侧乳蛾红肿并有少量白腐，舌质红有明显起刺，无苔。心肺未闻异常。查血：WBC 16×10^9/L，N 85%，L 15%。

试就本例患儿，作出西医疾病诊断，中医证候诊断，病机分析，提出治法、主方，开出处方。

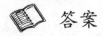 答案

一、填空题

1. ①2；②8；③冬；④春。

2. ①猩红热时邪（A族乙型溶血性链球菌）；②发热；③咽喉肿痛；④全身布发猩红色皮疹；⑤疹后脱屑脱皮。

二、选择题

（一）A₁型题

3. D。答案分析：多在发热数小时～1天出疹，皮疹最早见于颈部、腋下和腹股沟处，于24小时内很快由上而下遍及全身。

4. B。答案分析：猩红热时邪乘时令不正之气，寒暖失调之时，或机体脆弱之机，从口鼻侵入人体，首先犯肺，继而邪毒入里，蕴于肺胃，故猩红热的病变脏腑在肺胃。

5. B。答案分析：猩红热属于温病，以卫气营血为主要辨证方法。

6. C。答案分析：猩红热以清热解毒，清利咽喉为治疗原则。

7. D。答案分析：猩红热为细菌感染性疾病，周围血象白细胞总数及中性粒细胞增高。

8. A。答案分析：麻疹、猩红热都是出疹性疾病，应注意鉴别。

（二）A₂型题

9. A。答案分析：本证见于起病之初，病在肺卫，为时较短，很快时邪入内，转为毒炽气营证。治当辛凉宣透，清热利咽，选解肌透痧汤加减。

10. B。答案分析：本证由邪侵肺卫证很快转化而成，时邪热毒炽盛，燔灼气营，属毒炽气营证。

11. A。答案分析：本证属痧毒外透，

154

肺胃阴津耗伤，故口干唇赤，皮肤干燥脱屑，舌红少津，治以养阴生津，清热润喉。

12.A。答案分析：本证见于痧毒外透之后，肺胃阴津耗伤。

13.C。答案分析：本证见于起病之初，病属邪侵肺卫证。

14.A。答案分析：本证见于起病之初，病在肺卫，治以辛凉宣透，清热利咽。

（三）B₁型题

15.A。答案分析：起病之初，邪侵肺卫，猩红热证见发热骤起，头痛畏寒，咽喉红肿疼痛，皮肤潮红，痧疹隐隐。

16.D。答案分析：时邪热毒炽盛。燔于气营，猩红热证见壮热不解，烦躁口渴，咽喉肿痛，伴有糜烂白腐，皮疹密布，色红如丹。

（四）X型题

17.A，B，C，E。答案分析：猩红热预防应注意：发现猩红热病人及时隔离，隔离至临床症状消失、咽拭子培养链球菌阴性时。对密切接触的易感人员应隔离7～12天；对病人的分泌物和污染物及时消毒处理；流行期间，小儿勿去公共场所；对密切接触病人的易感儿童，可服用板蓝根等清热解毒中药煎剂或成药。至于孕妇妊娠早期患猩红热，则与小儿预防猩红热无直接关系。

三、改错题

18.改为：猩红热以发热，咽喉肿痛或伴腐烂，全身布发猩红色皮疹，疹后脱屑脱皮为特征。

答案分析：猩红热是感受猩红热时邪（A族乙型溶血性链球菌）引起的急性传染病，临床以发热，咽喉肿痛或伴腐烂，全身布发猩红色皮疹，疹后脱屑脱皮为特征。

四、简答题

19.猩红热临床以发热，咽喉肿痛或伴腐烂，全身布发猩红色皮疹，疹后脱屑脱皮为特征。

五、问答题

20.证候：壮热不解，烦躁口渴，咽喉肿痛，伴有糜烂白腐，皮疹密布，色红如丹，甚则色紫如瘀点，疹从颈、胸开始，继而弥漫全身，压之退色，见疹后的1～2天舌苔黄糙、舌质红起刺，3～4天后舌苔剥脱，舌面光红起刺，壮如草莓，脉数有力。

治法：清气凉营，泻火解毒。

方药：凉营清气汤加减。

常用药：水牛角、赤芍、丹皮、生石膏、黄连、黄芩、连翘、板蓝根、生地、石斛、玄参、芦根等。

六、病案分析题

21.西医诊断：猩红热。

中医证候诊断：邪侵肺卫证。

病机分析：发热1天，皮疹半天，是外感时邪犯于肺卫，正邪相争，邪毒外窜肌表；头痛因于外感时邪上犯；咽痛为肺胃邪热上薰；恶心呕吐，大便未解，是胃热气逆之证；小便黄少，草莓舌，均因于热盛伤津。

治法：辛凉宣透，清热利咽。

主方：解肌透痧汤加减。

处方：金银花10g，连翘10g，薄荷（后下）5g，荆芥穗6g，竹叶6g，竹茹4g，牛蒡子10g，玄参10g，板蓝根15g，赤芍10g，蝉蜕3g。

第五节　水　　痘

习题

一、填空题

1. 水痘发病年龄以＿＿＿＿至＿＿＿＿岁儿童最为多见，其发病多在＿＿＿＿、＿＿＿＿季节。

2. 水痘以＿＿＿＿，皮肤黏膜分批出现＿＿＿＿，＿＿＿＿、＿＿＿＿、＿＿＿＿同时存在为主要特征。

二、选择题

(一) A₁ 型题

3. 水痘传染性很强，容易引起流行，其传染期约(　　)

    A.1～2 天　　　B.3～4 天

    C.5～6 天　　　D.7～8 天

    E.9～10 天

4. 水痘病变脏腑主要在(　　)

    A. 肺脾　　B. 心脾　　C. 肝脾

    D. 脾肾　　E. 肺肾

5. 小儿水痘的发生为感受(　　)所致。

    A. 风寒　　B. 风热　　C. 时邪

    D. 寒湿　　E. 湿热

6. 水痘的基本治疗原则是(　　)

    A. 清热宣肺利湿

    B. 健脾益气利湿

    C. 宣肺化痰利湿

    D. 益气温阳利湿

    E. 清热解毒利湿

(二) A₂ 型题

7. 患儿，6 岁。发热轻微，鼻塞流涕，喷嚏，咳嗽，起病后 1～2 天出皮疹，疹色红润，疱浆清亮，根盘红晕，皮疹瘙痒，分布稀疏，此起彼伏，以躯干为多，舌苔薄白，脉浮数。其病机是(　　)

    A. 邪伤肺卫　　B. 邪伤肺胃

    C. 邪炽气营　　D. 邪炽心肝

    E. 邪伤肺肾

8. 患儿，7 岁。发热轻微，鼻塞流涕，喷嚏，咳嗽，起病第 2 天出皮疹，疹色红润，疱浆清亮，根盘红晕，皮疹瘙痒，分布稀疏，此起彼伏，以躯干为多，舌苔薄白，脉浮数。其治法是(　　)

    A. 疏风清热，利湿解毒

    B. 清热解表，宣肺化痰

    C. 清热解表，和胃化湿

    D. 清热解毒，利尿化湿

    E. 清热解毒，燥湿止痒

9. 患儿，5 岁。壮热不退，烦躁不安，口渴欲饮，面红目赤，皮疹稠密，疹色紫暗，疱浆混浊，可见出血性皮疹、紫癜，大便干结，小便短赤，舌质红绛，苔黄糙而干，脉数有力。治疗应首选(　　)

    A. 银翘散　　　B. 白虎汤

    C. 清营汤　　　D. 玉女煎

    E. 清胃解毒汤

10. 患儿，6 岁。壮热不退，烦躁不安，口渴欲饮，面红目赤，皮疹稠密，疹色紫暗，疱浆混浊，可见出血性皮疹、紫癜，大便干结，小便短赤，舌质红绛，苔黄而干，脉数有力。其病机是(　　)

    A. 邪入肺卫　　B. 邪入肺胃

    C. 邪炽气营　　D. 邪入心脾

    E. 邪入心肝

(三) B₁ 型题

    A. 发热咳嗽，流涕咽痛，泪水汪汪，口腔两颊黏膜可见麻疹黏膜斑。

B. 骤发高热，周身未见皮疹，咽红，舌质偏红，苔薄黄。

C. 壮热不解，咽喉肿痛，皮疹密布，色红如丹,,压之退色，舌苔黄糙，脉数有力。

D. 发热咳嗽，鼻塞流涕，疹色红润，疱浆清亮，根盘红晕，以躯干较多，脉象浮数。

E. 壮热不退，烦躁口渴，皮疹较密，疹色紫暗，疱浆混浊，舌质红绛，脉数有力。

11. 水痘邪伤肺卫证见(　　)
12. 水痘邪炽气营证见(　　)

（四）X型题

13. 水痘的诊断要点是(　　)

A. 起病2～3周前有水痘接触史。

B. 周身可见疱疹，以躯干部为主。

C. 皮疹分批出现，在同一时期，丘疹、疱疹、干痂并见。

D. 疱疹呈椭圆形，大小不一，内含水液，周围红晕，常伴有瘙痒，结痂后不留疤痕。

E. 疹后脱屑及色素沉着。

14. 水痘常需与哪些病症相鉴别(　　)

A. 麻疹　　　　B. 风疹
C. 猩红热　　　D. 脓疱疮
E. 水疥

三、改错题

15. 水痘皮疹先见于耳后、发际，渐次延及头面、颈部，而后急速蔓延至胸、背、腹部、四肢，最后在手心、足心及鼻准部见疹点。

四、简答题

16. 水痘皮疹的特征有哪些？
17. 水痘的病因、病变脏腑是什么？

五、问答题

18. 如何鉴别水痘与脓疱疮？
19. 如何鉴别水痘的常证与变证？
20. 试述水痘邪侵肺卫证的症状、治法、主方。
21. 试述水痘邪炽气营证的症状、治法、主方。

六、病案分析题

22. 患儿，3岁。发热3天，咳嗽流涕，颜面、躯干发现水痘，检查患儿头角发际皆有高粱米大之水痘，胸背部较多，大者如黄豆，小者如粟米，四肢散在。舌尖微红，苔薄黄，脉滑数。有水痘接触史。

试就本例患儿，作出中医病、证诊断，病机分析，提出治法、主方，开出处方。

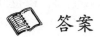 **答案**

一、填空题

1.①6；②9；③冬；④春。

2.①发热；②瘙痒性水疱疹；③丘疹；④疱疹；⑤结痂。

二、选择题

（一）A₁型题

3.D。答案分析：水痘结痂后病毒消失，故传染期自发疹前24小时至病损结痂，约7～8天。

4.A。答案分析：水痘时邪由口鼻而入，蕴郁于肺脾，与内湿相搏，正邪相争，出现发热、流涕、水痘布露等症。故水痘病变脏腑主要在肺脾。

5.C。答案分析：小儿水痘的发生为感受水痘时邪所致。在气候变化，水痘流行期间易被感染。

6.E。答案分析：水痘治疗，以清热解毒利湿为基本原则。

（二）A_2型题

7.A。答案分析：本证以微热流涕，皮疹稀疏，疹色红润，疱浆清亮为特征，属邪伤肺卫证。

8.A。答案分析：本证属邪犯肺卫证，故治以疏风清热，利湿解毒。

9.E。答案分析：本证为邪毒炽盛，内传气营。治当清气凉营，解毒化湿，方选清胃解毒汤。

10.C。答案分析：本证以壮热烦躁，面红目赤，疹色紫暗，疱浆混浊，疹点密布为特征。疹色紫暗、出血，舌质红绛。辨证属邪炽气营证。

（三）B_1型题

11.D。答案分析：水痘邪伤肺卫证见：发热咳嗽，鼻塞流涕，疹色红润，疱浆清亮，根盘红晕，以躯干较多，脉象浮数。

12.E。答案分析：水痘邪炽气营证见：壮热不退，烦躁口渴，皮疹较密，疹色紫暗，疱浆混浊，舌质红绛，脉数有力。

（四）X型题

13.A、B、C、D。答案分析：除E外都是水痘的典型表现。水痘疹后无脱屑及色素沉着。

14.D、E。答案分析：水痘表现为疱疹样皮肤损伤，故需与相似皮损表现的脓疱疮及水疥相鉴别。麻疹、风疹、猩红热的皮疹均表现为丘疹，易于区别。

三、改错题

15.改为：水痘皮疹表现为周身可见疱疹，以躯干部为主；疱疹呈椭圆形，大小不一，内含水液，周围红晕，常伴有瘙痒，结痂后不留疤痕；皮疹分批出现，在同一时期，丘疹、疱疹、干痂并见。

答案分析：皮疹先见于耳后、发际，渐次延及头面、颈部，而后急速蔓延至胸、背、腹部、四肢，最后在手心、足心及鼻准部见疹点，这是麻疹的典型表现。而水痘的皮损为水疱样改变，以在同一时期丘疹、疱疹、干痂并见为主要特征。

四、简答题

16.水痘皮疹的特征为：周身可见疱疹，以躯干部为主。皮疹分批出现，在同一时期，丘疹、疱疹、干痂并见。疱疹呈椭圆形，伴有瘙痒，结痂后不留疤痕。

17.水痘病因为水痘时邪（水痘－带状疱疹病毒）。病变脏腑在肺脾。

五、问答题

18.脓疱疮好发于炎热夏季，多见于头面部及肢体暴露部位，病初为疱疹，很快成为脓疱，疱液混浊。疱液可培养出细菌。水痘以冬春二季发病率高，是由水痘时邪（水痘－带状疱疹病毒）引起的一种传染性强的出疹性疾病，多见于躯干部，以发热，皮肤黏膜分批出现瘙痒性水疱疹，丘疹、疱疹、结痂同时存在为主要特征。

19.水痘的常证有：①邪伤肺卫：以微热流涕，皮疹稀疏，疹色红润，疱浆清亮为特征，全身症状不重。②邪炽气营：以壮热烦躁，面红目赤，疹色紫暗，疱浆混浊，疹点密布为特征。

水痘的变证为：①水痘发病过程中，若疱疹已消退，出现壮热不退，神志模糊，甚至昏迷，抽搐等，是邪毒内陷心肝之变证。②若出现高热，咳嗽不爽，气喘，鼻煽，口唇青紫等，是邪毒闭肺之变证。

20.症状：发热轻微，鼻塞流涕，喷嚏，咳嗽，起病后1～2天出皮疹，疹色红润，疱浆清亮，根盘红晕，皮疹瘙痒，分布稀疏，此起彼伏，以躯干为多，舌苔薄白，脉象浮数。

158

治法：疏风清热，利湿解毒。

主方：银翘散加减。

21.症状：壮热不退，烦躁不安，口渴欲饮，面红目赤，皮疹分布较密，疹色紫暗，疱浆混浊，甚至可见出血性皮疹、紫癜，大便干结，小便短黄，舌红或绛，苔黄糙而干，脉数有力。

治法：清气凉营，解毒化湿。

主方：清胃解毒汤加减。

六、病案分析题

22.诊断：水痘，邪伤肺卫证。

病机分析：内蕴湿热，兼感时邪，郁闭肌表，化热而发，致成水痘。发热、咳嗽流涕，为外感时邪犯表；水痘布露，为外邪内湿相搏，透于肌表；舌尖微红，苔薄黄，脉滑数，是湿热征象。

治法：疏风清热，利湿解毒。

主方：银翘散加减。

处方：金银花 10g，连翘 6g，桑叶 10g，桔梗 5g，生薏仁 10g，板蓝根 6g，蝉蜕 3g，牛蒡子 6g，六一散（包煎）10g。

第六节　手足口病

习题

一、填空题

1.手足口病是由感受_____引起的_____性传染病，临床以_____、_____发生_____为特征。

2.对手足口病的治疗，轻证治以_____、_____；重证宜分清_____、_____；偏湿盛者治以_____为主，偏热重者以_____为主，但要注意_____。

二、选择题

（一）A₁型题

3.手足口病的主要病变部位为(　　)

　　A.肺、脾　　　B.肺、大肠

　　C.心、肺　　　D.脾、肾

　　E.肺、肝

4.手足口病潜伏期的天数是(　　)

　　A.1～5　　　　B.2～7

　　C.5～10　　　D.7～14

　　E.10～15

5.治疗手足口病邪犯肺脾证应首选的方剂是(　　)

　　A.银翘散　　　B.清瘟败毒饮

　　C.清胃黄连丸　D.甘露消毒丹

　　E.清解透表汤

6.手足口病的基本治则是(　　)

　　A.疏风宣肺化痰

　　B.宣肺清热止咳

　　C.清热凉血解毒

　　D.清气凉营解毒

　　E.清热祛湿解毒

7.手足口病的皮疹特征主要表现为(　　)

　　A.丘疹　　　　B.斑丘疹

　　C.疱疹　　　　D.风团

　　E.丘疹、疱疹、结痂并存

8.以下关于手足口病的叙述，正确的是(　　)

　　A.皮疹呈向心性分布

　　B.疹退后在皮疹部位有色素沉着

　　C.疱疹质地坚硬，疱浆清亮

　　D.疹退后局部留有瘢痕

　　E.皮疹以口腔、四肢为主，口腔疱

疹破溃后形成溃疡

（二）A₂型题

9.患儿，3岁。发热2天来诊。T37.6℃，流涕，咳嗽，不欲进食，便稀。查体见口腔黏膜散在疱疹、溃疡，手足散在斑丘疹，偶见疱疹，疹色红润，疱液清亮，舌质红，苔薄黄略腻，脉浮数。其治法是（　　）

    A.疏风清热，利咽解毒

    B.清气凉营，解毒化湿

    C.辛凉宣透，泻火解毒

    D.宣肺解表，清热化湿

    E.清热凉营，解毒化湿

10.患儿，1岁。突然发热，T37.8℃，伴咳嗽，流涕，纳差；1天后口腔硬腭、颊部黏膜出现疱疹，2天后出现米粒大小皮疹，以手、足、臀部为主，部分为疱疹，质地较硬，内有浑浊液体，周围绕有红晕。其诊断是（　　）

    A.水痘　　　　B.风疹

    C.幼儿急疹　　D.手足口病

    E.猩红热

（三）B₁型题

    A.热退疹出

    B.皮疹以口腔、四肢为主，口腔疱疹破溃后形成溃疡

    C.鸡皮样皮疹，颜面无疹，口周苍白圈

    D.皮疹向心性分布，同一皮损区丘疹、疱疹、结痂并存

    E.充血性皮疹，耳后、枕部淋巴结肿大

11.手足口病的临床特征是（　　）

12.水痘的临床特征是（　　）

    A.肺脾　　B.心脾　　C.肝脾

    D.肺胃　　E.肺卫

13.猩红热主要侵犯（　　）

14.手足口病主要侵犯（　　）

    A.宣肺解表，清热化湿

    B.清热凉营，解毒祛湿

    C.疏风清热，利咽解毒

    D.清气凉营，化湿辟浊

    E.清气凉营解毒

15.手足口病邪犯肺脾证的治法是（　　）

16.手足口病湿热蒸盛证的治法是（　　）

（四）X型题

17.下列关于手足口病的常用预防措施，正确的有（　　）

    A.隔离传染源

    B.注意个人卫生，饭前便后洗手

    C.对患者粪便、排泄物消毒

    D.接种手足口病疫苗

    E.静脉用丙种球蛋白以提高机体抵抗力

18.下列关于手足口病的叙述中，正确的是（　　）

    A.病前1~2周有手足口病接触史

    B.多伴有呼吸道症状

    C.皮疹以口腔、四肢为主，口腔疱疹破溃后形成溃疡

    D.疹退后无色素沉着

    E.周围血白细胞计数及中性粒细胞增高

三、改错题

19.手足口病的皮疹分布以躯干部为主。

20.手足口病是呼吸道病毒感染所致，故以秋冬季多见，潜伏期可伴有咳嗽、流涕等症状。

四、简答题

21.手足口病的主要辨证方法是什么？从哪些方面区分病情轻重？

22.简述手足口病的治疗原则。

五、问答题

23. 对手足口病的治疗为什么要强调祛湿?

六、病案分析题

24. 患儿,3岁。2天前开始发热,体温 37.5℃~38.3℃,伴咳嗽,流涕,纳差,恶心、呕吐,今起流涎,不肯进食,口腔黏膜出现疱疹,偶见溃疡,手足见散在米粒大小丘疹,间有疱疹,疹色红润,质地较硬,疱疹液尚清亮,舌质红,苔薄黄腻,脉浮数。血白细胞计数 $7.6×10^9/L$,淋巴细胞 51%,中性粒细胞 36%。试就本例患儿,作出西医疾病诊断、中医证候诊断,病机分析,提出治法、主方,开出处方。

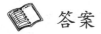 答案

一、填空题

1. ①手足口病时邪(柯萨奇病毒 A 组);②发疹;③手足皮肤;④口咽部;⑤疱疹。

2. ①宣肺解表;②清热化湿;③湿重;④热重;⑤利湿化湿;⑥寒凉清热解毒;⑦中病即止。

二、选择题

(一) A_1 型题

3. A。答案分析:手足口的主要病变部位在肺脾。

4. B。答案分析:手足口病的潜伏期为 2~7 天。

5. D。答案分析:手足口病邪犯肺脾证治疗首选甘露消毒丹。

6. E。答案分析:对手足口病的治疗,以清热祛湿解毒为基本原则,轻证宣肺解表,清热化湿;重证则湿盛以利湿化湿为主,佐以清热解毒,热重者以清热解毒为主。

7. C。答案分析:手足口病主要表现为口腔及手足部发生疱疹,丘疹、疱疹、结痂并存为水痘皮疹特征。

8. E。答案分析:手足口病皮疹呈离心性分布,疱疹质地坚硬,内有浑浊液体,疹退后无瘢痕及色素沉着,口腔疱疹破溃后形成小溃疡。

(二) A_2 型题

9. D。答案分析:从该患儿的证候分析符合手足口病邪犯肺脾证,故治疗应以宣肺解表,清热化湿为法。

10. D。答案分析:水痘皮疹呈向心性分布,常丘疹、疱疹、结痂并存,疱疹质地较软,疱浆清亮。风疹的皮疹特点是玫瑰色细小斑丘疹,出疹有一定顺序,24 小时布满全身,伴有枕部淋巴结肿大。猩红热的皮疹为鸡皮样细小红色斑丘疹,有草莓舌,口周苍白圈,帕氏线,咽喉红肿化脓。幼儿急疹的特点为发热 3~4 天出疹,热退疹出。故正确答案为 D。

(三) B_1 型题

11. B。答案分析:皮疹以口腔、四肢为主,口腔疱疹破溃后形成溃疡为手足口病的临床特征。

12. D。答案分析:皮疹向心性分布,同一皮损区丘疹、疱疹、结痂并存为水痘的临床特征。

13. D。答案分析:猩红热主要侵犯肺胃。

14. A。答案分析:手足口病主要侵犯肺脾。

15. A。答案分析:手足口病邪犯肺脾证的治法是宣肺解表,清热化湿。

16. B。答案分析:手足口病湿热蒸盛证的治法是清热凉营,解毒祛湿。

17.A，B，C。答案分析：目前尚没有手足口病疫苗，静脉用丙种球蛋白可以提高机体抵抗力，但不是常用预防措施。

18.A，B，C，D。答案分析：手足口病患者血象检查，在无合并细菌感染时白细胞计数正常，淋巴细胞和单核细胞相对增高，故 E 是错误的。

三、改错题

19.改为：手足口病皮疹以手足及口腔为多，臂、腿、臀部可有分布，偶见于躯干。

答案分析：手足口病皮疹分布应与水痘区别，手足口病的皮疹呈离心性分布，躯干部少见，而水痘的皮疹分布特点是向心性分布，以头面躯干为多。

20.改为：手足口病大都由肠道病毒柯萨奇 A16 型引起，以夏秋季节多见。

答案分析：手足口病的病原主要是肠道病毒柯萨奇 A 组病毒，肠道病毒感染性疾病多以夏秋季流行较多，其他季节也可发病，呼吸道症状为柯萨奇病毒感染的常见症状。

四、简答题

21.答：手足口病的主要辨证方法是脏腑辨证。根据病程、发疹情况及临床伴随症状区分病情轻重。

22.答：手足口病的治疗应以清热祛湿解毒为原则，轻证者宣肺解表，清热化湿；重证偏湿盛者以利湿化湿为主，佐以清热解毒；重证偏热重者以清热解毒为主。

五、问答题

23.答：小儿肺、脾不足，易受损伤。肺为水之上源，脾为水谷之海。时邪疫毒自口鼻而入，内侵肺脾。邪毒蕴郁，肺失宣肃，气化失司；脾运化功能失职，不能运化水湿；肺脾功能失调，导致水湿内停，湿与毒相搏，外透肌表而发为疱疹。故湿为其发病的重要原因，治疗时应注意祛湿。

六、病案分析题

24.西医诊断：手足口病。

中医证候诊断：邪犯肺脾证。

病机分析：小儿 3 岁，肺卫不固，脾脏薄弱。手足口病时邪自口鼻而入，内侵肺脾，肺失宣肃，脾运失职，故而咳嗽，流涕、恶心、呕吐、流涎；手足、口腔疱疹、溃疡是因水湿内停，与邪毒相搏外透肌表所致。舌红，苔薄黄腻为邪热夹湿之象。

治法：宣肺解表，清热化湿。

主方：甘露消毒丹加减。

处方：金银花 10g，连翘 10g，黄芩 10g，薄荷（后下）5g，射干 6g，白蔻仁 3g，滑石（包）10g，藿香 6g，石菖蒲 6g，茵陈蒿 10g，板蓝根 10g。

第七节　流行性腮腺炎

习题

一、填空题

1.流行性腮腺炎以_____、_____

__为临床特征，多发于_____岁以上儿童，传染期为_____至_____。

2.流行性腮腺炎的基本治则是_____、_____，治疗应_____与_____配合应用，有助于腮部肿胀的消退。

二、选择题

（一）A₁型题

3. 痄腮肿胀的部位是（   ）
    A. 颌下　　B. 颈下　　C. 耳后
    D. 耳前　　E. 耳垂周围

4. 痄腮好发于（   ）
    A. 婴儿
    B. 幼儿
    C. 3 岁以上儿童
    D. 青春期
    E. 任何年龄

5. 痄腮主要病变的经脉是（   ）
    A. 心经　　B. 肝经　　C. 肺经
    D. 脾经　　E. 胆经

6. 痄腮的流行季节是（   ）
    A. 春秋　　B. 冬春　　C. 春夏
    D. 秋冬　　E. 夏秋

7. 痄腮热毒壅盛证的首选方剂是（   ）
    A. 银翘散　　　B. 柴胡葛根汤
    C. 普济消毒饮　D. 清瘟败毒饮
    E. 龙胆泻肝汤

8. 痄腮出现高热，耳下腮部肿胀，同时伴见神昏嗜睡、头痛项强、恶心呕吐、反复抽搐。其证候是（   ）
    A. 邪犯少阳　　B. 热毒壅盛
    C. 邪陷心肝　　D. 痰热闭窍
    E. 余邪留恋

9. 治疗痄腮邪毒引睾窜腹，首选方剂是（   ）
    A. 龙胆泻肝汤　B. 导气汤
    C. 金铃子散　　D. 橘核丸
    E. 左金丸

10. 下列哪项最有助于痄腮的诊断（   ）
    A. 发热，面颊红肿疼痛
    B. 血清及尿中淀粉酶升高
    C. 腮腺管口可见红肿
    D. 白细胞总数升高
    E. 腮部红肿疼痛，压之有波动感

11. 下列除哪项外，都是痄腮腮肿的特点（   ）
    A. 以耳垂为中心的漫肿
    B. 皮肤发红
    C. 边缘不清楚
    D. 触之有压痛及弹性感
    E. 不破不溃

12. 下列对痄腮的描述中，不正确的是（   ）
    A. 中医又称"发颐"
    B. 2 岁以下婴幼儿少见
    C. 感染本病后可获终身免疫
    D. 病机为邪毒壅阻少阳经脉
    E. 一年四季均可发生

（二）A₂型题

13. 患儿，6 岁。证见轻微发热恶寒，左侧耳下腮部漫肿疼痛，咀嚼不便，咽红，舌质红，舌苔薄白，脉浮数。治疗首选方（   ）
    A. 普济消毒饮
    B. 五味消毒饮
    C. 荆防败毒散
    D. 柴胡葛根汤
    E. 桑菊饮

14. 患儿，5 岁。高热，双侧腮部肿大 2 天，以耳垂为中心，疼痛，坚硬拒按，舌红苔黄，脉数。其病机是（   ）
    A. 邪犯少阳　　B. 热毒壅盛
    C. 邪陷心肝　　D. 气血凝滞
    E. 余邪留恋

15. 患儿，7 岁。2 天前开始左侧腮部肿胀，疼痛，咀嚼时痛甚。查血常规：WBC 7.2×10^9/L，N 62.4%，L 32.8%。若确诊为痄腮，其主要诊断依据是（   ）
    A. 血白细胞总数及中性粒细胞均

不高

  B. 腮部漫肿

  C. 年龄

  D. 腮腺管口可见红肿

  E. 血清淀粉酶升高

16. 患儿，8 岁。因高热 2 天，右侧腮部肿痛 1 天就诊。查：右侧腮部以耳垂为中心漫肿，坚硬拒按，腮腺管口红肿，无脓。舌红苔黄厚，脉滑数。治疗应首选（　　）

  A. 银翘散　　　B. 柴胡葛根汤

  C. 普济消毒饮　D. 清瘟败毒饮

  E. 龙胆泻肝汤

17. 患儿，7 岁。初起发热，自觉左腮部疼痛，继之两腮部漫肿疼痛，壮热烦躁，口渴引饮，咀嚼困难，时述头痛。舌红苔黄，脉滑数。化验血常规：白细胞总数正常，淋巴细胞偏高。其治法是（　　）

  A. 疏风清热散结

  B. 疏风活血化瘀

  C. 清热解毒散结

  D. 清热镇惊安神

  E. 理气活血散结

18. 患儿，8 岁。高热，腮部漫肿 3 天。昨日出现项强、神昏，抽搐 2 次，呕吐 1 次，舌红苔黄，脉弦数。其病机是（　　）

  A. 邪热入里，气营两燔

  B. 邪热伤阴，阴虚风动

  C. 邪热炽盛，肝阳上亢

  D. 热毒内炽，肝热犯胃

  E. 邪毒炽盛，内陷心肝

19. 患儿，7 岁。左侧腮部肿大 3 天，以耳垂为中心，疼痛拒按，表皮不红不破。下列外治贴敷药物中，除哪项外均可选用（　　）

  A. 新鲜败酱草　B. 新鲜仙人掌

  C. 如意金黄散　D. 玉枢丹

  E. 二冬膏

20. 患儿，8 岁。右腮部以耳垂为中心漫肿 10 天。近日肿消后出现睾丸肿胀疼痛，痛引睾腹。治疗应首选（　　）

  A. 银翘散　　　B. 导赤散

  C. 温胆汤　　　D. 龙胆泻肝汤

  E. 丹栀逍遥丸

21. 患儿，10 岁。昨日起突然发热，右侧腮部肿大，疼痛拒按，表皮不红。有流行性腮腺炎接触史。查血象：白细胞及中性粒细胞均在正常值范围内。该患儿应至少隔离至（　　）

  A. 腮肿完全消退

  B. 体温恢复正常

  C. 3 天

  D. 1 周

  E. 消肿后 3 天

22. 患儿，9 岁。双侧腮部以耳垂为中心漫肿 1 天，疼痛拒按，张口咀嚼困难，伴有高热、头痛、口渴欲饮。今晨呕吐 1 次，大便秘结，小便黄，舌红苔黄燥，脉滑数。医生选用普济消毒饮为主方治疗，下列加减哪项不合适（　　）

  A. 因热盛可加石膏、知母清热泻火

  B. 因腮部肿胀可加三棱、莪术破坚散结

  C. 因呕吐可加姜汁、竹茹以清胃止呕

  D. 因大便秘结可加大黄、芒硝通腑泻热

  E. 因口渴可加花粉、生地养阴生津

（三）B₁ 型题

  A. 桑菊饮　　　B. 柴胡葛根汤

  C. 黄连解毒汤　D. 普济消毒饮

  E. 三黄石膏汤

23. 治疗痄腮邪犯少阳证主方为（　　）

24. 治疗痄腮热毒壅盛证主方为（　　）

（四）X 型题

25. 痄腮辨证中，以哪些辨证方法为主（　　）

A. 经络　　B. 表里　　C. 寒热

D. 阴阳　　E. 常证变证

26. 痄腮热毒壅盛，易生变证者有（　　）

A. 邪毒闭肺　　B. 邪陷心肝

C. 邪毒攻喉　　D. 毒窜睾腹

E. 心阳虚衰

三、改错题

27. 痄腮临床常表现为腮腺肿大，表皮泛红，血白细胞总数增高。

四、简答题

28. 简述痄腮的辨证要点。

29. 如何鉴别痄腮与发颐。

五、问答题

30. 试述痄腮变证的病理机制。

31. 痄腮常用的外治法有哪些？

六、病案分析题

32. 患儿，8岁。发热2天，耳下肿痛1天。刻诊：壮热持续，双耳下腮部漫肿疼痛，咀嚼痛增，局部皮色不红，按之作痛，烦闹不安，舌质红，舌苔黄，脉滑数。体温：39.2℃。

血常规：WBC：6.9×10^9/L，L：35.3%，N：62.9%。

试就本例患儿，作出中医病、证诊断，病机分析，提出治法、主方，开出处方。

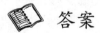 答案

一、填空题

1. ①发热；②耳下腮部肿胀疼痛；③3；

④腮腺肿大前24小时；⑤消肿后3天。

2. ①清热解毒；②软坚散结；③内服药物；④外治法。

二、选择题

（一）A₁型题

3. E。答案分析：痄腮是因邪毒壅阻少阳经脉，与气血相搏，凝滞于耳下腮部。其肿胀部位以耳垂为中心，向前、后、下扩大。

4. C。答案分析：痄腮是一种传染病。随着小儿年龄的增加，户外活动逐渐增多，接触传染病的机会增加，故痄腮的发病率在3岁以上儿童中常增高。

5. E。答案分析：痄腮乃邪毒从口鼻而入，壅阻少阳经脉，郁而不散，结于腮部。故其主要病变经脉为足少阳胆经。

6. B。答案分析：痄腮常因感受风温邪毒引发。冬春相交季节，厥阴风木之气当令，气候由寒转暖，易形成风温邪毒。故痄腮常在冬春季节发生。

7. C。答案分析：痄腮热毒壅盛证应治以清热解毒，软坚散结。以普济消毒饮为首选。

8. C。答案分析：足少阳胆经与足厥阴肝经互为表里，热毒炽盛者，邪盛正衰，邪陷厥阴，扰动肝风，蒙闭心包，可见高热、抽搐、昏迷等证，此为邪陷心肝之变证。

9. A。答案分析：足少阳胆经与足厥阴肝经互为表里，足厥阴肝经循少腹络阴器，邪毒内传，引窜睾腹，发为变证，应治以清肝泻火，活血止痛，首选龙胆泻肝汤。

10. C。答案分析：流行性腮腺炎病变为腮腺腺体及其周围组织充血、肿胀及水肿。故有腮腺管口红肿，依此可与颈部、颌下淋巴结肿大相鉴别；化脓性腮腺炎，挤压腺体时可见腮腺管口有脓液流出。

11. B。答案分析：痄腮为非化脓性炎

165

症，故局部皮色正常。

12.A。答案分析："发颐"指化脓性腮腺炎；"痄腮"指流行性腮腺炎。

（二）A₂型题

13.D。答案分析：辨证为邪犯少阳，宜用柴胡葛根汤疏风清热，散结消肿。

14.B。答案分析：邪毒壅阻于少阳经脉，气血不通，则腮肿疼痛，坚硬拒按；热毒炽盛则高热不退，舌红苔黄、脉数均是里热之象。故此证病机为热毒壅盛。

15.D。答案分析：病毒感染性疾病血白细胞总数及中性粒细胞均可不高；流感病毒、副流感病毒、巨细胞包涵体病毒、爱滋病毒等都可引起腮腺肿大；该患儿处学龄期，是多种传染病的好发年龄；血清淀粉酶升高还可见于胰腺炎。流行性腮腺炎病变为腮腺腺体及其周围组织充血、肿胀及水肿，故有腮腺管口红肿。

16.C。答案分析：辨证属热毒壅盛，宜用普济消毒饮清热解毒，软坚散结。

17.C。答案分析：辨证属热毒壅盛，治宜清热解毒，软坚散结。

18.E。答案分析：足少阳胆经与足厥阴肝经互为表里，热毒炽盛者，邪盛正衰，邪陷厥阴，扰动肝风，蒙闭心包，可见高热、抽搐、昏迷等证，此为邪陷心肝之变证。

19.E。答案分析：二冬膏由天门冬、麦门冬组成，为养阴润肺之品，不适用于邪毒壅阻于足少阳胆经之痄腮。

20.D。答案分析：辨证为毒窜睾腹。治宜清肝泻火，活血止痛，首选龙胆泻肝汤。

21.E。答案分析：痄腮患儿隔离期为至腮肿完全消退后3天。

22.B。答案分析：痄腮治疗宜软坚散结，但不可过于攻伐，只可用宣通之剂以去其壅滞。

（三）B₁型题

23.B。答案分析：痄腮邪犯少阳，应治以疏风清热，散结消肿，选柴胡葛根汤。

24.D。答案分析：痄腮热毒壅盛，应治以清热解毒，软坚散结，选普济消毒饮。

（四）X型题

25.A，E。答案分析：痄腮辨证，以经络辨证为主，同时辨常证、变证。

26.B，D。答案分析：足少阳胆经与足厥阴肝经互为表里，热毒炽盛者，邪盛正衰，邪陷厥阴，扰动肝风，蒙闭心包，可见高热、抽搐、昏迷等证，此为邪陷心肝之变证。足厥阴肝经循少腹络阴器，邪毒内传，引窜睾腹，可见睾丸肿胀、疼痛，或少腹疼痛等证，此为毒窜睾腹之变证。

三、改错题

27.改为：痄腮临床表现为腮腺肿大，表皮不红，血白细胞总数不高。

答案分析：痄腮是由腮腺炎病毒引起的一种急性传染病，临床表现为发热，耳下腮部肿胀疼痛。因是非化脓性炎症，局部皮色常不红，血白细胞总数常不高。

四、简答题

28.痄腮辨证，以经络辨证为主，同时辨常证、变证。根据全身及局部症状，凡发热、耳下腮肿，但无神志障碍，无抽搐，无睾丸肿痛或少腹疼痛者为常证，病在少阳经为主；若高热不退、神志不清、反复抽搐，或睾丸肿痛、少腹疼痛者为变证，病在少阳、厥阴二经。

29.痄腮是感受腮腺炎时邪所致，表现以耳垂为中心的漫肿，边缘不清，皮色不红，压之疼痛或有弹性，常见两侧腮肿，有痄腮接触史，具有传染性。发颐常继发于热性病之后，以颊部肿胀疼痛，表皮泛红，腮腺化脓为主症，多为一侧肿痛，无传染性。

166

五、问答题

30. 足少阳胆经与足厥阴肝经互为表里，热毒炽盛者，邪盛正衰，邪陷厥阴，扰动肝风，蒙闭心包，可见高热、抽搐、昏迷等症。足厥阴肝经循少腹络阴器，邪毒内传，引窜睾腹，则可见睾丸肿胀、疼痛，或少腹疼痛等症。肝气乘脾，还可出现上腹疼痛、恶心呕吐等症。

31. 痄腮的治疗内服汤药和外敷药物一并使用，可提高疗效。若全身症状较轻，局部肿胀不甚者，可单用外治法。①如意金黄散以醋或茶水调敷患处，每日1~2次；②玉枢丹以醋或水调敷患处，每日2次；③新鲜仙人掌去刺，洗净后捣泥或切成薄片，贴敷患处，每日2次；④新鲜败酱草煎汤熏洗患处，1日2次。

六、病案分析题

32. 诊断：痄腮，热毒壅盛证。

病机分析：风温时邪入里，毒热亢盛，故壮热持续，烦闹不安，舌红苔黄，脉滑数；热毒蕴结少阳，经脉壅滞，致腮部肿痛，坚硬拒按，咀嚼痛增。

治法：清热解毒，软坚散结。

方剂：普济消毒饮加减。

处方：柴胡10g，黄芩10g，黄连3g，连翘10g，板蓝根10g，牛蒡子10g，玄参10g，薄荷（后下）6g，僵蚕6g，生石膏（先煎）30g，知母10g，姜竹茹5g。

第八节 流行性乙型脑炎

习题

一、填空题

1. 流行性乙型脑炎是以_____、_____、_____为主症的一种急性传染病。

2. 流行性乙型脑炎的临床辨证，应结合_____辨证和_____辨证。

二、选择题

(一) A₁型题

3. 流行性乙型脑炎的发病多集中于( )

A.3~5月　　B.5~7月
C.6~8月　　D.7~9月
E.10~12月

4. 流行性乙型脑炎多发于( )岁以下小儿

A.6　　B.8　　C.10
D.12　　E.14

5. 以下项目中，对诊断流行性乙型脑炎最为重要的是( )

A.高热程度　　B.发病季节
C.发病急骤　　D.传变迅速
E.内闭外脱

6. 流行性乙型脑炎急性期的病变脏腑为( )

A.肺胃心肝　　B.心肺肝
C.肺脾肝肾　　D.心脾肝肾
E.肺胃脾肝

7. 流行性乙型脑炎邪犯卫气偏卫分证，治疗应首选( )

A.清瘟败毒饮　　B.新加香薷饮
C.银翘白虎汤　　D.犀角地黄汤
E.凉膈散

8. 流行性乙型脑炎邪入营血证的发热特点为( )

A.发热微恶寒

B. 但热不寒

C. 高热持续不退

D. 不规则发热

E. 热势起伏，朝轻暮重

9. 流行性乙型脑炎多数在（　　）天后进入恢复期。

　　A. 3　　　　B. 7

　　C. 10　　　D. 20

　　E. 30

10. 流行性乙型脑炎与中毒性菌痢的鉴别要点在于（　　）

　　A. 发病季节　　B. 发病急缓

　　C. 发热程度　　D. 神志状态

　　E. 化验检查

11. 下列哪项不是流行性乙型脑炎后期痰火内扰证的特点（　　）

　　A. 喉中痰鸣　　B. 狂躁不宁

　　C. 神识不清　　D. 舌质红绛

　　E. 舌苔黄腻

12. 下列哪项不是流行性乙型脑炎急性期的常见证型（　　）

　　A. 邪炽气营　　B. 内闭外脱

　　C. 邪犯卫气　　D. 营卫不和

　　E. 邪入营血

（二）A₂ 型题

13. 患儿，2岁。发热24小时后突然神志不清，颈项强直，四肢抽搐，喉中痰声辘辘。大便秘结，小便短赤，舌质红绛，苔黄燥，脉洪数，体温40.2℃。治疗应首选（　　）

　　A. 新加香薷饮　　B. 犀角地黄汤

　　C. 清瘟败毒饮　　D. 涤痰汤

　　E. 止痉散

14. 患儿，6岁。发热4小时，头痛，恶心呕吐，嗜睡。查体：急性热病容，体温40.5℃，项部强直，舌质红，苔薄白，脉浮数。本病例属于暑温的哪种证型（　　）

　　A. 邪犯卫气　　B. 邪炽气营

C. 邪入营血　　D. 痰蒙清窍

E. 内风扰动

15. 患儿，3岁。高热2周后热退，但出现意识不清，失语，喉中痰鸣。查体：舌质红绛，舌苔黄，脉滑。其治法是（　　）

　　A. 搜风通络，养血舒筋

　　B. 涤痰泻火，安神定志

　　C. 开窍泄浊，豁痰清心

　　D. 清气凉营，泻火涤痰

　　E. 镇惊开窍，熄风化痰

16. 患儿，7岁。持续发热8天，现热势起伏，朝轻暮重，昏迷，两目上视，时有抽搐，四肢厥冷，二便失禁，舌质紫绛少津，脉沉细数。治疗应首选（　　）

　　A. 清瘟败毒饮

　　B. 白虎汤

　　C. 青蒿鳖甲汤合清络饮

　　D. 龙胆泻肝汤

　　E. 犀角地黄汤合增液汤

（三）B₁ 型题

　　A. 舌质红绛，舌苔黄腻。

　　B. 舌质偏红，舌苔薄白或黄。

　　C. 舌质紫绛少津，舌苔薄。

　　D. 舌质红绛，舌苔光剥。

　　E. 舌质胖嫩，舌淡苔白。

17. 流行性乙型脑炎邪入营血证，舌象为（　　）

18. 流行性乙型脑炎营卫不和证，舌象为（　　）

　　A. 热势起伏，朝轻暮重。

　　B. 低热不退，或不规则发热。

　　C. 突然发热，微恶风寒。

　　D. 壮热不退。

　　E. 身热起伏，多汗出而不温。

19. 流行性乙型脑炎邪犯卫气证的发热特点是（　　）

20. 流行性乙型脑炎阴虚内热证的发热特点是（　　）

168

（四）X 型题

21．小儿暑温尚有别名（　　）

A．中暑　　B．疰夏　　C．暑风

D．暑痉　　E．暑厥

22．流行性乙型脑炎发热、神昏、抽搐三症同时并见的证型有（　　）

A．邪犯卫气　　B．邪炽气营

C．邪入营血　　D．风邪留络

E．气虚血瘀

23．下列哪些证型见于流行性乙型脑炎后遗症期（　　）

A．痰蒙清窍　　B．痰火内扰

C．气虚血瘀　　D．风邪留络

E．营卫不和

24．治疗流行性乙型脑炎的中成药有（　　）

A．龙胆泻肝丸　B．小儿羚羊散

C．安宫牛黄丸　D．琥珀镇惊丸

E．清开灵注射液

三、改错题

25．流行性乙型脑炎后期出现神识不清，或痴呆、失语，可用安宫牛黄丸清心开窍。

26．流行性乙型脑炎急性期按卫、气、营、血传变，界限分明。

四、简答题

27．流行性乙型脑炎的治疗原则。

28．流行性乙型脑炎的预防措施。

五、问答题

29．试分析热、痰、风在流行性乙型脑炎病机中的意义。

30．流行性乙型脑炎恢复期出现余热未尽，怎样辨证治疗？

六、病案分析题

31．患儿，6 岁。于昨天（8 月 26 日）中午突然发热恶风、头痛，体温高达 40℃，伴全身乏力，恶心呕吐，在家服用扑热息痛不效，今日来院就诊。刻诊：壮热面赤，头痛以前额为甚，口渴烦躁，恶心呕吐，胸闷不舒，小便短赤，大便燥结。检查：体温 40.2℃，热性病容，神志尚清，颈项强直，心肺正常，腹软，无压痛。舌质红，苔黄腻，脉滑数。布氏征（±），克氏征（±）。脑脊液检查：压力不高，常规检查（－），培养（－）。血常规检查：白细胞 11.8×10^9/L，中性 85%，淋巴 15%。

试就本例患儿，作出西医诊断，中医病、证诊断，病机分析，提出治法、主方，开出处方。

 答案

一、填空题

1．①高热；②抽搐；③昏迷。

2．①卫气营血；②热痰风。

二、选择题

（一）A₁ 型题

3．D。答案分析：流行性乙型脑炎发生于 7、8、9 月盛夏季节，具有明显的季节性。

4．C。答案分析：流行性乙型脑炎自幼儿至老年均可发病，10 岁以下小儿易发，尤以 2～6 岁儿童发病率高。

5．B。答案分析：对流行性乙型脑炎的诊断而言，发病季节特征较其他几个选项更为重要。

6．A。答案分析：流行性乙型脑炎时邪由皮毛而入，首先犯肺，由表入里传入气

169

分，致肺热燔炽、胃气上逆、肝火上炎，邪势盛则进一步侵入营分，心肝俱病。可见病变脏腑主要在肺、胃、心、肝。

7.B。答案分析：流行性乙型脑炎邪犯卫气偏卫分证，治以辛凉解表、清暑化湿，首选方为新加香薷饮。

8.E。答案分析：流行性乙型脑炎极期，邪正相争，正不胜邪，邪入营血，热势随正邪交争而起伏，故朝轻暮重。

9.C。答案分析：流行性乙型脑炎病程至 10 天后，多数进入恢复期，身热下降，神志转清，抽搐渐止，逐渐向愈。

10.E。答案分析：流行性乙型脑炎与中毒性菌痢皆好发于夏季，起病急骤，均有高热、神昏、抽搐，但后者可有脓血便，大便培养可见痢疾杆菌，脑脊液检查无异常。

11.A。答案分析：流行性乙型脑炎后期痰火内扰证以狂躁不宁、神识不清、舌质红绛、舌苔黄腻为特点，以无形之痰为主，不一定有有形之痰。

12.D。答案分析：营卫不和证不常见于流行性乙型脑炎急性期，常见于恢复期。

（二）A₂ 型题

13.C。答案分析：本证以高热、昏迷、抽风的暑温三大主症为特点，辨证为邪炽气营，故选清瘟败毒饮。

14.A。答案分析：暑温初发，首犯卫分，很快转入气分，辨证为卫气同病。

15.C。答案分析：病程至 2 周热退，进入恢复期，辨证为痰蒙清窍，故治法为开窍泄浊，豁痰清心。

16.E。答案分析：辨证为邪入营血，以伤津耗阴为特征，故选犀角地黄汤合增液汤治疗。

（三）B₁ 型题

17.C。答案分析：邪入营血，伤津耗阴，故舌质紫绛少津，舌苔薄。

18.E。答案分析：卫气不足，脾气虚

损，故见舌质胖嫩，舌淡苔白。

19.C。答案分析：流行性乙型脑炎时邪由皮毛而入，首先犯卫，表热蒸盛，肌表不宣，正邪相争，故见发热、恶寒。

20.B。答案分析：本证见于恢复期，暑邪渐退，阴液耗伤，余邪未尽，故低热不退，或不规则发热。

（四）X 型题

21.C，D，E。答案分析：温病学对于暑温还有暑风、暑痉、暑厥等证候名，分别以其临床证候特点命名。

22.B，C。答案分析：暑邪侵入营分，心主神明功能受损，方有神昏，故邪在卫气尚无神明改变；气虚血瘀、风邪留络为流行性乙型脑炎后期证型，以肢体不用为特征。

23.A，B，C，D。答案分析：痰蒙清窍、痰火内扰、气虚血瘀、风邪留络均为流行性乙型脑炎后遗症期证型，营卫不和为恢复期证型。

24.A，B，C，D，E。答案分析：龙胆泻肝丸用于流行性乙型脑炎痰火内扰证；小儿羚羊散用于急性期高热不退；安宫牛黄丸用于急性期高热昏迷；琥珀镇惊丸用于急性期痰热壅盛，神昏抽搐；清开灵注射液用于急性期各证。

三、改错题

25.改为：流行性乙型脑炎后期出现神识不清，或痴呆、失语，可用涤痰汤豁痰开窍。

答案分析：流行性乙型脑炎后期，痰浊内闭，清窍被蒙，故出现神识不清，或痴呆、失语，宜豁痰开窍，选用涤痰汤。

26.改为：流行性乙型脑炎急性期按卫、气、营、血发展变化，但传变迅速，界限常不分明。

答案分析：流行性乙型脑炎时邪邪毒炽烈，伤人最速，既病之后又传变迅速，并不遵从"卫之后，方言气；营之后，方言血"的一般规律，临床多表现为卫气、气营、营血同病。

四、简答题

27. 流行性乙型脑炎的治疗原则为：清热，豁痰，开窍，熄风。

28. ①消灭蚊虫；②控制传染源；③注射乙脑疫苗。

五、问答题

29. 流行性乙型脑炎病变机理自始至终不离乎热、痰、风的演变。本病急性期以高热、抽风、昏迷为主症，是热、痰、风的典型证候。热证，在本病初为卫表郁热，继而内犯为里热，循气、营、血分传变；痰证，因热炼津液而生，无形之痰蒙蔽心神、有形之痰蕴于肺咽；风证，外风初郁于表，继则因邪热化火动风、邪陷心肝生风。急性期热、痰、风三者非分别为病，而是相合肆虐，如《幼科铁镜·阐明发惊之由兼详治惊之法》所说："惊生于心，痰生于脾，风生于肝，热出于肺，此一定之理也。热盛生风，风盛生痰，痰盛生惊，此贼邪逆克必至之势"。急性期过后，邪势虽减，而气阴耗伤，证候转为以虚为主或虚实夹杂，但仍不离热证、痰证、风证之候。恢复期、后遗症期之热证，由于热伤阴液而内生虚热，或卫阳亏损、营阴失藏、营卫不和而生热；痰证由于急性期痰蕴未消，热未清者痰火内扰，热已清者痰浊内蒙；风证或因风窜络脉气血痹阻，或因热伤气阴血燥风动。

30. 流行性乙型脑炎属急性热病，一般在2周左右恢复，但由于长期高热、抽风、昏迷，伤气耗阴，后期留下各种恢复期症状。余热未尽在临床上可分两证：①阴虚内热。表现为低热不退，或不规则发热，两颧潮红，手足心灼热，虚烦不宁，时有惊惕，咽干口渴，大便干结，小便短少，舌质红绛，舌苔光剥，脉细数。治以养阴清热为主，方用青蒿鳖甲汤合清络饮加减，常用药为青蒿、鳖甲、丹皮、地骨皮、生地、玄参、丝瓜络、鲜芦根、西瓜翠衣。②营卫不和。表现为身热时高时低，面色苍白，神疲乏力，多汗出而不温，四肢发凉，大便溏薄，小便清长，舌质胖嫩，舌淡苔白，脉细数无力。治以调和营卫为主，方选黄芪桂枝五物汤加减，常用药为桂枝、生姜、白芍、黄芪、白术、甘草、大枣、龙骨、牡蛎、浮小麦。若纳差便溏，酌加鸡内金、焦山楂和胃消食。

六、病案分析题

31. 西医诊断：流行性乙型脑炎。

中医诊断：暑温，邪犯卫气证。

病机分析：患儿发病于盛暑夏季，起病急骤，高热、头痛、呕吐、项强、烦躁不宁，符合流行性乙型脑炎（小儿暑温）的表现，初起有发热、恶风等证，为暑温邪毒首犯卫分。随后出现了壮热、烦躁、口渴、脉滑数等症，因邪毒很快进入气分。头痛、项强，是邪毒上扰清空，清窍被蒙，经络不利。胸闷、呕恶、苔黄腻，为暑热夹湿阻滞气机。腹胀便秘，小便短赤，是暑邪伤津，腑热燥结。

治法：辛凉透表，清热解毒。

主方：白虎汤。

处方：生石膏（先煎）60g，知母15g，金银花30g，黄芩15g，藿香10g，佩兰6g，葛根10g，生大黄（后下）6g，全瓜蒌15g，甘草4g。

第九节　百日咳

习题

一、填空题

1. 百日咳为感受_____引起的肺系传染病，好发于_____、_____季。

2. 百日咳根据其临床表现，可分为_____、_____、_____三期。

3. 百日咳痉咳期可发生的变证是_____、_____。

4. 百日咳的治法重在_____、_____。

二、选择题

（一）A₁型题

5. 百日咳的好发年龄是（　　）
   A.3 岁以下　　B.5 岁以下
   C.5～7 岁　　D.7～10 岁
   E.10 岁以上

6. 百日咳初咳期一般为（　　）
   A.1～3 天　　B.3～5 天
   C.5～7 天　　D.1～2 周
   E.3～4 周

7. 已确诊为百日咳的患儿应隔离（　　）
   A.1～2 周　　B.2～3 周
   C.3～4 周　　D.4～7 周
   E.7～10 周

8. 百日咳的临床特征是（　　）
   A. 阵发性痉挛性咳嗽，咳末伴有较长的鸡鸣样吸气性吼声，最后倾吐痰沫。
   B. 连声干咳，咳声高亢，无痰。
   C. 阵发性咳嗽，咳声重浊，痰液

黏稠。
   D. 呛咳不已，咽痛无痰。
   E. 喉间哮鸣气促，呼气延长。

9. 下列哪项不是百日咳的别名（　　）
   A. 顿呛　　　　B. 疫咳
   C. 百晬嗽　　　D. 顿嗽
   E. 天哮呛

10. 下列关于百日咳的说法中，不正确的是（　　）
    A. 年龄越小病情大多越重
    B. 治不及时，病程可持续 2～3 月
    C. 具有传染性
    D. 一年四季均可发生
    E. 近年来发病率增加

11. 下列关于百日咳治疗的论述中，不正确的是（　　）
    A. 根据病程不同阶段，分别治以宣肺、泻肺、润肺。
    B. 痉咳期应治以泻肺清热、解痉镇咳。
    C. 痉咳期可配合推拿、针灸疗法。
    D. 无论病程何期，不可服镇咳药。
    E. 恢复期若为肺脾气虚，则治以益气健脾、化痰止咳。

12. 下列关于百日咳痉咳期特点的论述中，不正确的是（　　）
    A. 咳嗽呈阵发性。
    B. 与情绪激动无关。
    C. 日轻夜重，咳后伴有深吸气样鸡鸣声。
    D. 一般从发病的第 2 周开始，病程长达 2～4 周。
    E. 小婴儿可伴窒息、抽搐、神昏。

（二）A₂型题

13. 患儿，3 岁。证见咳嗽流涕，1 周

后咳嗽增剧，痰稀白量不多，咳声不扬，入睡咳重，舌苔薄白，舌质淡红，脉浮。治疗应首选（　　）

 A. 桑白皮汤 B. 金沸草散

 C. 三拗汤   D. 银翘散

 E. 沙参麦冬汤

14. 患儿，4岁。近2周来咳嗽日渐加重，呈阵发性痉咳，咳剧伴鸡鸣样吸气声，必待痰涎吐出后，咳嗽暂缓。一日可发十几次至数十次不等，日轻夜重。舌质红，苔薄黄，脉数。血常规：30×10^9/L，中性30%，淋巴70%。未曾接种过白百破疫苗。其证候是（　　）

 A. 邪犯肺卫 B. 痰火阻肺

 C. 肺脾气虚 D. 痰热闭肺

 E. 肺阴亏虚

15. 患儿，8个月。咳嗽阵作20余日，咳毕有回声，面部潮红，舌向外伸，咳时涕泪俱出，剧则呕吐，每日发作十余次，夜间为甚，目睛微赤，眼睑浮肿，口渴引饮，盗汗，舌质红，苔薄净。治疗应首选（　　）

 A. 桑菊饮   B. 三拗汤

 C. 麻杏石甘汤 D. 桑白皮汤

 E. 沙参麦冬汤

16. 患儿，1岁。阵发性痉咳半月，咳后有鸡鸣样吼声，日轻夜重，吐出痰涎后痉咳缓解。近两天出现咳嗽气急，痰鸣鼻煽，憋气紫绀。呕吐频作，纳差食少。舌红苔黄腻，脉滑数。其治法是（　　）

 A. 疏风祛邪，宣肺止咳

 B. 燥湿涤痰，益气健脾

 C. 开肺清热，涤痰定喘

 D. 解痉镇咳，降逆下气

 E. 润肺止咳，健脾开胃

17. 患儿，3岁。痉咳1月余，经治痉咳次数减少，咳嗽声低，痰少而稀，手足欠温，神疲乏力，自汗，食少胀满，大便溏薄，舌质淡，苔薄白，脉细弱。其选方是（　　）

 A. 生脉散

 B. 沙参麦冬汤

 C. 独参汤

 D. 人参五味子汤

 E. 四逆汤加人参方

18. 患儿，1岁。咳嗽3周，由轻而重，连声不绝，剧咳之后，必呕吐大量黏痰及食物后方能暂停。近日咳嗽更甚，咳终有鸡鸣样回声，日轻夜重。伴目睛红赤，两胁作痛，舌系带溃疡。舌质红，苔薄黄，脉数。该病例以桑白皮汤合葶苈大枣泻肺汤治疗，下列除哪项外均可采用（　　）

 A. 加沙参、麦冬润肺止咳

 B. 加龙胆草清泄肝火

 C. 加僵蚕、蜈蚣解痉止咳

 D. 加柴胡、郁金疏肝活血

 E. 加用鹭鸶咳丸，早晚各服1丸

（三）B_1 型题

 A. 咳声重浊，日渐加剧，痰液清稀。

 B. 咳必咯痰，目睛出血，舌下溃疡。

 C. 鼻流浊涕，咳声亢扬，痰液黏稠。

 D. 咳呈干呛，汗多舌燥，舌质干红。

 E. 咳而无力，自汗神萎，食欲不振。

19. 百日咳初咳期风寒证见（　　）

20. 百日咳初咳期风热证见（　　）

 A. 外感时邪，引动伏痰

 B. 感受风邪，肺气失宣

 C. 外感时邪，肺气上逆

 D. 禀赋不足，胎毒内蕴

 E. 肺脾气虚，痰浊阻肺

21. 百日咳的主要病因病机是（　　）

22. 百日咳恢复期咳而无力的病机是（　　）

（四）X型题

23. 百日咳痉咳期如发生变证，则病变涉及脏腑为（　　）

 A. 脾 B. 心 C. 肝

D. 肺　　E. 肾

24. 新生儿、小婴儿患百日咳的特点是（　　）

A. 一旦患病，病情较重
B. 痉咳期症状不典型
C. 痉咳期常表现为窒息、抽搐
D. 易于出现尿少尿血
E. 容易出现并发症

25. 下列哪些病原体可引起百日咳综合征（　　）

A. 副百日咳杆菌
B. 百日咳杆菌
C. 链球菌
D. 腺病毒
E. 呼吸道合胞病毒

26. 百日咳发生肺炎喘嗽变证的原因是（　　）

A. 体禀不足　　B. 肺气娇弱
C. 痰浊不化　　D. 痰热蕴阻
E. 肺阴亏虚

三、改错题

27. 痉挛性咳嗽伴有舌系带溃疡为百日咳特有临床症状、体征。

28. 由于被动免疫的广泛开展，百日咳的发病率已明显降低。

四、简答题

29. 百日咳的主要病机是什么？

30. 为什么百日咳患儿年龄愈小病情愈重？

五、问答题

31. 简述百日咳的诊断要点。

32. 如何鉴别百日咳与支气管异物？

六、病案分析题

33. 患儿，2岁。着凉后发热、流涕、

174

咳嗽，家长予服感冒药治疗。3天后热退，但咳嗽日重，渐发展为阵发性痉挛性咳嗽，咳嗽末发出鸡鸣样回声，并出现眼睑浮肿，眼结合膜下出血，舌质红，苔薄黄，脉数。血白细胞计数 $25 \times 10^9 /L$，淋巴细胞 65%，中性粒细胞 35%。

试就本例患儿，作出西医诊断，中医证候诊断，病机分析，提出治法、主方，开出处方。

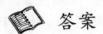 答案

一、填空题

1. ①百日咳时邪（百日咳杆菌）；②冬；③春。

2. ①初咳期；②痉咳期；③恢复期。

3. ①痰热闭肺证；②邪陷心肝证。

4. ①涤痰清火；②泻肺降逆。

二、选择题

（一）A_1 型题

5. B。答案分析：小儿肺常不足，易于感受百日咳时邪，年龄越小，病情越重，5岁以下婴幼儿最易发病，10岁以上较少发病。

6. D。答案分析：百日咳自发病起至出现痉咳止，约1～2周。

7. D。答案分析：百日咳是小儿时期感受百日咳杆菌引起的肺系传染病，大量病原菌在患儿咳嗽时随飞沫传播，故确诊后要及时隔离4～7周至痉咳停止。

8. A。答案分析：百日咳又名"顿嗽"、"顿呛"，临床以阵发痉咳和鸡鸣样吼声为特征。

9. C。答案分析：百晬嗽是指乳儿在生后百日以内的咳嗽，不属百日咳。

10. E。答案分析：近年来由于积极开

展计划免疫预防接种，百日咳发病率已大为下降。

11.D。答案分析：百日咳患者若咳嗽剧烈时仍可服镇咳药。

12.B。答案分析：百日咳患者在痉咳期，可因情绪激动而引起发作。

（二）A₂型题

13.C。答案分析：百日咳初咳期为邪犯肺卫，有外感咳嗽的一般症状，治宜疏风祛邪，宣肺止咳，选用三拗汤。

14.B。答案分析：外感时行邪毒，郁而化火，阻塞气道，肺失清肃，痰气交阻，气火上逆，发为痉咳。故辨证为痰火阻肺。

15.E。答案分析：患儿病程日久，分析证候，属百日咳之恢复期，证属痰热留肺，久咳未已，肺阴必损，治以清养肺阴，佐以化痰止咳，方选沙参麦冬汤。

16.C。答案分析：年幼患儿，肺脏娇弱，邪盛正虚，见咳嗽气急，痰鸣鼻煽，憋气紫绀，舌质红，苔黄腻，脉滑数，是痰热闭肺的肺炎喘嗽变证，治宜开肺清热，涤痰定喘。

17.D。答案分析：小儿脾常不足，痰浊阻肺，痉咳日久，耗散正气，证属肺脾气虚，治宜益气健脾，宣肺止咳，故选人参五味子汤。

18.A。答案分析：百日咳痉咳期痰火阻肺，不可早用滋阴润肺之品，以防痰火不清，病程迁延难愈。

（三）B₁型题

19.A。答案分析：百日咳初咳期起病有外感咳嗽的一般症状，数天后外感症状减而咳嗽加重，风寒犯肺者咳声重浊，日渐加剧，痰液清稀。

20.C。答案分析：百日咳初咳期风热犯肺者鼻流浊涕，咳声亢扬，痰液黏稠。

21.C。答案分析：百日咳病因为感受百日咳时邪，邪侵肺系，夹痰交结气道，导致肺失肃降，肺气上逆，发为痉咳。

22.E。答案分析：百日咳恢复期咳而无力多由脾气素虚，痰浊阻肺，痉咳日久，耗散正气。

（四）X型题

23.B，C，D。答案分析：百日咳痉咳期，若见咳嗽气急，痰鸣鼻煽，憋气紫绀，则为痰热闭肺的肺炎喘嗽变证；若见神昏、抽搐，则是邪陷心肝的变证。

24.A，B，C，E。答案分析：百日咳痉咳期很少出现尿少尿血。

25.A，D，E。答案分析：临床上由副百日咳杆菌、腺病毒、呼吸道合胞病毒等病原引起的百日咳综合征较常见，与百日咳症状相似而相对较轻，主要依靠病原体或血清学进行鉴别。

26.A，B，D。答案分析：年幼及体弱的婴幼儿因体禀不足，肺气娇弱，若痰热壅盛，闭阻于肺，在百日咳痉咳期易发生肺炎喘嗽变证。

三、改错题

27.改为：痉挛性咳嗽、舌系带溃疡为百日咳临床特征（但非特有）。

答案分析：百日咳具有阵发性、痉挛性咳嗽及舌系带溃疡临床特征，但不是其特有征象，肺炎、支气管炎也可有痉挛性咳嗽，舌系带溃疡亦非百日咳特有体征；其临床特征为阵发性痉挛性咳嗽和痉咳末伴有较长的鸡鸣样吸气性吼声。

28.改为：由于广泛施行百日咳疫苗的接种（自动免疫），百日咳的发病率已明显降低。

答案分析：百日咳的预防有自动免疫和被动免疫两种方法。自动免疫即接种百日咳疫苗，免疫效果肯定，为国家计划免疫之一。被动免疫是以百日咳高价免疫人血清或免疫球蛋白用于未接种过百日咳疫苗的密切接触者，使其暂不发病或减轻症状，但因效果不肯定，临床未推广。

四、简答题

29. 百日咳的主要病机是痰火交阻，肺气上逆。

30. 婴幼儿年龄愈小，脏腑愈娇弱，病情愈易于传变。如：因其肺常不足、神气怯弱，易致肺气郁闭、邪陷心肝等。

五、问答题

31. 未接种过百日咳疫苗，有百日咳接触史；有阵发性痉挛性咳嗽，咳嗽末有鸡鸣样吸气性回声，日轻夜重；面目浮肿，目睛出血，舌系带溃疡。初咳期末及痉咳期白细胞总数升高，可达（20～40）×10^9/L，淋巴细胞升高，可达 60%～80%；用咳碟法或鼻咽拭子法作细菌培养，有百日咳杆菌生长；鼻咽拭子涂片作直接萤光抗体染色阳性；血清酶联免疫吸附试验检查 PT、FHA 特异性抗体增高。

32. 二者均可有阵发性痉挛性咳嗽。百日咳者未接种过百日咳疫苗，有百日咳接触史；阵发性痉挛性咳嗽，咳嗽末有鸡鸣样吸气性回声，日轻夜重；面目浮肿，目睛出血，舌系带溃疡。用咳碟法或鼻咽拭子法作细菌培养，有百日咳杆菌生长；鼻咽拭子涂片作直接萤光抗体染色阳性；血清酶联免疫吸附试验检查 PT、FHA 特异性抗体增高。支气管异物者有异物吸入史，虽可有突发性痉挛性咳嗽，但缺乏其他百日咳症状，起病初白细胞计数不高，X 线检查可协助诊断。

六、病案分析题

33. 西医诊断：百日咳，痉咳期。

中医证候诊断：痰火阻肺证。

病机分析：本病例发病初期感冒症状逐渐减轻而咳嗽反增，阵发性痉咳，咳嗽末发出鸡鸣样回声，眼睑浮肿，眼结合膜下出血，白细胞计数及淋巴细胞比例升高，符合百日咳痉咳期表现。患儿年幼，肺常不足，易感时邪，邪从口鼻而入，侵袭肺卫，肺卫失宣，肺气上逆，故初期以发热、流涕、咳嗽等卫表症状为主。继而疫邪化火，炼液成痰，痰火胶结，阻塞气道，肺失宣肃，气逆上冲，咳嗽加重，而见痉咳阵作。气逆化火伤络则见眼结合膜下出血。肺为水之上源，肺失宣降，水液滞留，故见眼睑浮肿。结合舌脉，诸症同参，辨为痰火阻肺。

治法：泻肺清热，涤痰镇咳。

主方：桑白皮汤合葶苈大枣泻肺汤加减。

处方：桑白皮 10g，黄芩 10g，浙贝母 10g，葶苈子 10g，苏子 6g，胆南星 6g，前胡 10g，杏仁 10g，百部 10g，黄连 3g，栀子 10g，龙胆草 3g，芦根 15g。

第九章 寄生虫病

第一节 蛔虫病

习题

一、填空题

1.蛔虫病的发病年龄以_____岁小儿多见，_____地区感染率高于_____地区。

2.蛔虫病可能出现并发症，其中以_____、_____多见。

二、选择题

（一）A₁ 型题

3.蛔虫病的发生，与下列哪项关系最为密切（　　）

    A.饮食不洁　　B.饮食不节

    C.过食生冷　　D.过食肥甘

    E.素体脾虚

4.蛔虫病以腹痛为主要症状，其疼痛部位主要在（　　）

    A.胃脘部　　B.脐周部

    C.左下腹　　D.右下腹

    E.痛无定处

5.蛔虫病的诊断，以下各项中最有意义的是（　　）

    A.饮食不洁　　B.反复腹痛

    C.吐蛔、排蛔　　D.肛周瘙痒

    E.夜间磨牙

6.肠蛔虫证以（　　）证居多

    A.寒热错杂　　B.虚实夹杂

    C.热　　D.虚　　E.实

7.蛔虫病的治疗，以（　　）为主，辅以调理脾胃。

    A.驱蛔杀虫　　B.安蛔定痛

    C.通腑驱蛔　　D.通腑散结

    E.暖中安蛔

（二）A₂ 型题

8.患儿，6岁。腹痛剧烈，以右上腹为主，疼痛时四肢发凉，恶心呕吐，并吐出蛔虫1条。其诊断为（　　）。

    A.呕吐　　B.腹痛

    C.蛔厥证　　D.虫瘕证

    E.肠虫证

9.患儿，4岁。不思饮食3月，伴脐周疼痛，时作时止，面黄少华，可见白斑，形体消瘦，舌红，苔厚腻，脉细。其治法是（　　）

    A.驱蛔杀虫

    B.消积理脾

    C.杀虫消积，调理脾胃

    D.运脾化湿，理气止痛

    E.补脾益气，消食导滞

10.患儿，5岁。脐周疼痛2月，疼痛呈发作性，能自行缓解，嗜异食，大便3日一行，干结，夜寐龂齿，形体壮实，腹胀满，舌红，苔黄腻，脉滑，诊断为蛔虫病。宜予使君子散加（　　）治疗。

    A.川楝子、郁金

    B.大黄、玄明粉

    C.藿香、佩兰

D. 胡连、山栀

E. 枳实、厚朴

11. 患儿，7岁。反复脐周疼痛半年，发作加重一天，纳差，食入即吐，大便2日未行，腹胀满，扪之有团块，舌苔黄腻。治疗首选（ ）

  A. 大承气汤

  B. 小承气汤

  C. 增液承气汤

  D. 驱蛔承气汤

  E. 调胃承气汤

12. 患儿，6岁。阵发性腹部剧烈疼痛，疼痛发作时呼叫不宁，肢冷汗出，体温38.5℃，有大便排蛔史。宜选（ ）加茵陈、黄芩、枳壳治疗。

  A. 乌梅丸

  B. 肥儿丸

  C. 使君子散

  D. 乌梅承气汤

  E. 驱蛔承气汤

13. 患儿，5岁。反复脐周疼痛，嗜异食，面部白斑，无肛门瘙痒。大便病原学检查，宜选下列（ ）项最为合适。

  A. 饱和盐水浮聚法

  B. 透明胶纸法

  C. 大便常规

  D. 棉签拭子法

  E. 大便培养

（三）B₁型题

  A. 安蛔定痛 B. 驱蛔杀虫

  C. 调理脾胃 D. 散结下虫

  E. 通腑排蛔

14. 蛔厥证治疗以（ ）为主。

15. 肠蛔虫病治疗以（ ）为主。

（四）X型题

16. 出现蛔厥证，不必急于驱蛔，宜先予（ ）等药味，以缓解急症。

  A. 酸 B. 辛 C. 温

D. 苦 E. 寒

17. 蛔虫病，脾胃失和，内生湿热，熏蒸于上，可见（ ）等症。

  A. 白睛黄染 B. 鼻痒挖鼻

  C. 面部白斑 D. 夜寐龂齿

  E. 白睛蓝斑

三、改错题

18. 驱虫药性能猛烈，故宜饭后服。

四、简答题

19. 蛔虫寄生人体，主要产生那些病理变化？

五、问答题

20. 试分析蛔厥证为何选用乌梅丸？

六、病案分析题

21. 患儿，4岁。腹痛3月，疼痛以脐周为主，能自行缓解。喜咬手指，喜食烧烤食物，大便2日1行，面部白斑，口腔黏膜上见粟状白点，舌红。大便粪检：发现蛔虫卵。

试就本例患儿，作出中医病、证诊断，病机分析，提出治法、主方，开出处方。

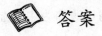 答案

一、填空题

1. ①3～10；②农村；③城市。

2. ①蛔厥证；②虫瘕证。

二、选择题

（一）A₁型题

3. A。答案分析：蛔虫病的发生主要是进食了被蛔虫卵污染的食物、饮用水所致。素体脾虚，过食生冷肥甘，只是为蛔虫滋生

创造了条件。

4.B。答案分析：蛔虫病以发作性脐周疼痛为主要症状。

5.C。答案分析：吐蛔、排蛔史为蛔虫病的确诊依靠。

6.E。答案分析：肠蛔虫证，虫踞肠腑，多为实证，部分患儿可兼有脾胃虚弱，如病久迁延不愈，可发展成"蛔疳"。

7.A。答案分析：蛔虫病以驱蛔杀虫为主要治则。如出现蛔厥等合并症，则先予以安蛔。

（二）A₂ 型题

8.C。答案分析：右上腹剧烈疼痛，肢冷，呕吐蛔虫均为蛔厥证的特征。

9.C。答案分析：脐周疼痛，时作时止，面部白斑为蛔虫病的特征；形体消瘦，面黄少华，脉细为脾胃虚弱之象，故治法选杀虫消积，调理脾胃。

10.B。答案分析：患儿已诊断为蛔虫病，且形体壮实，腹胀满，便秘，故在使君子散基础上加大黄、玄明粉通腑驱虫。

11.D。答案分析：脐周疼痛突然加剧，呕吐，大便不通，腹部扪及团块，诊断当考虑虫瘕证。驱蛔承气汤与大承气汤、小承气汤、调胃承气汤、增液承气汤相比，方中尚有乌梅安蛔止痛；椒目温脏散寒，配使君子、苦楝皮、槟榔驱蛔下虫，故当选此方。

12.A。答案分析：患儿有排蛔史，突然右上腹剧痛，肢冷，汗出，发热，诊断为蛔厥证，湿热壅盛，故选乌梅丸，去温燥之品。

13.A。答案分析：根据患儿症状，考虑为虫证。无肛痒，不支持蛲虫病，故排除 B、D 二项；C 项检查虫卵阳性率低，故选 A 项最合适。

（三）B₁ 型题

14.A。答案分析：先予酸、辛、苦等药味，以安蛔止痛，待急证缓解，再择机驱虫是蛔厥证的治疗原则。

15.B。答案分析：驱蛔杀虫为主，辅以调理脾胃是蛔虫病的治疗原则。

（四）X 型题

16.A，B，D。答案分析：蛔厥证的治疗应先安蛔止痛，蛔虫有"得酸则安，得辛则伏，得苦则下"的特性，故选酸、辛、苦味药安蛔。

17.B，C，D，E。答案分析：蛔虫病，虫踞肠腑，扰乱脾胃功能，使脾胃失和，内生湿热，熏蒸于上，故见鼻痒挖鼻、面部白斑、夜寐龄齿、白睛蓝斑等。白睛黄染，多为湿热熏蒸肝胆，胆汁外溢所致。

三、改错题

18.改为：驱蛔药宜空腹服之。

答案分析：空腹服驱蛔药，可使药物与虫体很好接触，有利于药效发挥。驱虫药药性猛烈，在使用时要注意勿伤脾胃。

四、简答题

19.蛔虫寄生人体，主要病理变化有虫踞肠腑，虫窜入膈，虫聚成瘕。

五、问答题

20.蛔虫好动尤喜钻孔，当受到刺激时，上窜入膈，钻入胆道，造成气机逆乱，形成蛔厥证，以寒热夹杂多见，治疗当先安蛔止痛，再择机驱虫。乌梅丸中乌梅味酸制蛔，安其扰动，使蛔静而疼痛止；然蛔动多因脏寒，故配以细辛、椒目味辛可驱蛔，性温可温脏祛寒，桂枝、附子加强温脏祛寒之力；人参、当归补养气血；黄连、黄柏味苦可下蛔，性寒能清热，且能缓和方中诸药过于温热，以防伤阴之弊。柯韵伯曰："蛔得酸则静，得辛则伏，得苦则下"，本方酸、辛、苦味俱备，重在安蛔止痛，服之虫静下

179

行，疼痛自止，厥逆可消。故为蛔厥证的主方。

六、病案分析题

21. 诊断：蛔虫病，肠虫证。

病机分析：患儿4岁，脐周疼痛，粪检发现蛔虫卵，此乃蛔虫病。腹痛因蛔虫频频扰动，使肠腑不宁，气机不利，不通则痛，虫静则疼痛自行缓解；面部白斑，口腔黏膜上见栗状白点是虫踞肠腑，使脾胃失和，内生湿热，熏蒸于上所致；大便2日未行是腑气不通；舌红乃虫积日久，化热之象。

治法：驱蛔杀虫，调理脾胃。

主方：使君子散。

处方：使君子10g，芜荑3g，苦楝皮10g，槟榔10g，青皮6g，大黄3g（后下），胡黄连3g，甘草6g。

第二节 蛲虫病

习题

一、填空题

1. 蛲虫病是小儿常见肠道寄生虫病，以_____并见到_____为特征。

2. 蛲虫病治疗以_____为主，常__ _____与_____相结合。

答案

一、填空题

1. ①夜间肛门及会阴附近奇痒；②蛲虫。

2. ①驱虫；②内服；③外治。

第三节 绦虫病

习题

一、填空题

1. 绦虫病多发生在喜食_____的地区，甚至形成流行。

二、选择题

（一）A₁型题

2. 绦虫病发病年龄以（ ）多见。

A. 青壮年

B. 10岁以下儿童

C. 3~10岁儿童

D. 3岁以下小儿

E. 60岁以上老人

3. 绦虫病的发生，主要是吃了含有（ ）的生的或未煮熟的猪、牛肉所引起。

A. 六钩蚴   B. 囊尾蚴

C. 虫卵   D. 猪带绦虫

E. 牛带绦虫

4. 绦虫病囊虫移行，可在许多部位停留，但以（ ）等处多见。

A. 皮肤、肺、肝

B. 肠、皮下肌腠、肛周

C. 皮下肌腠、脑、眼

D. 胆、脑、眼

E. 脑、皮下肌腠、肠

5.肠绦虫病理化检查中寻找（　　）是简便而可靠的诊断方法，且阳性率高。

  A.绦虫卵 B.绦虫节片

  C.囊尾蚴 D.六钩蚴

  E.完整的虫体

6.对自体感染引起囊虫病者，宜先（　　），再治疗囊虫病，以免反复自体感染使病情加重。

  A.调补脾胃，使体质强壮

  B.益气养血

  C.对症治疗，缓解症状

  D.手术摘除

  E.驱杀绦虫

（二）A_2型题

7.患儿，13岁。经常腹泻，时而恶心呕吐，中西药治疗效果不佳。昨日又腹泻，大便中见白色片状物，追问病史喜食涮肉片。诊断宜考虑（　　）

  A.绦虫病 B.蛔虫病

  C.蛲虫病 D.伤食泻

  E.伪膜性肠炎

8.患儿，14岁。患肠绦虫病，现抽搐、头痛、呕吐，诊断考虑脑囊虫病。宜选作（　　）检查。

  A.头颅"B"超

  B.脑电图

  C.MRI

  D.脑血管造影

  E.脑脊液

9.患儿，11岁。发现肛周逸出白色节片，有腹痛史，已给予南瓜子、槟榔驱下绦虫。现体倦乏力，食欲不振，宜用（　　）调理。

  A.健脾丸 B.归脾汤

  C.八珍汤 D.七味白术散

  E.十全大补汤

10.患儿，12岁。夜间龄齿，腹胀明显，纳差，皮肤瘙痒，给予驱蛔治疗，效果

不显。近日大便中发现白色节片，舌淡，舌苔白腻。宜予驱绦汤加（　　）治疗。

  A.延胡索、香附

  B.厚朴、苍术

  C.枳壳、川楝子

  D.党参、白术

  E.黄芪、当归

（三）B_1型题

  A.皮下肌腠结节

  B.眼囊虫病

  C.脑囊虫病

  D.痰核瘰疬

  E.肠痈

11.囊虫病症状具有多样性，轻者仅为（　　）。

12.肠绦虫病病情相对较轻，但部分患儿可能并发（　　）。

  A.化痰散结，活血化瘀

  B.化痰熄风，开窍定痫

  C.祛风解痉，涤痰通络

  D.健脾益气，化湿除痰

  E.活血化瘀，软坚散结

13.囊虫病皮下肌腠结节，治法为毒杀虫体结合（　　）。

14.囊虫病抽搐者，治法宜毒杀虫体结合（　　）。

（四）X型题

15.绦虫病，幼虫夹（　　）蕴于皮肤肌腠之间，形成囊虫结节。

  A.痰 B.风 C.湿

  D.寒 E.瘀

16.治疗囊虫病可选用（　　）。

  A.使君子散 B.肥儿丸

  C.囊虫丸 D.干芜散

  E.驱绦汤

三、改错题

17.治疗猪带绦虫病时，应避免腹泻，

以免自身感染，引起囊虫病。

四、简答题

18.简述囊虫病的治疗原则？

五、问答题

19.试述绦虫病的调护？

 答案

一、填空题

1.生的或未煮熟的猪肉、牛肉。

二、选择题

（一）A₁ 型题

2.A。答案分析：绦虫病以青壮年多见，10岁以下小儿及60岁以上老人少见。

3.B。答案分析：绦虫虫卵被猪或牛吞食后，在肌肉组织中发育成囊尾蚴，人食入含有囊尾蚴的猪肉或牛肉即可受感染。

4.C。答案分析：猪囊尾蚴寄生人体的部位很广，肌肉、皮下组织、脑、眼、心、舌、喉、口、肺、脊髓、骨等处都可有，但以皮下及肌肉、脑、眼多见。

5.B。答案分析：绦虫虫卵不直接排入患儿肠道，因此虫卵检查阳性率不高，而从大便中寻找绦虫节片，方法简便且阳性率高。

6.E。答案分析：位于小肠内的猪带绦虫妊娠节片如反流进入胃中，虫卵中的六钩蚴孵出，穿过胃壁进入血液，可在人体不同部位再次形成囊虫病，故治疗要求先驱杀绦虫。

（二）A₂ 型题

7.A。答案分析：有吃涮肉片饮食史，大便中排出绦虫节片，又有腹泻、恶心呕吐等症状，故诊断为绦虫病。

8.C。答案分析：怀疑脑囊虫病，宜作CT、MRI 扫描检查。

9.A。答案分析：从体倦乏力，食欲不振分析，患儿主要是脾气不足，运化乏力。归脾汤、八珍汤、十全大补汤均为补气养血之方。健脾丸、七味白术散有健脾之功，但健脾丸理气和胃，消食助运之力较强，而七味白术散重在健脾止泻，故选健脾丸较其他几方合适。

10.B。答案分析：患儿腹胀明显，当予行气之品。结合舌淡，苔白腻，行气之药不可寒凉，故排除 C 项。又 A 项乃疏肝理气，而 B 项善行腹中之气，且不寒凉，故较为合适。

（三）B₁ 型题

11.A。答案分析：A、B、C 均为囊虫病的症状，眼囊虫病和脑囊虫病病情都较重，皮下肌腠结节相对较轻，故选 A。

12.E。答案分析：肠痈是绦虫病的并发症。

13.A。答案分析：囊虫病皮下肌腠结节为虫体夹痰夹瘀所致，故治疗宜配以化痰散结，活血化瘀。

14.B。答案分析：囊虫病痰浊上扰，可出现抽搐等动风症状，故治疗宜配以化痰熄风，开窍定痫。

（四）X 型题

15.A，E。答案分析：囊虫病皮下肌腠结节为虫体夹痰夹瘀所致。

16.C，D。答案分析：使君子散、肥儿丸为治疗蛔虫病的方剂；驱绦汤治疗肠绦虫病；只有囊虫丸和干芜散治疗囊虫病。

三、改错题

17.改为：治疗猪带绦虫病时，应避免呕吐，以免自身感染，引起囊虫病。

答案分析：呕吐可使小肠内的猪带绦虫妊娠节片反流进入胃中，虫卵中的六钩蚴孵出，穿过胃壁进入血液，在人体不同部位形成囊虫病，故治疗猪带绦虫病时，应避免呕吐。

四、简答题

18. 囊虫病的治疗应驱虫与化痰熄风、活血化瘀、软坚散结等法结合，并注意标本兼顾，驱虫后，及时调理脾胃，恢复其运化功能。囊虫病治疗根据其寄生部位，也可选择手术摘取。

五、问答题

19. 绦虫病的调护要注意以下几点：

（1）服药前晚禁食或稍进软食，晨起空腹服药，使药物与虫体能更好地接触，服药后加服泻药或多饮水，有利于虫体从体内排出。

（2）服用驱虫药，排便时应坐在放有温水的便盆上，使水温与体温相近，以利排虫完整。

（3）治疗猪带绦虫时，应避免呕吐，防止自身感染，引起囊虫病。

（4）检查24小时全部粪便，以寻找头节。对驱虫后未找到头节者，应随访3～6个月，若无绦虫节片或虫卵也视为痊愈，否则需要重复治疗。

第十章　其他疾病

第一节　夏季热

习题

一、填充题

1.夏季热的发病原因，内因为_____，外因为_____。

二、选择题

（一）A₁型题

2.夏季热少见于（　　）

  A.6月至1岁　　B.1岁至2岁

  C.2岁至3岁　　D.3岁至4岁

  E.5岁以上

3.夏季热的主要临床特征为（　　）

  A.发热，口渴，便秘，尿少

  B.长期发热，口渴多饮，多尿，汗闭

  C.大热，大渴，大汗，脉洪大

  D.发热，口渴多饮，多尿，多汗

  E.发热，多食多饮，多尿，消瘦

4.夏季热发病的变化特点是（　　）

  A.无表里虚实传变规律

  B.无脏腑气血传变规律

  C.无脾虚肾虚传变规律

  D.无经络三焦传变规律

  E.无入营入血传变规律

5.夏季热，其发热、口渴多饮的病机是（　　）

  A.湿热阻滞中焦，困阻脾土，脾津不能敷布于口。

  B.暑热内迫，致中焦运化失常，发生呕吐泄泻，吐泻伤津。

  C.暑热炽于三焦，损伤阴津。

  D.暑气蕴于肺胃，灼伤肺胃之津，津亏内热炽盛。

  E.暑热伤阴，阴虚阳亢。

6.治疗夏季热上盛下虚证的首选方剂是（　　）

  A.六味地黄汤　　B.竹叶石膏汤

  C.金匮肾气丸　　D.温下清上汤

  E.白虎汤合生脉散

（二）A₂型题

7.患儿，2岁。平素体弱，入夏以来持续发热，口渴多饮，多尿少汗，食欲减退，精神略倦，四肢乏力，体检及实验室检查无异常。其诊断是（　　）

  A.夏季热　　B.消渴

  C.湿温　　　D.疰夏

  E.暑邪感冒

8.患儿，10个月。暑天后体温渐高，发热持续，气温越高，体温越高，皮肤灼热，少汗或无汗，口渴引饮，小便频数，甚则饮一溲一，精神烦躁，纳呆食少，舌质红，苔薄黄，指纹色紫。其证候是（　　）

  A.夏季热，上盛下虚证

  B.夏季热，气阴亏损证

  C.夏季热，暑伤肺胃证

  D.暑温，邪在气营证

  E.暑邪感冒

9. 患儿, 1岁。证见入夏后发热持续不退, 热势多午后升高, 稽留不退, 气温越高, 身热亦越高, 口渴引饮, 无汗, 肌肤干燥, 饮食如常, 四肢乏力, 神倦, 多尿, 舌红, 苔薄黄。治疗首选方(   )

  A. 白虎加人参汤

  B. 白虎汤合生脉散

  C. 竹叶石膏汤

  D. 王氏清暑益气汤

  E. 玉女煎

10. 患儿, 18个月。证见发热日久不退, 朝盛暮衰, 面色苍白, 口渴多饮, 无汗, 虚烦不安, 倦怠思睡, 下肢清冷, 大便溏薄, 尿多清长, 指纹色淡。诊断为夏季热, 其病机是(   )

  A. 脾胃亏虚 B. 脾肾阳虚

  C. 脾阳不振 D. 胃热炽盛

  E. 肾阳衰微

11. 患儿, 3岁。入夏以来发热已有20余日, 体温38℃~39℃, 肌肤少汗, 手足欠温, 口干喜饮, 不思纳食, 烦躁, 大便干, 小便多, 舌质红, 苔薄白腻, 脉细数。其治法是(   )

  A. 温补肾阳, 清心护阴

  B. 祛暑化湿, 清热解表

  C. 清暑益气, 养阴生津

  D. 清热利湿, 益气健脾

  E. 清热解毒, 辛凉解表

(三) B_1 型题

  A. 心肝 B. 肺胃 C. 肺肾

  D. 脾肾 E. 肝肾

12. 夏季热初期或中期主要病变部位在(   )

13. 夏季热后期主要病变部位在(   )

(四) X型题

14. 夏季热的诊断要点有(   )

  A. 好发于3岁以下体弱儿童

  B. 夏季发病, 发病率随气温升高而

增加

  C. 入夏以后, 长期发热, 伴有口渴多饮、多尿、无汗或少汗

  D. 发热随气温降低能自行缓解

  E. 体征及实验室检查无特殊异常

15. 夏季热的预防和调摄措施有(   )

  A. 增加蛋白质食物, 加强营养

  B. 宜多食生冷食物

  C. 居室保持空气流通, 清洁凉爽

  D. 饮食清淡, 富有营养

  E. 用温水洗浴, 有助于发汗降温

三、改错题

16. 夏季热患儿除发热外, 伴头痛身重、恶寒、恶风、咳嗽、流涕等表证。

四、简答题

17. 试述夏季热辨证要点。

五、问答题

18. 如何理解夏季热上盛下虚证? 如何辨证治疗?

六、病案分析题

19. 患儿, 3岁。发热1月余, 体温38℃~39℃, 时高时低。正值夏季, 患儿面色苍白, 消瘦, 口干喜饮, 肌肤干热, 手足欠温, 食少, 小便色清量多, 大便不调, 舌质淡, 苔薄白腻, 脉细无力。实验室检查无特殊。

试就本例患儿, 作出中医病、证诊断, 病机分析, 提出治法、主方, 开出处方。

 答案

一、填空题

1.①体质虚弱; ②暑气熏蒸。

二、选择题

（一）A₁ 型题

2. E。答案分析：夏季热多见于 6 个月至 3 岁的婴幼儿，少见于 5 岁以上儿童。

3. B。答案分析：夏季热是暑天发生的季节性疾病，临床以长期发热、口渴多饮、多尿、少汗或汗闭为特征。

4. E。答案分析：本病因小儿体质不耐炎暑所致，并非感受暑邪，因而无暑邪入营入血之传变变化，秋凉后可自愈。

5. D。答案分析：体弱小儿为暑气所伤，肌肤受灼，内侵肺胃。暑性炎热，易耗气伤津，暑热内蕴，灼伤肺胃之津，则内热炽盛，故发热、口渴多饮。

6. D。答案分析：上盛下虚者病位在心肾，肾阳不足，真阴亏损，心火上炎，治应温肾阳、清心火，温下清上。方选温下清上汤。

（二）A₂ 型题

7. A。答案分析：夏季热发病集中在入夏以后，发热随外界气温而升降变化。典型症状可见长期发热、口渴多饮、多尿、少汗或汗闭。实验室检查无特殊。

8. C。答案分析：患儿诸证皆为暑气内迫肺胃，耗气伤阴所致，故辨证为夏季热暑伤肺胃证。

9. D。答案分析：辨证为夏季热暑伤肺胃证，故方选王氏清暑益气汤。

10. B。答案分析：疾病日久或小儿体虚，脾肾阳虚，真元受损，命门火衰，肾失封藏，膀胱固摄失司，而见虚烦不安，倦怠思睡，下肢清冷，大便溏薄，尿多清长，指纹色淡诸症。

11. C。答案分析：辨证为夏季热暑伤肺胃证，故其治法为清暑益气，养阴生津。

（三）B₁ 型题

12. B。答案分析：冒受暑气，蕴于肺胃，灼伤肺胃之津，同时伤气，疾病初期或中期，易出现肺胃气阴两伤证。

13. D。答案分析：疾病后期，或素体虚弱，肾阳亏虚，不能温煦脾土，脾阳不振，运化失职，病变部位在于脾肾。

（四）X 型题

14. A，B，C，D，E。答案分析：所列各项皆是夏季热的诊断要点。

15. C，D，E。答案分析：符合夏季热预防和调摄要求的有 C、D、E 3 项。

三、改错题

16. 改为：夏季热患儿长期发热、口渴多饮、多尿、少汗或汗闭为特征，不伴有头痛身重、恶寒、恶风、咳嗽、流涕等表证。

答案分析：夏季热的发病原因，并非感受外邪，而在于小儿体质不能耐受夏季炎暑。因此不伴有外感表证。

四、简答题

17. 辨虚实：发热，口渴多饮，纳食如常为实证；发热，口渴多饮，纳呆食少，四肢倦怠，尿多清长为虚证。

辨证候：发热持续不退，气温愈高发热愈盛，伴烦躁不安为暑伤肺胃；身热不扬，朝盛暮衰，精神不振，下肢欠温为上盛下虚。

五、问答题

18. 夏季热上盛下虚证，上盛是指肺胃热盛而言，下虚是指下元肾气亏虚而言。本证是由于素体虚弱，疾病日久，导致脾肾两虚，气阳亏损。肾阳不足，命门火衰，不能温煦脾土，运化失职，气化不利，故可见一派下元肾虚以及脾虚之证。然而本病毕竟由于暑气熏蒸所致，肺胃热盛，阴液耗伤，心火易旺，水不济火，则阳易浮越。故导致热浮于上，阳虚于下的上盛下虚之证。

本证的症状是发热日久不退，朝盛暮衰，面色苍白，口渴多饮，无汗，精神萎靡，虚烦不安，倦怠思睡，食欲不振，下肢清冷，大便溏薄，小便清长，舌淡苔薄，脉沉细。治法温下清上。方选温下清上汤。常用药物为附片、黄连、磁石、龙齿、补骨脂、菟丝子、覆盆子、桑螵蛸、莲须、天花粉、蛤粉。

六、病案分析题

19.诊断：夏季热，脾肾亏虚证。

病机分析：暑热熏蒸于外，脾肾亏虚于内。冒受暑气，内热炽盛，故有长期发热，肌肤干热，口干喜饮；脾气不足，运化不健，故有面色苍白，消瘦，食少，大便不调；肾阳不足，故见手足欠温，小便色清量多；舌质淡，苔薄白腻，脉细无力，为脾肾亏虚之象。

治法：温补脾肾，清暑护阴。

主方：温下清上汤加减。

处方：连翘10g，莲子心6g，玄参10g，天花粉10g，桑螵蛸10g，益智仁10g，熟附子3g，黄连3g，肉桂3g，补骨脂10g，炮姜3g。

第二节　紫　癜

习题

一、填充题

1.紫癜包括西医学所称的_____和_____。

二、选择题

（一）A₁型题

2.以下除哪项外，均是紫癜风热伤络证的症状（　　）

A.紫癜反复发作

B.小腿及臀部较多

C.颜色较鲜明

D.关节肿痛，尿血

E.起病缓慢，病程较长

3.紫癜血热妄行证，突然见面色苍白，四肢厥冷，汗出脉微者。其病机是（　　）

A.内闭外脱　　B.实热内闭

C.内陷厥阴　　D.气阳衰脱

E.肾阳亏虚

4.小儿紫癜的病因病机主要和（　　）几脏有关。

A.心、肺、脾、肾

B.心、肝、脾、肾

C.肝、脾、肾

D.心、肝、脾

E.肺、肝、肾

5.久病不愈，紫癜反复出现，治宜（　　）

A.气血双补　　B.补气活血

C.益气养阴　　D.滋补肝肾

E.调和营卫

6.下列哪项是血小板减少性紫癜的特征（　　）

A.紫癜多见于下肢伸侧及臀部、关节周围。

B.瘀点多为针尖样大小，一般不高于皮肤，或可见瘀斑。

C.多呈对称性，分批出现。

D.可出现肉眼血尿或镜下血尿、蛋白尿。

E.束臂试验阴性。

（二）A₂型题

7.患儿，9岁。紫癜时发时止，低热，盗汗，心烦少寐，小便黄赤，大便干燥，舌光红，苔少，脉细数。其证候是（　　）

A. 阴虚火旺　　B. 气滞血瘀

C. 风热伤络　　D. 血热妄行

E. 气不摄血

8. 患儿，10 岁。起病较急，皮肤出现瘀点、瘀斑，色泽鲜红，伴鼻衄、齿衄，口臭口渴，面赤唇红，舌红苔黄，脉数有力。其治法是(　　)

A. 疏风散邪，清热解毒

B. 清热解毒，凉血止血

C. 健脾养心，益气摄血

D. 滋阴降火，凉血止血

E. 理气化瘀，活血止血

9. 患儿，4 岁。病程迁延，紫癜反复出现，瘀点、瘀斑颜色淡紫，面色少华，神疲气短，食欲不振，头晕心悸，舌质淡，苔薄，脉细无力。治疗首选方(　　)

A. 小建中汤　　B. 大建中汤

C. 八珍汤　　　D. 归脾汤

E. 四物汤

10. 患儿，7 岁。突然出现瘀点、瘀斑，以小腿及臀部为多，颜色较鲜明，伴发痒，偶有腹痛，关节肿痛，尿血，舌质红，苔薄黄，脉浮数。其病机是(　　)

A. 热毒壅盛，迫血妄行

B. 久病气虚，不能摄血

C. 阴虚火旺，灼伤血络

D. 外感风热，内窜血络

E. 气滞寒凝，血阻经脉

11. 患儿，6 岁。瘀点、瘀斑高出皮肤，色泽鲜红，大小不一，压之不退色；呈对称性，分批出现，多见于下肢伸侧及臀部、关节周围。伴有腹痛、呕吐、便血。实验室检查：血小板计数，出血、凝血时间，血块收缩时间均正常。尿常规见镜下血尿、蛋白尿。其诊断是(　　)

A. 水痘

B. 猩红热

C. 过敏性紫癜

D. 血小板减少性紫癜

E. 风疹

（三）B₁ 型题

A. 轻证　　B. 重证　　　C. 虚证

D. 实证　　E. 表证

12. 紫癜起病缓慢，病情反复，病程缠绵，紫斑颜色较淡者，其证候属(　　)

13. 紫癜除皮肤见瘀斑、瘀点外，伴有尿血、便血、颅内出血，或出血量较大，气随血脱者，其证候属(　　)

（四）X 型题

14. 下列哪些是关于紫癜病的正确表述(　　)

A. 是小儿常见的出血性疾病之一

B. 皮肤可见瘀斑、瘀点，压之退色

C. 瘀斑、瘀点多见于躯干部

D. 常伴有鼻衄、齿衄，甚则呕血、尿血、便血

E. 多见于 2～5 岁小儿或学龄儿童

15. 紫癜的预防与调摄应注意(　　)

A. 积极寻找引起本病的各种原因，防治各种感染性疾病

B. 不吃容易引起紫癜的食物和药物

C. 积极参加锻炼，增强体质，提高抗病能力

D. 出血多时，安静卧床休息，限制活动，消除紧张情绪

E. 避免外伤跌扑碰撞，以免引起出血

三、改错题

16. 紫癜发病有外感风热时邪等因素，与先天肾精不足及后天脾虚，心、肝功能失调无关。

四、简答题

17. 紫癜的治疗原则是什么？

五、问答题

18. 对于小儿紫癜的诊治，如何辨证和

辨病相结合？

六、病案分析题

19.患儿，5岁。因全身皮肤出现小出血点1周就诊。患儿10日前曾有发热、流涕、轻咳，自服双黄连口服液及退热剂而愈。1周前患儿突然双下肢出现针尖样大小出血点，膝关节以下多见，近2日出血点逐渐增多，躯干部亦有散在出血点。目前患儿胃纳欠佳，口干喜饮，小便黄赤，大便干结。体格检查：精神较差，面色苍白，形体消瘦，舌红苔薄，脉数。胸腹部及双下肢可见针尖大小、颜色鲜红的出血点，双膝下出血点比较密集。体温37.8℃。血常规检查：血红蛋白100g/L；白细胞5.2×10^9/L，中性粒细胞52%，淋巴细胞43%，单核细胞5%；血小板计数42×10^9/L。

试就本例患儿，作出中医病、证诊断，西医诊断，病机分析，提出治法、主方，开出处方。

 答案

一、填空题

1.①过敏性紫癜；②血小板减少性紫癜。

二、选择题

（一）A₁型题

2.E。答案分析：风伤热络证以起病较急，紫癜色泽鲜红，且伴风热表证为其特点。

3.D。答案分析：紫癜血热妄行证患儿，若出血过多，可出现面色苍白、四肢厥冷、汗出脉微等气阳欲脱诸症。

4.B。答案分析：人体血生于脾，藏于肝，源于肾而主在心，血在脉中周而复始循环流行，源于肾，依赖于心之推动，脾之统摄，肝之储藏。若心、肝、脾、肾功能受损，血行不循常道而外溢肌肤，则发为紫癜。

5.C。答案分析：紫癜到后期见长期反复出血者，多属虚证，常由气不摄血或阴虚火炎所致，故用益气养阴法治疗。

6.B。答案分析：血小板减少性紫癜的特征是瘀点多为针尖样大小，一般不高于皮肤，多不对称，可遍及全身，以四肢、头面部多见。血小板计数显著减少，出血时间延长，血块收缩不良，束臂试验阳性。

（二）A₂型题

7.A。答案分析：阴虚火旺证以紫癜时发时止，血色鲜红，伴有阴虚火旺之象为其特点。

8.B。答案分析：证属紫癜血热妄行证，治宜清热解毒，凉血止血。

9.D。答案分析：证属紫癜气不摄血证，治宜健脾养心，益气摄血，方选归脾汤。

10.D。答案分析：本证由外感风热之邪，内窜损伤血络所致。

11.C。答案分析：本病表现符合过敏性紫癜的诊断要点。

（三）B₁型题

12.C。答案分析：紫癜辨证需辨虚实，起病缓慢，病情反复，病程缠绵，紫斑颜色较淡者多属虚证。

13.B。答案分析：紫癜辨证需判断轻重，出血严重伴大量尿血、便血，或头痛、昏迷、抽搐、颅内出血等均为重证。

（四）X型题

14.A，D，E。答案分析：紫癜为皮下出血，故压之不退色。过敏性紫癜多见于下肢伸侧及臀部、关节周围，多发于学龄儿童；血小板减少性紫癜可遍及全身，但以四肢、头面部多见，多发于2~5岁儿童。

15.A，B，C，D，E。答案分析：所列

各项均属于紫癜的预防与调摄要求。

三、改错题

16. 改为：紫癜发病不仅有外感风热时邪等因素，而且与先天肾精不足以及后天脾虚，心、肝功能失调有关。

答案分析：紫癜发病之内因是小儿素体正气亏虚，心、肝、脾功能失调，外因是外感风热时邪及其他异气。

四、简答题

17. 紫癜的治疗，实证以清热凉血为主；虚证以益气摄血、滋阴降火为主。临证须注意证型之间的相互转化或同时并见，治疗时要分清主次，统筹兼顾。

五、问答题

18. 小儿紫癜的诊治，宜辨证与辨病相结合。紫癜在儿童多见于过敏性紫癜和血小板减少性紫癜。过敏性紫癜早期多有风热表证，辨证为风热伤络；病情进一步发展，邪热由表入里，入营入血，迫血妄行，表现为皮肤瘀斑密集，甚则融合成片，色深紫红，或见衄血、便血，辨证多为血热妄行。若伴有关节肿痛，舌红苔黄腻，为夹有湿热痹阻，可加用四妙丸；若伴有腹痛、呕血、便

血，为热伤胃络，可用清胃散加减；若有肾脏受损，见肉眼或镜下血尿、蛋白尿，为肾阴亏损，血热稽留，可用六味地黄丸加大蓟、小蓟、白茅根等。血小板减少性紫癜急性型多为血热妄行；慢性型多为气不摄血或阴虚火旺。大黄、仙鹤草、羊蹄根、花生衣等具有一定的升高血小板的作用，可在辨证治疗的基础上，适当选用。

六、病案分析题

19. 中医诊断：紫癜，血热妄行证。

西医诊断：血小板减少性紫癜。

病机分析：患儿面色苍白，形体消瘦，为素体虚弱之象，故卫外功能不固，易为外邪侵袭。10日前患感冒，就诊时体温37.8℃，可见病因为感受外邪之后，热伏血分，灼伤血络，迫血妄行，血不循经，留于肌肤皮下，而发为紫癜。口干喜饮、小便黄赤、大便干结、舌红均为血热之象。

治法：清热解毒，凉血止血。

主方：犀角地黄汤加减。

处方：水牛角片（先煎）30g，生地10g，赤芍10g，丹皮10g，紫草10g，玄参10g，白芍10g，当归10g，黄芩6g，侧柏叶10g。

第三节　皮肤黏膜淋巴结综合征

习题

一、填空题

1. 皮肤黏膜淋巴结综合征又称_____，是一种以_____为主要病理的急性____疾病。

2. 皮肤黏膜淋巴结综合征好发于____，病程多为_____周，男女比例为_____。

二、选择题

（一）A$_1$型题

3. 皮肤黏膜淋巴结综合征的病因主要为感受（　　）

　A. 寒湿　　B. 燥邪　　C. 温邪

　D. 湿温　　E. 风寒

4. 皮肤黏膜淋巴结综合征的病变脏腑，主要在(　　)
   A. 心肺　　B. 心肝　　C. 肺肾
   D. 脾肾　　E. 肺胃

5. 中医学将皮肤黏膜淋巴结综合征归于(　　)疾病范畴
   A. 肝系　　B. 肺系　　C. 脾系
   D. 温病　　E. 伤寒

6. 皮肤黏膜淋巴结综合征最早出现的症状是(　　)
   A. 发热　　　　B. 口唇潮红
   C. 草莓舌　　　D. 皮疹
   E. 脱皮

7. 皮肤黏膜淋巴结综合征的辨证以(　　)为纲
   A. 八纲　　B. 卫气营血
   C. 六经　　D. 气血　　E. 阴阳

8. 皮肤黏膜淋巴结综合征的治疗，自初期至后期，始终应注意(　　)
   A. 化痰散结　　B. 收敛止血
   C. 清气分热　　D. 活血化瘀
   E. 温阳通脉

9. 皮肤黏膜淋巴结综合征病情较重，常从初期发展至极期，此时辨证常见(　　)
   A. 卫气同病　　B. 直入营血
   C. 气营两燔　　D. 病在肺卫
   E. 耗血伤血

10. 皮肤黏膜淋巴结综合征的恢复期，常见(　　)
   A. 耗血伤血　　B. 阴阳失调
   C. 气血两亏　　D. 气阴两伤
   E. 寒热错杂

11. 西医治疗皮肤黏膜淋巴结综合征，常用阿司匹林，一般应用至发病后(　　)
   A. 1～2周　　B. 2～3周
   C. 3～4周　　D. 4～5周
   E. 6～8周

12. 静脉滴注丙种球蛋白的治疗方法，最好应用于皮肤黏膜淋巴结综合征病程(　　)
   A. 初期　　　　B. 中期
   C. 恢复期　　　D. 中晚期
   E. 病后

(二) A₂题型

13. 患儿，18个月。发热1周，体温在39.3℃～39.8℃之间，双侧球结膜充血，手足硬性水肿，颈部淋巴结肿胀，用多种抗生素治疗无效。诊断应首先考虑(　　)
   A. 急性结膜炎
   B. 急性肾小球肾炎
   C. 幼年类风湿病
   D. 皮肤黏膜淋巴结综合征
   E. 传染性单核细胞增多症

14. 患儿，24个月。发热急骤，高热，目赤咽红，手掌足底潮红，躯干皮疹显现，脉浮数。其证候是(　　)
   A. 外感风寒　　B. 感受暑热
   C. 卫气同病　　D. 气营两燔
   E. 热入营血

15. 患儿，20个月。壮热不退，昼轻夜重，唇干赤裂，肌肤斑疹，舌质红绛，状如草莓。其治法是(　　)
   A. 益气养阴　　B. 清解余热
   C. 辛凉透表　　D. 清气凉营
   E. 清解暑热

16. 患儿，22个月。发热起病急骤，持续10天，微恶风，目赤咽红，躯干皮疹，偶咳，脉浮数。治疗首选方(　　)
   A. 泻心汤　　B. 生脉饮
   C. 银翘散　　D. 沙参麦冬汤
   E. 麻杏石甘汤

17. 患儿，19个月。壮热不退，颈部瘰核肿痛，手足硬肿，目赤咽红，肌肤斑疹，舌红绛，脉数有力。治疗首选方(　　)
   A. 麻杏石甘汤　　B. 清瘟败毒饮
   C. 大承气汤　　　D. 桑菊饮

E. 银翘散

18. 患儿，10岁。持续高热2周，口唇潮红，草莓舌，发热4天后出现皮疹，周围血象白细胞总数及中性粒细胞增高，淋巴细胞减少，血小板增多，心电图示ST段、T波异常，使用多种抗生素治疗无效。其诊断是（　　）

    A. 传染性单核细胞增多症

    B. 病毒性心肌炎

    C. 皮肤黏膜淋巴结综合征

    D. 上呼吸道感染

    E. 猩红热

19. 患儿，2岁。发热7天，壮热，体温40℃，昼轻夜重，唇干赤裂，烦躁不宁，肌肤斑疹。其病机是（　　）

    A. 邪在肺胃　　B. 卫气同病

    C. 邪在少阴　　D. 气营两燔

    E. 邪在太阳

20. 患儿，3岁。壮热10天，唇干赤裂，肌肤斑疹，颈部臖核肿痛，大便秘结，数日不行，舌红绛，脉数有力。此时在清热解毒的同时，可加用大黄，以（　　）

    A. 通腑下便　　B. 凉血化瘀

    C. 急下存阴　　D. 泻下热毒

    E. 软坚散结

21. 患儿，2岁。发热20余天，现身热渐退，咽干唇裂，口渴喜饮，大便硬结，舌质红，舌苔少，脉细。此时通便宜加用（　　）

    A. 大黄　　　　B. 芒硝

    C. 瓜蒌仁　　　D. 番泻叶

    E. 甘草

22. 患儿，8岁。高热7天，体温在39.1℃～39.8℃之间，球结膜充血，手足硬性水肿，躯干部出现皮疹，经抗生素治疗无效，诊断为"川崎病"。使用丙种球蛋白静脉滴注，其剂量为每日（　　）

    A. 50mg/kg　　B. 100mg/kg

    C. 200mg/kg　　D. 250mg/kg

    E. 400mg/kg

（三）B₁型题

    A. 疏风清热解表

    B. 辛温辟秽解毒

    C. 养阴润燥清肺

    D. 清气凉营解毒

    E. 祛暑清热凉营

23. 川崎病初期，治宜（　　）

24. 川崎病极期，治宜（　　）

    A. 生脉饮　　　B. 六味地黄丸

    C. 玉屏风冲剂　D. 冠心苏合丸

    E. 丹参滴丸

25. 皮肤黏膜淋巴结综合征，身热已退，动辄汗出，口渴喜饮。宜选用（　　）

26. 皮肤黏膜淋巴结综合征，身热已退，心悸，脉细弱不整。宜选用（　　）

（四）X型题

27. 皮肤黏膜淋巴结综合征的诊断，除长期发热外，尚有（　　）

    A. 球结膜充血　B. 草莓舌

    C. 手足硬肿　　D. 皮疹

    E. 黄疸

28. 皮肤黏膜淋巴结综合征需注意与下列疾病鉴别诊断（　　）

    A. 甲状腺功能亢进

    B. 淋巴结核

    C. 幼年类风湿病

    D. 风疹

    E. 渗出性多型性红斑

29. 皮肤黏膜淋巴结综合征的实验室检查，除周围血象呈白细胞和中性粒细胞增多外，尚有（　　）

    A. 轻度贫血

    B. 血小板增多

    C. 血沉增快

    D. 抗链球菌"O"阳性

    E. 弓形体阳性

30. 皮肤黏膜淋巴结综合征气阴两伤

证,临床可见( )

  A. 高热不退　　B. 倦怠乏力

  C. 动辄汗出　　D. 咽干唇裂

  E. 口渴喜饮

三、改错题

31. 皮肤黏膜淋巴结综合征病因已经查明,是由于病毒感染所致。

32. 皮肤黏膜淋巴结综合征仅在少部分病人中发现心脏病变。

四、简答题

33. 罹患皮肤黏膜淋巴结综合征后应如何调护?

34. 皮肤黏膜淋巴结综合征的治疗原则如何?

五、问答题

35. 试从卫气营血传变规律,简述皮肤黏膜淋巴结综合征的病机。

36. 试就清瘟败毒饮的药物组成,从治疗皮肤黏膜淋巴结综合征气营两燔证的角度分析其方义,并说明常用加减方法。

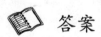 答案

一、填空题

1. ①川崎病;②全身血管炎性病变;③发热性出疹性。

2. ①婴幼儿;②6~8;③1.3~1.5:1。

二、选择题

(一) A₁型题

3. C。答案分析:本病因感受温热邪毒,在5个备选答案中,只能选C。

4. E。答案分析:病变脏腑以肺胃为主,虽可累及心、肝、肾诸脏,但温邪从口

鼻而入,犯于肺卫,蕴于肌腠,主要在肺胃。

5. D。答案分析:感受温热邪毒,当属温病范畴。

6. A。答案分析:发热是本病最早出现的症状。

7. B。答案分析:属于温病范畴,以其证候特点,当以卫气营血辨证为纲。

8. D。答案分析:温热邪毒,热炽营血,血液凝滞,运行不畅,形成瘀血诸症,故治疗自始至终应活血化瘀。

9. C。答案分析:温邪上受,易直入气血,临床常见气营两燔证。

10. D。答案分析:温热之邪,最易耗气伤阴,后期常见气阴两伤。

11. E。答案分析:治疗常规用药时间。

12. A。答案分析:早期应用,可明显减少冠状动脉病变发生。

(二) A₂型题

13. D。答案分析:诊断应首先考虑皮肤黏膜淋巴结综合征。一是临床表现符合该病诊断要点。二是其他疾病诊断证据不足。

14. C。答案分析:本证起病急,短暂卫分证后,迅即传入气分,脉浮数,表亦未解,当属卫气同病阶段。

15. D。答案分析:证属气营两燔,治疗应用清气凉营法。

16. C。答案分析:微恶风,脉浮数,病在卫气,治疗首选银翘散。

17. B。答案分析:病在里,气营两燔,宜选清瘟败毒饮。

18. C。答案分析:临床表现及实验室检查支持皮肤黏膜淋巴结综合征,且抗生素治疗无效,可与猩红热鉴别。

19. D。答案分析:气分大热,且昼轻夜重,肌肤斑疹,邪入营血。

20. C。答案分析:此处用大黄,非为通便,而为急下存阴。

21.C。答案分析：热病后期，气阴两伤，阴血不足，当用瓜蒌仁润肠通便。

22.E。答案分析：诊疗常规。

（三）B₁型题

23.A。答案分析：温邪上受，首先犯肺，初期卫气同病，当以疏风清热解表。

24.D。答案分析：温热邪毒，传变最速，极期气营两燔，治应清气凉营解毒。

25.A。答案分析：气阴两伤证，所列中成药首选生脉饮。

26.E。答案分析：皮肤黏膜淋巴结综合征并发心悸，丹参滴丸最宜。冠心苏合丸偏温，与证候不符。

（四）X型题

27.A，B，C，D。答案分析：黄疸一症，川崎病罕见，其他均属本病常见症状。

28.C，E。答案分析：根据本病主要临床表现，需注意与幼年类风湿病、渗出性多型性红斑鉴别诊断。

29.A，B，C。答案分析：本病非链球菌及弓形体感染所致。

30.B，C，D，E。答案分析：气阴两伤证，高热已退。

三、改错题

31.改为：本病的病因尚未明了。

答案分析：本病的病因尚未明了，现在多认为本病是一定的易患宿主对多种感染病原触发的一种免疫介导的全身性血管炎症。

32.改为：本病半数病人可发现心脏病变。

答案分析：超声心动图发现，半数病人可发现各种心血管病变，如心包积液、左室扩大、二尖瓣关闭不全及冠状动脉扩张等。

四、简答题

33.皮肤黏膜淋巴结综合征的调护：

（1）饮食宜清淡新鲜，补充足够水分。

保持口腔清洁。适度卧床休息。

（2）密切观察病情变化，特别是及时发现并发症。

（3）本症患儿须随访半年至一年。有冠状动脉扩张者须长期随访，每半年至少作1次超声心动图检查，直到冠状动脉扩张消失为止。

34.本病治疗，以清热解毒，活血化瘀为主。初起疏风清热解毒，宜辛凉透达；热毒炽盛治以清气凉营解毒，苦寒清透；后期气耗阴伤，则予益气养阴为主，甘寒柔润。本病易于形成瘀血，自初期至后期始终应注意活血化瘀法的应用。温毒之邪多从火化，最易伤阴，在治疗中又要分阶段滋养胃津，顾护心阴。

五、问答题

35.皮肤黏膜淋巴结综合征的病机：温热邪毒初犯于肺卫，蕴于肌腠，酿生发热。迅速入里，热盛化火，内入肺胃，阳热亢盛，炽于气分，熏蒸营血，动血耗血，见壮热不退、皮肤斑疹、口腔黏膜及眼结膜充血等症。热毒痰邪凝阻经络，臖核肿大疼痛；热盛伤津，致口干、舌红、草莓舌。热炽营血，血液凝滞，运行不畅，造成血瘀诸症。病之后期，热势去而气虚阴津耗伤，疲乏少力，指趾皮肤脱皮。

36.清瘟败毒饮组成：生石膏、知母、水牛角、黄连、黄芩、栀子、桔梗、赤芍、丹皮、玄参、生地黄、连翘、甘草、竹叶。方中水牛角、赤芍、丹皮，清泄营分之毒，凉血散瘀；生石膏、知母大清气分之热；黄芩、栀子泻火；玄参、生地黄清热养阴。

大便秘结加用生大黄泻下救阴；热重伤阴酌加麦冬、鲜石斛、鲜竹叶甘寒清热，护阴生津；腹痛泄泻加黄连、木香、苍术、焦山楂清肠燥湿；颈部臖核增多明显加用夏枯草、蒲公英清热软坚化瘀。

第四节　维生素D缺乏性佝偻病

习题

一、填空题

1. 维生素D缺乏性佝偻病常发于_____、_____两季，_____岁以内，尤以_____月婴儿发病率较高。

2. 维生素D缺乏性佝偻病的发病原因主要是_____、_____、_____。

二、选择题

（一）A₁型题

3. 维生素D缺乏性佝偻病的病机主要是(　　)

    A. 肺脾不足　　B. 心肝两虚

    C. 心肝火旺　　D. 脾肾两虚

    E. 肝肾不足

4. 维生素D缺乏性佝偻病的主要辨证方法是(　　)

    A. 六经　　B. 气血　　C. 痰瘀

    D. 三焦　　E. 脏腑

5. 维生素D缺乏性佝偻病诊断要点中，常有维生素及钙的缺乏史。维生素缺乏主要指缺乏维生素(　　)

    A.A　　B.B　　C.C

    D.D　　E.E

6. 维生素D缺乏性佝偻病在我国各地发病率不同，从地理位置分布，高发地区为(　　)

    A. 东部　　B. 北方　　C. 南方

    D. 东南　　E. 沿海

7. 维生素D缺乏性佝偻病激期，最主要的表现为(　　)

    A. 多汗　　　　B. 夜惊

    C. 骨骼改变　　D. 血磷升高

    E. 血钙升高

8. 维生素D缺乏性佝偻病的基本治疗原则是(　　)

    A. 健脾养血　　B. 益气温阳

    C. 固表止汗　　D. 平肝潜阳

    E. 调补脾肾

9. 维生素D缺乏性佝偻病在临床上分为(　　)期

    A.2期　　B.5期　　C.4期

    D.3期　　E. 不分期

10. 维生素D缺乏性佝偻病初期治疗主法是(　　)

    A. 健脾益气　　B. 健脾助运

    C. 益气养血　　D. 柔肝平肝

    E. 补肾壮骨

11. 辨别维生素D缺乏性佝偻病的轻重，主要根据(　　)

    A. 症状　　　　B. 骨骼改变

    C. 血钙　　　　D. 血磷

    E. 血碱性磷酸酶

12. 维生素D缺乏性佝偻病常需与呆小病鉴别。在血生化方面，可资鉴别的是(　　)

    A. 血钙　　　　B. 血磷

    C. 血碱性磷酸酶

    D. 甲状腺素 T₄

    E. 甲状旁腺素

（二）A₂题型

13. 患儿，5个月。多汗夜惊，烦躁不安，发稀枕秃，囟门开大，伴有轻度骨骼改变。其治法是(　　)

    A. 补肺养阴，固表敛汗

    B. 平肝降火，镇惊安神

    C. 清心泻火，平肝潜阳

D. 健脾益气，补肺固表

E. 补益肝肾，填精生髓

14. 患儿，4个月。头部多汗，发稀枕秃，囟门迟闭，坐立行走无力，易惊多惕。其证候是（　　）

A. 肾阴不足　　B. 脾虚肝旺

C. 心肝火旺　　D. 肺气不固

E. 肝阴不足

15. 患儿，11个月。出牙延迟，头颅方大，肋骨串珠，行走迟缓。其证候是（　　）

A. 肾阳不足　　B. 肝肾阴虚

C. 肾精不足　　D. 脾气虚弱

E. 肺气不足

16. 患儿，4个月。头部多汗，发稀枕秃，囟门迟闭，坐立行走无力，易惊多惕，甚则抽搐。治疗首选方（　　）

A. 补肾地黄丸　　B. 益脾镇惊散

C. 六君子汤　　D. 玉屏风散

E. 肾气丸

17. 患儿，18个月。患维生素D缺乏性佝偻病已经治疗，现仍见鸡胸、X型腿，行走迟缓，舌淡，脉细无力。可长期服用（　　）

A. 玉屏风颗粒　　B. 六味地黄丸

C. 肾气丸　　D. 健脾丸

E. 生脉饮

18. 患儿，5个月。多汗夜惊，发稀，烦躁不安，囟门开大，形体虚胖，反复感冒。治疗首选方（　　）

A. 玉屏风散

B. 人参五味子汤

C. 牡蛎散

D. 四君子汤

E. 八珍汤

19. 患儿，3个月。居住南方城市，出生体重2500g，其母怀孕时曾出现腓肠肌痉挛，并有偏食习惯，近日患儿汗出较多，夜寐不宁。为预防维生素D缺乏性佝偻病，

每日需补充维生素D（　　）

A. 400IU　　B. 100IU

C. 600IU　　D. 200IU

E. 800IU

20. 患儿，6个月。居住北方城市，未及时添加辅食和维生素D制剂。近1月来，多汗夜惊，烦躁不安，前囟开大，乳牙未萌，发稀枕秃。肌注维生素D30万IU，用法为（　　）

A. 每天1次，连用7天

B. 每周1次，连用2月

C. 每天1次，连用1月

D. 每月1次，连用5次

E. 每月1次，连用2～3次

21. 患儿，20个月。曾患维生素D缺乏性佝偻病，经治疗后，现症状已改善，但肋骨串珠、方颅等仍存在，X线片临时钙化带重现，血生化恢复正常。此时属（　　）

A. 初期　　B. 激期

C. 恢复期　　D. 后遗症期

E. 痊愈

22. 患儿，30个月。患维生素D缺乏性佝偻病虽经治疗，但未坚持用药及纠正不良喂养方式，现临床症状消失，理化检查正常，但有"O"型腿和鸡胸。此时属本病（　　）

A. 初期　　B. 激期

C. 恢复期　　D. 后遗症期

E. 痊愈

（三）B₁型题

A. 多汗夜惊，烦躁，发稀枕秃，囟门开大。

B. 头部多汗，夜啼不宁，易惊多惕。

C. 多汗，夜惊，烦躁，X型腿。

D. 头部多汗，夜惊，囟门迟闭，出牙延迟。

E. 微有汗出，X型腿，鸡胸、龟背

明显。

23. 维生素 D 缺乏性佝偻病脾虚肝旺证多见（　　）

24. 维生素 D 缺乏性佝偻病肺脾气虚证多见（　　）

　　A. 血生化轻度改变或正常。

　　B. 血生化完全正常。

　　C. 血钙、磷降低，碱性磷酸酶增高。

　　D. 血钙、磷超过正常，碱性磷酸酶显著增高。

　　E. 血钙、磷增高，碱性磷酸酶显著降低。

25. 维生素 D 缺乏性佝偻病激期血生化改变为（　　）

26. 维生素 D 缺乏性佝偻病初期血生化改变为（　　）

（四）X 型题

27. 维生素 D 缺乏性佝偻病好发于（　　）

　　A. 北方　　B. 南方　　C. 农村

　　D. 城市　　E. 山区

28. 维生素 D 缺乏性佝偻病诊断要点有（　　）

　　A. 夏秋季　　B. 冬春季

　　C. 年长儿　　D. 缺乏维生素 D 史

　　E. 婴幼儿

29. 维生素 D 缺乏性佝偻病需与下列疾病鉴别诊断（　　）

　　A. 脑积水　　B. 糖尿病

　　C. 心肌病　　D. 呆小病

　　E. 甲亢

30. 维生素 D 缺乏性佝偻病的初期，血生化可表现为（　　）

　　A. 血钙正常

　　B. 血钙稍低

　　C. 钙磷乘积小于 30

　　D. 血碱性磷酸酶增高

　　E. 血肌酐上升

三、改错题

31. 为及时添加辅食，故提倡人工喂养。

32. 维生素 D 缺乏性佝偻病以骨骼改变为主要表现，故不论轻症、重症，预后均不佳。

四、简答题

33. 怎样才能预防维生素 D 缺乏性佝偻病？

34. 维生素 D 缺乏性佝偻病的中医治疗原则如何？

五、问答题

35. 试分析脾肾两虚在维生素 D 缺乏性佝偻病发病中的作用。

36. 试从补肾地黄丸的药物组成，从治疗维生素 D 缺乏性佝偻病肾精亏损证分析其方义，并列举常用加减法。

六、病案分析题

37. 患儿，3 个月。近日来夜寐不安，闻声易惊，汗出浸衣，发稀枕秃，枕骨软化，按之如"乒乓球"状；血钙正常，血磷降低，碱性磷酸酶略高，舌淡，苔白，脉软。

试就本例患儿，作出西医疾病、中医证候诊断，病机分析，提出治法、主方，开出处方。

 答案

一、填空题

1. ①冬；②春；③3；④6～12。

2. ①先天禀赋不足；②后天护养失宜；

③脾肾两虚。

二、选择题

（一）A₁ 型题

3.D。答案分析：肾为先天之本，藏精，主骨生髓；若先天肾气不足，则骨髓不充，骨骼发育障碍。脾为后天之本，气血生化之源；由于多种因素导致脾肾不足，又可累及心、肝、肺等脏，而产生维生素 D 缺乏性佝偻病的各种表现。

4.E。答案分析：根据本病病机，由于脾肾不足导致脏腑功能障碍，而有不同的临床表现，故主要从脏腑辨证。

5.D。答案分析：维生素 D 缺乏是导致维生素 D 缺乏性佝偻病的主要原因。

6.B。答案分析：根据全国流行病学调查，北方地区纬度高，日照少，易发本病。

7.C。答案分析：骨骼改变是激期的主要特征。

8.E。答案分析：本病病机为脾肾两虚，故调补脾肾是基本治则。

9.C。答案分析：根据诊断标准，本病临床上分为初期、激期、恢复期、后遗症期 4 期。

10.A。答案分析：疾病初期，肺脾气虚为主要病机，治当健脾益气。

11.B。答案分析：骨骼改变是本病的主要特征，血生化仅供临床参考。

12.D。答案分析：呆小病为先天性甲状腺功能低下，甲状腺素 T_4 检测为鉴别诊断的主要指标。

（二）A₂ 题型

13.D。答案分析：以临床症状为主，体征发稀、枕秃等，有轻度骨骼改变，属肺脾气虚证；当治以健脾益气，补肺固表。

14.B。答案分析：多汗、乏力、纳呆为脾虚，脾虚肝失濡养，肝木亢旺而夜惊、易惕。

15.C。答案分析：本例的临床改变为肾精不足，髓不养骨。

16.B。答案分析：患儿为维生素 D 缺乏性佝偻病的脾虚肝旺证，宜选用益脾镇惊散。

17.B。答案分析：本期为后遗症期，肾精亏损，治疗以补肾阴为主，当以丸药缓调，故选 B。

18.B。答案分析：维生素 D 缺乏性佝偻病肺脾气虚证，当选人参五味子汤加减。

19.A。答案分析：南方地区，目前维生素 D 缺乏性佝偻病全国防治方案推荐量为 400IU/天。

20.E。答案分析：北方地区，维生素 D 缺乏性佝偻病全国防治方案推荐用法。

21.C。答案分析：治疗后症状改善，但肋骨串珠等存在，属维生素 D 缺乏性佝偻病恢复期。

22.D。答案分析：治疗后症状消失，理化正常，但遗有骨骼畸形，属维生素 D 缺乏性佝偻病后遗症。

（三）B₁ 型题

23.B。答案分析：多汗，夜啼不宁，易惊多惕为脾虚肝旺证特征。

24.A。答案分析：肺脾气虚证主要表现为多汗夜惊等症状及轻微骨骼改变。

25.C。答案分析：激期血生化改变明显。

26.A。答案分析：初期血钙　磷可正常或稍低。

（四）X 型题

27.A，D。答案分析：维生素 D 缺乏性佝偻病多见于北方及城市地区。

28.B，D，E。答案分析：缺乏维生素 D，冬春季，婴幼儿，易于发生维生素 D 缺乏性佝偻病。

29.A，D。答案分析：维生素 D 缺乏性佝偻病主要需与脑积水、呆小病鉴别。

198

30.A，B，C，D。答案分析：本病初期，血钙正常或稍低，钙磷乘积小于30，血碱性磷酸酶增高。

三、改错题

31.改为：无论人工喂养或母乳喂养，均应及时添加辅食。

答案分析：母乳中富含各种营养物质，钙、磷比例恰当；预防本病，更应提倡母乳喂养。

32.改为：维生素D缺乏性佝偻病以骨骼改变为主要表现，重症患儿预后不佳。

答案分析：维生素D缺乏性佝偻病预后一般良好；只有重症患儿，由于失治、误治，才会留下后遗症。

四、简答题

33.维生素D缺乏性佝偻病预防要点：①加强孕期保健，孕妇要有适当的户外活动。②加强婴儿护养，提倡母乳喂养，及时添加辅食，多晒太阳，增加体质。早期补充维生素D。

34.维生素D缺乏性佝偻病的治疗，当以调补脾肾为要。可根据脾肾亏损轻重，采用不同的治法。初期以脾虚为主，用健脾益气为主法；激期多属肾脾两亏，当予脾肾并补；恢复期、后遗症期以肾虚为主，当补肾填精，佐以健脾。本病在调补脾肾的同时，还要注意到与补肺益气固表、平肝清心安神等治法的配合使用。

五、问答题

35.本病的病机主要是脾肾两虚，常累及心、肺、肝。肾为先天之本，藏精，主骨生髓；齿为骨之余，髓之所养；发为血之余，肾之苗；肾气通于督脉，脊骨为督脉所主。若先天肾气不足，则骨髓不充，骨骼发育障碍，甚至骨骼畸形。脾为后天之本，气血生化之源；如脾虚则全身失于濡养，又可影响心，致心气不足；脾虚失抑，肝木亢旺，母病及子，卫外不固而产生多汗、夜惊等一系列症状。所以，脾肾两虚在本病发病中起关键作用。

36.补肾地黄丸由紫河车、熟地黄、山茱萸、枸杞子、淮山药、茯苓、肉苁蓉、巴戟天、菟丝子、远志、泽泻、丹皮、牛膝等组成。方中紫河车、熟地黄补肾填精；山茱萸、枸杞子柔肝补阴；淮山药、茯苓益气健脾；肉苁蓉、巴戟天、菟丝子温补肾阳；远志宁心安神等。

烦躁夜惊者，茯苓改茯神，加酸枣仁养血安神；汗多者加黄芪、煅龙骨、煅牡蛎益气止汗；纳少腹胀加苍术、佛手、砂仁运脾理气；面白唇淡加当归、熟地黄滋阴养血等。

六、病案分析题

37.西医诊断：维生素D缺乏性佝偻病。

中医证候诊断：肺脾气虚证。

病机分析：患儿，3个月。脏腑娇嫩，形气未充，肺、脾、肾三脏不足，卫外不固，营卫失调则多汗；心气不足，脾虚失抑则夜寐不安，闻声易惊。

治法：健脾益气，补肺固表。

主方：人参五味子汤。

处方：黄芪10g，党参6g，白术6g，茯苓6g，五味子3g，酸枣仁3g，煅牡蛎（先煎）10g，陈皮3g，神曲5g。

模 拟 试 卷

一、本科考试模拟试卷

本科考试模拟试卷 A 卷

答题说明

[试题册一] 客观题

1. A_1 型题：最佳选择题。从备选答案中选出一个最佳答案。

2. A_2 型题：病历摘要型最佳选择题。从备选答案中选出一个最佳答案。

3. B_1 型题：配伍题。为每一道试题配伍一个与它关系最密切的答案。在每组试题中，每一个备选答案可以被选 1 次、2 次，或 1 次也不选用。

4. X 型题：多项选择题。每道题有 2～5 个正确答案，多选或少选均不得分。

[试题册二] 主观题

1. 分为填空题、问答题、病案分析题三种形式。

2. 按试题要求答题。

试题册一

一、A_1 型题（每题 1 分，共 20 分）

1. 提出小儿生理特点为"稚阳未充，稚阴未长者也。"的著作是（　　）

A.《颅囟经》

B.《温病条辨》

C.《幼科要略》

D.《幼科发挥》

E.《小儿药证直诀》

2. 我国人痘接种法起于（　　）

A. 唐代　　B. 宋代　　C. 元代

D. 明代　　E. 清代

3. 新生儿期指从出生后脐带结扎至生后（　　）天。

A. 7　　B. 14　　C. 28

D. 30　　E. 60

4. 睡眠时两眼开而不合，病机多属于（　　）

A. 肝火上炎　　B. 肺热壅盛

C. 脾气虚弱　　D. 心经积热

E. 肾阴亏虚

5. 消食导滞药中善消乳积的药物是（　　）

A. 谷芽　　B. 麦芽　　C. 神曲

D. 鸡内金　　E. 莱菔子

6. 以下病种中，推拿疗法效果较好的是（　　）

A. 咳嗽　　B. 肺炎喘嗽

C. 哮喘　　D. 紫癜　　E. 泄泻

7. 感冒夹惊的病机是（　　）

A. 热扰肝经　　B. 邪陷厥阴

C. 肝火内亢　　D. 卫气同病

E. 阴虚风动

8. 暑湿感冒的治疗首选方是( )
　　A. 银翘散　　　B. 桑菊饮
　　C. 新加香薷饮　D. 白虎汤
　　E. 清宁散

9. 肺炎喘嗽后期肺脾气虚证治疗首选方( )
　　A. 沙参麦冬汤　B. 百合固金汤
　　C. 参苓白术散　D. 香砂六君子汤
　　E. 人参五味子汤

10. 小儿哮喘反复发作的主要内在因素是( )
　　A. 肺脾气虚　　B. 脾肾阳虚
　　C. 肺肾阴虚　　D. 痰饮留伏
　　E. 气滞血瘀

11. 小儿口疮心火上炎证治疗首选方是( )
　　A. 泻心汤　　　B. 导赤散
　　C. 清胃散　　　D. 清热泻脾散
　　E. 泻心导赤汤

12. 小儿泄泻气阴两伤证治疗首选方( )
　　A. 连梅汤　　　B. 生脉散
　　C. 益胃汤　　　D. 沙参麦冬汤
　　E. 人参乌梅汤

13. 疳证患儿,见小便短少,全身浮肿,以腰以下为著,四肢不温。治疗宜选方( )
　　A. 金匮肾气丸　B. 苓桂术甘汤
　　C. 真武汤　　　D. 五苓散
　　E. 五苓散合五皮饮

14. 小儿暴受惊恐易作夜啼是因为( )
　　A. 五志化火　　B. 心经积热
　　C. 心虚胆怯　　D. 心肝火旺
　　E. 恐则气下

15. 慢惊风的治疗原则是( )
　　A. 清热镇惊　　B. 清热豁痰
　　C. 凉肝熄风　　D. 清心开窍

　　E. 补虚治本

16. 肾病综合征脾肾阳虚证浮肿的特点是( )
　　A. 腰腹下肢为甚,按之凹陷即起
　　B. 腰腹下肢为甚,按之凹陷难起
　　C. 全身浮肿明显,按之凹陷即起
　　D. 颜面浮肿明显,按之不陷
　　E. 颜面浮肿较甚,按之凹陷

17. 水痘皮疹的特点是( )
　　A. 疱疹发于四肢头面
　　B. 疱疹透亮,周围鲜红
　　C. 疱疹混浊,周围鲜明
　　D. 疱疹密集,常形成大疱
　　E. 丘疹、疱疹、结痂并存

18. 流行性腮腺炎的病机特点为外感风温邪毒从口鼻而入,壅阻于以下两条经络( )
　　A. 足太阳、足阳明
　　B. 足少阳、足阳明
　　C. 手太阳、手少阴
　　D. 足少阳、足厥阴
　　E. 手太阴、手阳明

19. 百日咳痉咳期的主要治法是( )
　　A. 宣肺止咳　　B. 泻肺镇咳
　　C. 润肺止咳　　D. 补脾益肺
　　E. 敛肺止咳

20. 维生素D缺乏性佝偻病肺脾气虚证治疗首选方( )
　　A. 人参五味子汤
　　B. 养脏散　　　C. 小建中汤
　　D. 大建中汤　　E. 四君子汤

二、A₂型题（每题1分,共10分）

21. 患儿,出生5天。患儿足月顺产,出生体重2.8kg。出生以来哭声低弱,近两天发现臀部、小腿等处肌肤发硬,颜色暗紫,四肢不暖,指纹紫暗。治疗首选方( )
　　A. 当归四逆汤　B. 通窍活血汤

C. 桃红四物汤　D. 生脉散

　　E. 参附汤

22. 患儿，2 岁。急起发热，面赤唇红，不肯进食，咽部红，扁桃体肿大Ⅱ°，咽部及上腭后部见多数疱疹，色红赤。其诊断是（　）。

　　A. 感冒　　　　B. 口疮

　　C. 猩红热　　　D. 乳蛾肿痛

　　E. 鹅口疮

23. 患儿，5 岁。咳嗽半月，咳声重浊，咯痰量多、质稀色白，食欲不振，舌苔白。其证候是（　）

　　A. 风寒咳嗽　　B. 痰湿咳嗽

　　C. 痰热咳嗽　　D. 阴虚咳嗽

　　E. 气虚咳嗽

24. 患儿，3 岁。常自汗出，寐中汗多，以头为主，齐胸而返，面色少华，易患感冒。其证候是（　）

　　A. 营卫失调　　B. 气阴亏虚

　　C. 肺卫不固　　D. 湿热迫蒸

　　E. 阴血亏虚

25. 患儿，2 岁。口颊、舌边、上腭、齿龈等处发生 7～8 个米粒大小的溃疡，疼痛，哭闹不安，流涎。其诊断是（　）

　　A. 燕口疮　　　B. 鹅口疮

　　C. 口疮　　　　D. 口糜

　　E. 滞颐

26. 患儿，2 岁。腹泻 2 月，形神疲惫，嗜睡露睛，大便稀溏，时有抽搐，舌淡苔白，脉沉弱。治疗首选方（　）

　　A. 回阳救逆汤

　　B. 缓肝理脾汤

　　C. 附子理中汤

　　D. 固真汤合逐寒荡惊汤

　　E. 四逆汤

27. 患儿，7 岁。初起发热恶寒，咳嗽，咽痛，眼睑浮肿，继则发展到全身浮肿，尿少，舌苔薄白。其治法是（　）

A. 渗湿利水　　B. 疏风利水

C. 清热利湿　　D. 泻肺逐水

E. 益肾利水

28. 患儿，2 岁。发热 2 天，鼻塞流涕，咳嗽剧烈，气息喘急，全身皮肤见红色丘疹、疱疹，躯干部密集，肺部听诊闻及干湿性啰音。其诊断是（　）

　　A. 水痘，邪伤肺卫证

　　B. 水痘，邪毒闭肺证

　　C. 丹痧，毒炽气营证

　　D. 麻疹，邪犯肺卫证

　　E. 麻疹，邪毒闭肺证

29. 患儿，3 岁。8 月 2 日急诊住院。发热 4 天，第 1 天曾见皮肤少量皮疹，次日隐退。体温 40.2℃，神识昏糊，谵语妄动，抽风 2 次，大便 3 日未解。最可能的诊断是（　）

　　A. 癫痫　　　　B. 疫毒痢

　　C. 感冒夹惊　　D. 麻疹邪陷心肝

　　E. 流行性乙型脑炎

30. 患儿，7 岁。3 天前开始皮肤出现瘀点，大小不等，色泽鲜红，伴有鼻衄，心烦口渴，舌红苔黄。治疗首选方（　）

　　A. 归脾汤　　　B. 泻心汤

　　C. 十灰散　　　D. 小蓟饮子

　　E. 犀角地黄汤

三、B₁ 型题（每题 1 分，共 10 分）

　　A. 扁鹊　　　　B. 钱乙

　　C. 董汲　　　　D. 陈文中

　　E. 万全

31. 痘疹用温补学派的创始者是（　）

32. 中医儿科学的奠基者是（　）

　　A. 脾胃虚弱，运化失职

　　B. 脾气虚弱，胃阴不足

　　C. 饮食不节，脾运失健

　　D. 乳食内积，脾胃损伤

　　E. 脾虚湿滞，气机不利

33. 厌食的主要病因病机是（　）

34. 积滞的主要病因病机是（　　）

  A. 五苓散

  B. 五皮饮

  C. 真武汤

  D. 五味消毒饮合小蓟饮子

  E. 麻黄连翘赤小豆汤合五苓散

35. 急性肾小球肾炎风水相搏证治疗首选方（　　）

36. 急性肾小球肾炎湿热内侵证治疗首选方（　　）

  A. 银翘散　　　B. 桑菊饮

  C. 黄连解毒汤　D. 普济消毒饮

  E. 柴胡葛根汤

37. 流行性腮腺炎热毒壅盛证治疗首选方（　　）

38. 流行性腮腺炎邪犯少阳证治疗首选方（　　）

  A. 心　B. 肝　C. 脾

  D. 肺　E. 肾

39. 维生素D缺乏性佝偻病证见肌肉松软，形体虚胖，纳呆便溏。其病位主要在（　　）

40. 维生素D缺乏性佝偻病证见精神烦躁，夜啼不安，多汗。其病位主要在（　　）

四、X型题（每题1分，共10分）

41. 钱乙提出的儿科五脏辨证纲领有（　　）

  A. 肝主风　　　B. 心主热

  C. 脾主运　　　D. 肺主咳

  E. 肾主虚

42. 汗证不包括下列情况下的出汗过多（　　）

  A. 安静状态　　B. 活动剧烈

  C. 天气炎热　　D. 衣着过厚

  E. 喂奶过急

43. 治疗小儿盗汗，可以采用以下外治法（　　）

  A. 龙骨、牡蛎粉外扑皮肤

  B. 生葱、食盐炒热熨脐周

  C. 丁香、肉桂粉敷脐

  D. 五倍子粉醋调敷脐

  E. 白芥子粉面调敷背

44. 惊风的临床症状，可以归纳为（　　）

  A. 搐、搦　　　B. 强、急

  C. 反、引　　　D. 颤、掣

  E. 窜、视

45. 小儿急性肾小球肾炎常证，病变以下列哪几脏为主（　　）

  A. 肝　B. 心　C. 脾

  D. 肺　E. 肾

46. 尿频的常见病因病机为（　　）

  A. 外感风寒　　B. 湿热下注

  C. 脾肾气虚　　D. 肺肾阴虚

  E. 肺热壅盛

47. 五软是指（　　）

  A. 头项软　　　B. 手软

  C. 足软　　　　D. 腰软

  E. 肌肉软

48. 麻疹的基本治疗法则有（　　）

  A. 麻不厌透　　B. 温散补托

  C. 清热解毒　　D. 清凉宣发

  E. 早用养阴

49. 夏季热的主要临床症状有（　　）

  A. 长期发热　　B. 口渴多饮

  C. 食欲亢进　　D. 汗闭多尿

  E. 热甚惊惕

50. 紫癜与古代医籍中记载的下列病证相似（　　）

  A. 阳毒　　B. 肌衄　　C. 丹毒

  D. 葡萄疫　E. 赤游风

试题册二

一、填空题（每空0.5分，共10分）

51. 婴儿喂养方式有＿＿＿＿、＿＿＿＿

_、_____三种，其中应特别倡导的是_____。

52．小儿肺炎喘嗽的临床主证是发热、_____、_____、_____、_____。

53．积滞以乳积为主者宜选方_____，以食积为主者宜选方_____。

54．疳证的治疗原则，疳气以_____为主，疳积以_____为主，干疳以_____为主。

55．惊风的病变部位，急惊风主要在_____、_____二脏，慢惊风主要在_____、_____、_____三脏。

56．小儿发疹性时行疾病中，具有热退出疹特点的是_____，常伴咽喉肿痛腐烂的是_____。

二、问答题（第7、8题各10分，第9题5分，共25分）

57．肺炎喘嗽心阳虚衰证的症状、治则、方药是什么？

58．临床上如何判断麻疹的顺逆？

59．如何鉴别流行性腮腺炎与化脓性腮腺炎？

三、病案分析题（15分）

60．患儿，11岁。主诉：胸闷心慌4天。现病史：患儿2周前曾患上呼吸道感染，经治而愈。4天前自感心慌，胸闷不适，活动后尤甚，神疲乏力，面色少华，食欲较差，大便偏干，舌红少苔，脉细数，时有结代。体格检查：咽部微充血，心率98次/分，心律不齐，闻及早搏，肺部听诊无异常，腹平软，肝脾肋下未及。心电图检查：房性早搏，T波低平、双向或倒置。心肌酶谱检查：肌酸激酶（CK）314IU/L，肌酸激酶同工酶（CK－MB）26IU/L。

试就本例患儿，作出中医病、证诊断，西医诊断，病机分析，提出治法、主方，开出处方。

204

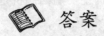 **答案**

试题册一

一、A₁ 型题

1．B。答案分析：清代医家吴鞠通通过长期临床观察，从阴阳学说出发，认为小儿时期的机体柔嫩、气血未充、脾胃薄弱、肾气未充、腠理疏松、神气怯弱、筋骨未坚等特点可以归纳为："稚阳未充，稚阴未长者也。"

2．D。答案分析：《博集稀痘方论》（1577年）载有稀痘方，《三冈识略》（1653年）载有痘衣法。俞茂鲲《痘疹金镜赋集解》（1727年）说，在明隆庆年间（1567～1572年），宁国府太平县的人痘接种法已盛行各地。

3．C。答案分析：自出生后脐带结扎，至生后满28天，称为新生儿期。

4．C。答案分析：眼睑为脾所主，睡眠时两眼开而不合是脾虚的表现。

5．B。答案分析：麦芽长于消乳积。

6．E。答案分析：小儿推拿常用于治疗小儿泄泻、厌食、腹痛等，对泄泻疗效较好。

7．A。答案分析：小儿神气怯弱，感邪之后热扰肝经，易导致心神不宁，生痰动风，出现一时性惊厥，此即感冒夹惊。

8．C。答案分析：新加香薷饮有清暑解表化湿的作用，故用于暑湿感冒。

9．E。答案分析：肺炎喘嗽肺脾气虚证治当健脾益气，肃肺化痰，药用人参五味子汤加减。

10．D。答案分析：哮喘的病位主要在肺，其发病的主要内在因素是痰饮内伏，遇外来因素感触而发，反复不已。

11．E。答案分析：口疮心火上炎证治

当清心泻火，方药用泻心导赤汤加减。

12.E。答案分析：泄泻气阴两伤证治当益气养阴，酸甘敛阴，药用人参乌梅汤加减。

13.C。答案分析：本证为疳肿胀，病机偏于肾阳虚，故当用真武汤加减治疗。

14.C。答案分析：心藏神而主惊，小儿神气怯弱，智慧未充，若见异常之物，或闻特异声响，而致惊恐。惊则伤神，恐则伤志，致使心神不宁，神志不安，寐中惊惕，因惊而啼。

15.E。答案分析：慢惊风的治疗，以补虚治本为主。土虚木旺，治以健脾平肝；脾肾阳虚，治以温补脾肾；阴虚风动，治以育阴潜阳。

16.B。答案分析：脾肾阳虚之水肿属阴水范畴，按之难起，腰腹以下为甚。

17.E。答案分析：水痘是由外感时行邪毒引起的急性发疹性时行疾病。以发热，皮肤分批出现丘疹、疱疹、结痂为特征。

18.D。答案分析：流行性腮腺炎病因为感受风温邪毒，主要病机为邪毒壅阻少阳经脉，与气血相搏，凝滞耳下腮部。足少阳胆经与足厥阴肝经互为表里，故病变可涉及此二经。

19.B。答案分析：本病主要病机为痰气交阻，肺气上逆，故其治法重在化痰清火、泻肺降逆。痉咳期当以泻肺镇咳为主。

20.A。答案分析：维生素D缺乏性佝偻病肺脾气虚证治法当健脾益气，补肺固表，药用人参五味子汤加减。

二、A₂型题

21.A。答案分析：病属硬肿症的寒凝血涩证，治疗当以温经通络为法，药用当归四逆汤加减。

22.A。答案分析：患儿症见发热，面赤唇红，咽部红，扁桃体肿大Ⅱ°，咽部及上腭后部疱疹等，当诊断为感冒。

23.B。答案分析：咳声重浊，略痰量多、质稀色白，为痰湿中阻之象，故诊为痰湿咳嗽。

24.C。答案分析：肺卫不固证以自汗为主，或伴盗汗，以头部、肩背部汗出明显，动则尤甚，神疲乏力，面色少华，平时易患感冒。

25.C。答案分析：本例以口腔内黏膜、舌、齿龈、上腭等处发生溃疡为特征，故诊断为口疮。口疮发生于口唇两侧者，又称燕口疮；满口糜烂，色红作痛者，又称口糜；滞颐涎流不止，渍于颐下，并无口腔溃疡；鹅口疮口内布生白屑样物，与口疮之溃疡不同。

26.B。答案分析：病属慢惊风之脾虚肝亢证，故应治以温运脾阳，扶土抑木，药用缓肝理脾汤加减。

27.B。答案分析：病属急性肾小球肾炎的风水相搏证，故治疗当以疏风利水为法。

28.B。答案分析：全身皮肤见红色丘疹、疱疹，以躯干部为主，属水痘特征；咳嗽气促，肺部听诊闻及干湿啰音为肺炎喘嗽特点，故诊断为水痘，邪毒闭肺证。

29.E。答案分析：患儿发病于8月份，以高热、昏迷、抽搐为特点，故诊断首先考虑为流行性乙型脑炎。

30.E。答案分析：病属紫癜的血热妄行证，故用犀角地黄汤。

三、B₁型题

31.D。答案分析：南宋陈文中，著《小儿痘疹方论》、《小儿病源方论》。他力倡固养小儿元阳，以擅用温补扶正见长。对痘疹类时行疾病因阳气虚寒而产生的逆证，他擅用温补托毒救急。为温补派创始人。

32.B。答案分析：北宋钱乙对中医儿科学体系形成作出了突出贡献，为儿科奠基人。

33.C。答案分析：厌食的病变脏腑在脾胃，病因主要是饮食不节，发病机理总在脾运胃纳功能的失常。

34.D。答案分析：积滞的病因主要是乳食内积，损伤脾胃。

35.E。答案分析：急性肾小球肾炎风水相搏证治当疏风利水，药用麻黄连翘赤小豆汤合五苓散加减。

36.D。答案分析：急性肾小球肾炎湿热内侵证治法当清热解毒，淡渗利湿，药用五味消毒饮合小蓟饮子加减。

37.D。答案分析：流行性腮腺炎热毒壅盛证治当清热解毒，软坚散结，药用普济消毒饮加减。

38.E。答案分析：流行性腮腺炎邪犯少阳证治当疏风清热，散结消肿，药用柴胡葛根汤加减。

39.C。答案分析：维生素D缺乏性佝偻病佝偻病病在脾，表现为肌肉松弛，形体虚胖，纳呆便稀等。

40.A。答案分析：佝偻病病在心，表现为精神烦躁，夜啼不安，语言迟钝等。

四、X型题

41.A，E。答案分析：钱乙提出的儿科五脏辨证纲领为肝主风、心主惊、肺主喘、脾主困、肾主虚。

42.B，C，D，E。答案分析：小儿由于形气未充，腠理疏薄，在日常生活中，若因天气炎热，或衣被过厚，或喂奶过急，或剧烈运动，都较成人容易出汗，若无其他疾苦，不属病态。

43.A，D。答案分析：五倍子粉适量，温水或醋调成糊状，每晚临睡前敷脐中，用橡皮膏固定，用于盗汗。龙骨、牡蛎粉适量，每晚睡前外扑，用于自汗、盗汗，汗出不止者。

44.A，C，D，E。答案分析：惊风的症状，临床上可归纳为八候。所谓八候，即

搐、搦、颤、掣、反、引、窜、视。

45.C，D，E。答案分析：急性肾小球肾炎常证病机均与肺、脾、肾密切相关。肺主通调水道，脾主运化水湿，肾主水液排泄，并与三焦、膀胱等脏腑密切配合，共同完成水液的气化与尿液的排泄，若小儿感受邪毒，脏腑功能失调，水液运化障碍，可发生急性肾小球肾炎。

46.B，C。答案分析：尿频的常见病因病机为湿热下注、脾肾气虚、阴虚内热。

47.A，B，C，E。答案分析：五软是指头项软、口软、手软、足软、肌肉软。

48.A，D。答案分析：因麻为阳毒，以透为顺，故以"麻不厌透"、"麻喜清凉"为指导原则。透疹宜取清凉，辛凉透邪解热，不可过用苦寒之品，以免伤正而使邪毒内陷。还要按其不同阶段辨证论治，一般初热期以透表为主，见形期以凉解为主，收没期以养阴为主，同时注意透发防耗伤津液，清解勿过于寒凉，养阴忌滋腻留邪。

49.A，B，D。答案分析：夏季热是婴幼儿时期的一种特有疾病。临床以入夏长期发热，口渴多饮，多尿、汗闭为特征。

50.B，D。答案分析：紫癜亦称紫斑，以血液溢于皮肤、黏膜之下，出现瘀点瘀斑，压之不退色为其临床特征，是小儿常见的出血性疾病之一。常伴鼻衄、齿衄，甚则呕血、便血、尿血。本病属血证范畴，中医古籍中所记载的"葡萄疫"、"肌衄"、"斑毒"等病证，与本病有相似之处。

试题册二

一、填空题

51.①母乳喂养；②人工喂养；③混合喂养；④母乳喂养。

52.①咳嗽；②痰壅；③气急；④鼻煽。

53.①消乳丸；②保和丸。

54.①和；②消；③补。

55.①心；②肝；③脾；④肾；⑤肝。

56.①幼儿急疹；②猩红热。

二、问答题

57. 症状：突然面色苍白，紫绀，呼吸困难加剧，汗出不温，四肢厥冷，神萎淡漠或烦躁不宁，右胁下肝脏增大、质坚，舌淡紫，苔薄白，脉微弱虚数。

治法：温补心阳，救逆固脱。

主方：参附龙牡救逆汤加减。

常用药：人参大补元气，附子回阳救逆，龙骨、牡蛎潜阳敛阴，白芍、甘草和营护阴。

58. 麻疹在发病过程中，主要需判断证候的顺逆，以利掌握证情及预后。

顺证：身热不甚，常有微汗，神气清爽，咳嗽而不气促。3～4天后开始出疹，先见于耳后发际，渐次延及头面、颈部，而后急速蔓延至胸背腹部、四肢，最后鼻准部及手心、足心均见疹点，疹点色泽红活分布均匀，无其他合并症。疹点多在3天透发完毕，嗣后依次隐没回退，热退咳减，精神转佳，胃纳渐增，渐趋康复。

逆证：见形期疹出不畅或疹出即没，或疹色紫暗；高热持续不降，或初热期至见形期体温当升不升，或身热骤降，肢厥身凉。并见咳剧喘促，痰声辘辘；或声音嘶哑，咳如犬吠；或神昏谵语，惊厥抽风；或面色青灰，四肢厥冷，脉微欲绝等，均属逆证证候。

59. 流行性腮腺炎初病时可有发热，1～2天后，以耳垂为中心腮部漫肿，边缘不清，皮色不红，压之疼痛或有弹性，通常先发于一侧，继发于另一侧。口腔内颊黏膜腮腺管口可见红肿。有传染性，不化脓。

化脓性腮腺炎以两颊肿胀疼痛，表皮泛红，腮腺化脓，按摩腮部可见口腔内腮腺管口有脓液溢出为特点。多为一侧腮部肿痛，无传染性，常继发于热病之后。

三、病案分析题

60. 中医诊断：心悸，气阴亏虚证。

西医诊断：病毒性心肌炎。

治法：益气养阴。

主方：炙甘草汤合生脉散加减。

处方：炙甘草 10g，党参 12g，麦冬 12g，五味子 6g，生地 15g，麻子仁 10g，桂枝 5g，黄芪 15g，阿胶（烊化）6g，丹参 10g，生姜 3 片，大枣 6 枚。

本科考试模拟试卷 B 卷

试题册一

一、A_1 型题（每题 1 分，共 20 分）

1.《幼幼集成》的作者是（　　）
    A. 钱乙　　　　B. 陈文中
    C. 曾世荣　　　D. 万全
    E. 陈飞霞

2.前囟正常闭合的时间在出生后（　　）个月。
    A.2～4　　B.5～10　C.10～12
    D.12～18　E.20～30

3.硬肿症重症的肛温（　　）
    A. 高于腋温　　B. 等于腋温
    C. 低于腋温　　D. 高于正常
    E. 等于正常

4.治疗胎黄湿热熏蒸证首选方是（　　）
    A. 犀角散　　　B. 栀子柏皮汤
    C. 茵陈蒿汤　　D. 茵陈五苓散
    E. 甘露消毒丹

5.小儿咳嗽声音嘶哑，空空作声，如犬吠状，常见于（　　）
    A. 感冒　　　　B. 咳嗽
    C. 百日咳　　　D. 咽炎
    E. 喉炎

6.治疗风寒咳嗽的首选方是（　　）
    A. 杏苏散　　　B. 三拗汤
    C. 金沸草散　　D. 华盖散
    E. 止嗽散

7.泄泻患儿大便中夹乳片者，宜加用（　　）
    A. 莱菔子　　　B. 山楂
    C. 神曲　　　　D. 谷芽
    E. 麦芽

8.治疗泄泻脾肾阳虚泻的首选方是（　　）
    A. 附子理中汤合四神丸
    B. 参苓白术散合四神丸
    C. 金匮肾气丸
    D. 良附丸
    E. 四神丸

9.积滞与厌食的主要区别在于是否有（　　）
    A. 食欲不振　　B. 脘腹胀满
    C. 恶心呕吐　　D. 面色萎黄
    E. 形体消瘦

10.辨别疳证有积无积，主要看是否有（　　）
    A. 恶心呕吐　　B. 食欲不振
    C. 脘腹胀满　　D. 大便解出蛔虫
    E. 大便夹不消化物

11. 小儿比成人易于出汗，是因为
（　　）
　　A. 纯阳之体蒸迫津液
　　B. 卫气不足腠理疏薄
　　C. 衣着过暖
　　D. 好动多啼
　　E. 易受惊恐

12. 肺卫不固之汗证的出汗部位主要在
（　　）
　　A. 遍身　　　　B. 手足心
　　C. 头额　　　　D. 胸胁
　　E. 头部与肩背

13. 治疗慢惊风阴虚风动证的首选方是
（　　）
　　A. 地黄饮子　　B. 大补阴丸
　　C. 炙甘草汤　　D. 大定风珠
　　E. 镇肝熄风汤

14. 小儿癫痫痰痫证的主要治法是
（　　）
　　A. 熄风涤痰　　B. 熄风开窍
　　C. 健脾化痰　　D. 通窍定痫
　　E. 涤痰开窍

15. 五迟、五软的病因中，最重要的是
（　　）
　　A. 禀赋不足　　B. 喂养不当
　　C. 痰浊阻窍　　D. 瘀血阻络
　　E. 教养不当

16. 病程中面部潮红而无疹的出疹性疾
病是（　　）
　　A. 麻疹　　　　B. 风疹
　　C. 幼儿急疹　　D. 药物疹
　　E. 猩红热

17. 出疹性时行疾病中易并发心悸、水
肿的是（　　）
　　A. 麻疹　　　　B. 幼儿急疹
　　C. 风疹　　　　D. 猩红热
　　E. 水痘

18. 治疗蛔厥证的首选方是（　　）

A. 追虫丸　　　　B. 化虫丸
C. 乌梅丸　　　　D. 使君子散
E. 槟榔汤

19. 夏季热最主要的发病原因是（　　）
　　A. 体质因素　　B. 先天不足
　　C. 病后失调　　D. 气候炎热
　　E. 暑邪所伤

20. 夏季热的食疗方宜用（　　）
　　A. 蚕茧、乌梅、红枣
　　B. 生姜、葱白、红糖
　　C. 藿香、白糖
　　D. 芦根、茅根
　　E. 人参、山药

二、A₂型题（每题1分，共20分）

21. 患儿，出生3天。全身冰冷，气息
微弱，睡卧少动，面色苍白，肌肤板硬而
肿。其病机是（　　）
　　A. 寒凝血涩　　B. 脾气虚衰
　　C. 肺气欲绝　　D. 心阳虚衰
　　E. 阳气虚衰

22. 患儿，2岁。7月28日就诊。发热
1天，体温39℃，时而哭闹、时而嗜睡，恶
心呕吐，舌质红，苔黄腻。治疗首选方
（　　）
　　A. 香薷饮　　　B. 银翘散
　　C. 藿香正气散　D. 白虎汤
　　E. 新加香薷饮

23. 患儿，8岁。起病2天，发热
T39℃，微恶风，微汗出，咳嗽渐加剧，咳
剧喘促，咯痰黄稠，咽红，舌质红，苔薄
黄，听诊两肺闻及干啰音、右下肺少许细湿
啰音。其诊断是（　　）
　　A. 百日咳，痰火阻肺证
　　B. 感冒，风热感冒证，夹痰兼证
　　C. 咳嗽，痰热咳嗽证
　　D. 肺炎喘嗽，风热闭肺证
　　E. 哮喘，热性哮喘证

24. 患儿，2岁。发热2天，不肯进食，

口角流涎，烦闹不宁，检查见口腔黏膜广泛潮红，散布多数溃疡，舌质红，苔薄黄。治疗首选方（　　）

    A. 凉膈散　　　　B. 白虎汤

    C. 银翘散　　　　D. 导赤汤

    E. 清热泻脾散

25. 患儿，1岁。久泻后形体羸瘦，食欲尚可，手足心热，两目干涩，时常眨眼，畏光羞明，夜晚视物不清。治疗首选方（　　）

    A. 八珍汤　　　　B. 金匮肾气丸

    C. 知柏地黄丸　　D. 石斛夜光丸

    E. 沙参麦冬汤

26. 患儿，3岁。不分昼夜，多汗湿衣，抚之不温，畏寒怕风，精神倦怠，舌苔薄白。其病机是（　　）

    A. 营卫失调　　　B. 肺脾气虚

    C. 肺卫不固　　　D. 气阴亏虚

    E. 湿热迫蒸

27. 患儿，10岁。感冒病后，神疲乏力，心悸怔忡，渐至面色苍白，畏寒肢冷，肢体轻度浮肿，舌质淡胖，脉细代。其病机是（　　）

    A. 邪毒犯心　　　B. 气阴亏虚

    C. 脾阳不振　　　D. 心肾阳虚

    E. 心脉瘀阻

28. 患儿，8岁。上课注意力不集中7月。学习成绩较差，记忆力偏差，梦多，遗尿，伴腰酸乏力，苔薄，脉细。其证候是（　　）

    A. 心肾不足　　　B. 肝肾阴虚

    C. 心脾不足　　　D. 阴虚火旺

    E. 肾气不固

29. 患儿，9岁。学习成绩差，遇事好忘，好动不安，冲动任性，难以自控，口干唇红，形瘦颧红，舌质红，舌苔少，脉细数。其治法是（　　）

    A. 清热涤痰，安神定志

    B. 泻心平肝，养心安神

    C. 补益心脾，养血安神

    D. 滋养肝肾，潜阳定志

    E. 养阴清肺，清心安神

30. 患儿，9个月。发热当天，全身透发细小淡红疹，1～2天内布满全身，唯手足心无疹。其诊断是（　　）

    A. 幼儿急疹　　　B. 麻疹

    C. 猩红热　　　　D. 风疹

    E. 药物疹

三、B₁型题（每题1分，共20分）

    A. 心虚　　　B. 脾虚　　　C. 肝虚

    D. 肺虚　　　E. 肾虚

31. 睡眠时眼睑不能闭合，证属（　　）

32. 新生儿耳壳软而紧贴两颊，证属（　　）

    A. 定喘汤

    B. 麻杏石甘汤

    C. 麻杏石甘汤合苏葶丸

    D. 麻杏石甘汤合三子养亲汤

    E. 五虎汤合葶苈大枣泻肺汤

33. 治疗肺炎喘嗽痰热闭肺证的首选方是（　　）

34. 治疗哮喘的热性哮喘证的首选方是（　　）

    A. 玉屏风散合牡蛎散

    B. 黄芪桂枝五物汤

    C. 生脉饮

    D. 当归六黄汤

    E. 泻黄散

35. 治疗汗证肺卫不固证的首选方是（　　）

36. 治疗汗证营卫不和证的首选方是（　　）

    A. 紫雪丹　　　　B. 涤痰汤

    C. 安宫牛黄丸　　D. 龙胆泻肝汤

    E. 黄连阿胶汤

37. 流行性乙型脑炎邪恋正虚，痰浊内

蒙证，见意识不清，痴呆状。首选方（　　）

38．流行性乙型脑炎邪恋正虚，痰火内盛证，见狂躁不宁。首选方（　　）

　　A．心气不足　　　B．心血瘀阻

　　C．心阴受损　　　D．气阳欲脱

　　E．血虚不能养心

39．紫癜气不摄血证，见头晕、心慌，病机为（　　）

40．紫癜血热妄行证，突然面色苍白，四肢厥冷，汗出淋漓，脉微欲绝，病机为（　　）

四、X 型题（每题 1 分，共 10 分）

41．面呈青色，多主（　　）

　　A．惊风　　　B．痛证　　　C．瘀证

　　D．寒证　　　E．水饮

42．新生儿病理性黄疸常见于（　　）

　　A．新生儿溶血

　　B．新生儿肝炎

　　C．新生儿败血症

　　D．先天性胆道梗塞

　　E．先天性巨结肠

43．小儿感冒常见兼夹证有（　　）

　　A．夹痰　　　B．夹热　　　C．夹滞

　　D．夹湿　　　E．夹惊

44．泄泻的临床特点为（　　）

　　A．肛门灼热　　　B．里急后重

　　C．便下稀薄或如水样

　　D．腹痛肠鸣　　　E．大便次数增多

45．生脉散可用于治疗（　　）

　　A．汗证之气阴亏虚证

　　B．汗证之营卫不和证

　　C．紫癜出血较多致气阴两虚者

　　D．泄泻气阴大伤者

　　E．百日咳恢复期之肺阴亏虚证

46．惊风的共同临床特征为（　　）

　　A．抽搐　　　B．神昏　　　C．惊悸

　　D．痰涌　　　E．反复发作

47．慢惊风病变之脏主要在（　　）

　　A．心　　　B．肝　　　C．脾

　　D．肺　　　E．肾

48．遗尿的病因病机，归纳起来有以下几个方面（　　）

　　A．下元虚寒，肾气不足

　　B．脾肺气虚，膀胱失约

　　C．心肾不交，膀胱失约

　　D．肝肾阴虚，肝火上炎

　　E．肝经湿热，疏泄太过

49．水痘可出现下列变证（　　）

　　A．阳气外脱　　　B．疮毒走黄

　　C．水毒内闭　　　D．邪热闭肺

　　E．邪陷心肝

50．维生素 D 缺乏性佝偻病的主要病因有（　　）

　　A．胎养失宜　　　B．日照不足

　　C．感受外邪　　　D．跌仆损伤

　　E．乳食失调

试题册二

一、填空题（每空 0.5 分，共 10 分）

51．小儿的生理特点可概括为＿＿＿＿＿＿，＿＿＿＿＿＿＿；＿＿＿＿＿＿＿，＿＿＿＿＿＿。

52．围产期是指孕期满＿＿＿＿＿＿周至产后＿＿＿＿＿＿天。

53．望诊中望形态是指观察病儿的＿＿＿＿＿＿与＿＿＿＿＿＿。

54．新生儿硬肿症寒凝血涩证的治则是＿＿＿＿＿，＿＿＿＿＿＿。治疗首选方是＿＿＿＿＿＿。

55．急惊风之风热动风证的治则是＿＿＿＿＿＿，＿＿＿＿＿＿。治疗首选方是＿＿＿＿＿＿。

56．痄腮热毒壅盛证治则是＿＿＿＿＿＿，＿＿＿＿＿＿，治疗首选方是＿＿＿＿＿＿加减。

57．百日咳临床经过可分为＿＿＿＿＿＿、＿＿＿＿＿＿、＿＿＿＿＿＿三期。

二、改错题（每题1分，共5分）

58.新生儿硬肿症的硬肿多从面颊开始。

59.胎黄相当于新生儿病理性黄疸。

60.肺炎喘嗽的病机关键在于肺气失宣。

61.肺炎喘嗽病程中出现神昏、惊厥的主要病机是痰浊内阻、蒙蔽心包。

62.夏季热为感受暑邪而发病，故也可出现暑邪致病入营入血的传变规律。

三、问答题（每题10分，共20分）

63.肺炎喘嗽和哮喘在临床上有何区别？

64.急性肾小球肾炎风水相搏证的证候、治法、方药是什么？

四、病案分析题（15分）

65.患儿，7岁。因皮肤出现皮疹1周就诊。患儿1周前食用河虾后出现高出皮肤的鲜红色皮疹，压之不退色，伴有痒感，尤以臀部及两下肢多见，并有双侧踝关节肿痛，食欲不振，腹痛时作，尿黄赤，大便干，舌质红，苔薄黄，脉浮数。血常规检查：血红蛋白 121g/L，红细胞 6.5×10^{12}/L，白细胞 7.3×10^9/L，血小板计数 236×10^9/L。尿常规检查：潜血＋＋，红细胞＋，蛋白－。

试就本例患儿，作出中医病、证诊断，西医诊断，提出治法、主方，开出处方。

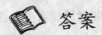 答案

试题册一

一、A_1 型题

1.E。答案分析：该书为清代儿科名医陈复正所著。

2.D。答案分析：前囟正常的闭合时间应为12～18个月。

3.C。答案分析：硬肿症早期棕色脂肪代偿产热良好，肛温高于腋温；重症者能量耗竭时，肛温低于腋温。

4.C。答案分析：本证治疗当清热利湿，故用茵陈蒿汤加减。

5.E。答案分析：咳声嘶哑如犬吠，是喉炎的主要特征。

6.C。答案分析：治疗风寒咳嗽当疏风散寒，宣肺止咳，药用金沸草散。

7.E。答案分析：大便中夹有乳片，为伤乳，麦芽长于消乳积，故加用麦芽。

8.A。答案分析：脾肾阳虚泻治法当补脾温肾，固涩止泻。药用附子理中汤合四神丸加减。

9.B。答案分析：厌食为喂养不当，脾胃运化失健所致。除长期食欲不振，厌恶进食外，一般无嗳气酸腐，大便酸臭，脘腹胀痛之症。与积滞的主要区别在于没有脘腹胀满。

10.C。答案分析：辨别疳之有积无积，在于腹之满与不满，腹满者多有积滞。

11.B。答案分析：小儿由于形气未充，腠理疏薄，在日常生活中，较成人容易出汗，若无其他疾苦，不属病态。

12.E。答案分析：阳主卫外而固密，肺主皮毛，肺卫不固，津液不藏，故汗出。头为诸阳之会，肩背属阳，故汗出以头部、肩背明显。

13.D。答案分析：本证治疗当育阴潜阳，滋肾养肝，故用大定风珠。

14.E。答案分析：本证由痰浊留滞，蒙蔽心窍而致，故治当豁痰开窍。

15.A。答案分析：五迟五软的主要病因是由于先天禀赋不足。

16.E。答案分析：猩红热一般在起病12～24小时内出疹。皮疹从耳后、颈部、胸背迅速蔓延四肢，全身皮肤呈弥漫性红晕，压之退色，其上散布针尖大小猩红色皮

疹，疏密不等。面颊充血潮红而无疹。

17.D。答案分析：猩红热在发展过程中或恢复期，因邪毒炽盛，伤于心络，耗损气阴，可导致心神不宁，出现心悸、脉结代证候。余邪热毒流窜经络筋肉，可导致关节红肿疼痛的痹证。余邪内归，损伤肺脾肾，导致三焦水液输化通调失职，水湿停积，外溢肌肤，则可见水肿、小便不利等症。

18.C。答案分析：治疗蛔厥证首当安蛔定痛，故用乌梅丸。

19.A。答案分析：本病的主要病因在于小儿体质不能耐受夏季的炎暑而发病。

20.A。答案分析：单方用蚕茧 20 只，红枣 20 枚，乌梅 5g。煎汤饮，每日 1 剂。本方用于夏季热，有护阴生津作用。

二、A_2 型题

21.E。答案分析：证属硬肿症的阳气虚衰证。

22.E。答案分析：发病于夏季，证属暑湿感冒，故用新加香薷饮。

23.D。答案分析：有发热、咳嗽等症，肺部闻及细湿啰音，故诊为肺炎喘嗽，同时兼有外感风热症状，故为风热闭肺证。

24.C。答案分析：证属口疮之风热乘脾证，治当疏风散火，清热解毒，药用银翘散加减。

25.D。答案分析：证属疳证兼证中的眼疳证，治疗当养血柔肝，滋阴明目，药用石斛夜光丸。

26.A。答案分析：证属汗证的营卫失调证。营卫不和，营气不能内守而敛藏，卫气不能卫外而固密，则津液从皮毛外泄，汗出遍身而不温。

27.D。答案分析：本病起病于外感后，以心悸为主，证见面白肢冷，肢体浮肿，故属病毒性心肌炎之心肾阳虚证。

28.B。答案分析：证属注意力缺陷多动症的肝肾阴虚证。

29.D。答案分析：证属注意力缺陷多动症的肝肾阴虚证，故当治以滋养肝肾，潜阳定志。

30.D。答案分析：发热当天出现细小淡红疹，当属风疹。

三、B_1 型题

31.B。答案分析：眼睑属脾，脾气虚弱，肌肉失养，眼睑张而不合，可见睡时露睛。

32.E。答案分析：肾开窍于耳，肾虚则耳壳软而紧贴两颧。

33.E。答案分析：痰热内闭于肺，治当清热涤痰，开肺定喘，应选用五虎汤合葶苈大枣泻肺汤。

34.C。答案分析：热哮当清肺涤痰，止咳平喘，宜选用麻杏石甘汤合苏葶丸。

35.A。答案分析：治当益气固表，故选用玉屏风散合牡蛎散。

36.B。答案分析：治当调和营卫，故选用黄芪桂枝五物汤。

37.B。答案分析：证属痰蒙清窍，治当化痰开窍，方用涤痰汤。

38.D。答案分析：证属痰火内盛，治当涤痰泻火，方用龙胆泻肝汤。

39.E。答案分析：气不摄血，病久不愈则血虚，血虚不能上荣则头晕心慌。

40.D。答案分析：面色苍白，四肢厥冷为出血过多，而致气阳欲脱之证。

四、X 型题

41.A，B，C，D。答案分析：面色青，多为寒证、痛证、瘀证、惊风等。

42.A，B，C，D。答案分析：新生儿败血症、新生儿溶血、胆道梗塞、肝炎等均可出现黄疸。

43.A，C，E。答案分析：小儿肺常不足，脾常不足，神气怯弱，感邪后易出现夹痰、夹滞、夹惊的兼证。

44.C，E。答案分析：泄泻以大便次数

213

增多，质稀或如水样为特征。

45. A, C, D。答案分析：生脉散具有益气养阴之功效，可用于多种病症之气阴两虚证。

46. A, B。答案分析：惊风临床以抽搐、昏迷为主要症状。

47. B, C, E。答案分析：慢惊风患儿体质多弱，素体脾胃虚弱或脾肾阳虚，而致肝风内动，故病位在肝、脾、肾。

48. A, B, C, E。答案分析：遗尿与膀胱和肾的关系密切，肾气不足、肺脾气虚、心肾不交、肝经湿热等均可致遗尿。

49. D, E。答案分析：小儿感受水痘时邪后，若邪毒炽盛，易毒热化火，致内陷心肝。若邪毒内犯，闭阻于肺，可致邪毒闭肺。

50. A, B, E。答案分析：维生素D缺乏性佝偻病的病因与先天不足、日光照射不足、喂养不当有关。

试题册二

一、填空题

51. ①生机蓬勃；②发育迅速；③脏腑娇嫩；④形气未充。

52. ①28；②7。

53. ①形体；②动态。

54. ①温经散寒；②活血通络；③当归四逆汤。

55. ①疏风清热；②熄风定惊；③银翘散。

56. ①清热解毒；②软坚散结；③普济消毒饮。

57. ①初咳期；②痉咳期；③恢复期。

二、改错题

58. 改为：新生儿硬肿症的硬肿多从下肢开始。

答案分析：新生儿硬肿症多从小腿、大腿外侧开始。

59. 改为：胎黄相当于新生儿黄疸。

答案分析：胎黄分为生理性和病理性两类。

60. 改为：肺炎喘嗽的病机关键在于肺气闭郁。

答案分析：肺炎喘嗽的发病机理主要在于肺气闭郁，而不是肺气失宣。

61. 改为：肺炎喘嗽病程中出现神昏、惊厥的主要病机是邪陷厥阴。

答案分析：肺炎喘嗽病变过程中若热毒炽盛，可内陷厥阴，引动肝风，而出现神昏、惊厥。

62. 改为：夏季热为暑气所伤而发病，故不会出现暑邪致病入营入血的传变规律。

答案分析：本病发病与温病不同，与小儿体质相关，非暑邪所感，无温病入营入血的传变。

三、问答题

63. 肺炎喘嗽是小儿时期常见的肺系疾病之一，以发热、咳嗽、痰壅、气急、鼻煽为主要症状，重者涕泪俱闭、面色苍白发绀。肺部听诊可闻细湿啰音，如病灶融合，可闻及管状呼吸音。X线检查见肺纹理增多、紊乱，肺部透亮度降低或增强，可见小片状、斑片状阴影，也可出现不均匀的大片状阴影。实验室检查，细菌引起的肺炎，白细胞总数较高，中性粒细胞增多，若由病毒引起，白细胞总数减少，稍增或正常。

哮喘也是小儿时期的常见肺系疾病，以发作性喉间哮鸣气促，呼气延长为特征，严重者不能平卧。肺部听诊，两肺满布哮鸣音，呼气延长。哮喘如有继发感染或为哮喘性支气管炎，可闻及粗大干湿啰音。血象检查：支气管哮喘，白细胞总数正常，嗜酸粒细胞可增高；伴肺部感染时，白细胞总数及中性粒细胞可增高。

64. 证候：水肿自眼睑开始，迅速波及

214

全身，以头面部肿势为甚，皮肤光亮，按之凹陷即起，尿少或有尿血，伴发热恶风，咳嗽，咽红咽痛，肢体酸痛，苔薄白，脉浮。

治法：疏风宣肺，利水消肿。

方药：麻黄连翘赤小豆汤合五苓散加减。常用药：麻黄、桂枝发散风寒、宣肺利水；连翘清热解毒；配杏仁、茯苓、猪苓、泽泻、车前草等宣肺降气、利水消肿；甘草调和诸药。

四、病案分析题

65. 中医诊断：紫癜，风热伤络证。

西医诊断：过敏性紫癜。

治法：疏风散邪，清热凉血。

主方：连翘败毒散。

处方：连翘 10g，金银花 10g，防风 6g，黄芩 6g，紫草 12g，赤芍 10g，玄参 10g，生地黄 12g，玄胡索 6g，蝉蜕 6g，桑枝 10g，甘草 6g。

二、研究生入学考试模拟试卷

研究生入学考试模拟试卷 A 卷

答题说明

试题册一

一、A$_1$ 型题（每题 1 分，共 20 分）

1. 捏脊疗法常用于（　　）

    A. 疳证、泄泻

    B. 咳嗽、哮喘

    C. 干疳、疳肿胀

    D. 疰夏、夏季热

    E. 紫癜、猩红热

2. 在以下消食导滞药中，擅消谷食积滞的是（　　）

    A. 神曲　　B. 谷芽　　C. 麦芽

    D. 鸡内金　　E. 莱菔子

3. 胎黄是指（　　）

    A. 新生儿生理性黄疸

    B. 新生儿病理性黄疸

    C. 胎儿黄疸延及生后

    D. 母婴同患的黄疸

    E. 新生儿黄疸

4. 治疗脐疮的首选方是（　　）

    A. 犀角散　　B. 五味消毒饮

    C. 清热消毒散　　D. 普济消毒饮

    E. 犀角消毒饮

5. 小儿反复呼吸道感染症见肌肉松弛，面白无华，动则自汗，寐则盗汗，立迟行迟。治疗应首选（　　）

    A. 玉屏风散　　B. 沙参麦冬汤

    C. 补肾地黄丸　　D. 人参五味子汤

    E. 黄芪桂枝五物汤

6. 口疮迁延不愈，疼痛不甚，色不红。治疗应首选（　　）

    A. 黑锡丹

    B. 三妙丸

    C. 金匮肾气丸

    D. 六味地黄丸加肉桂

    E. 六味地黄丸加牡蛎

7. 最易导致泄泻伤阴的是（　　）

    A. 伤食泻　　B. 风寒泻

    C. 湿热泻　　D. 脾虚泻

    E. 脾肾阳虚泻

8. 积滞证见不思乳食，食则饱胀，大便夹有不消化食物，形体消瘦。治疗应首选（　　）

    A. 健脾丸　　B. 保和丸

    C. 肥儿丸　　D. 曲麦枳术丸

E. 参苓白术散

9. 以下说法中有误的是( )

A. 疳者甘也　　B. 疳者干也

C. 疳皆脾胃病　D. 无积不成疳

E. 疳之为病，皆虚所致

10. 注意力缺陷多动症证见注意力不集中，做事有头无尾，神疲乏力，记忆力差。治疗应首选( )

A. 八珍汤　　　B. 归脾汤

C. 杞菊地黄丸　D. 孔圣枕中丹

E. 归脾汤合甘麦大枣汤

11. 惊风的好发年龄是( )

A.1 岁以下　　B.1～5 岁

C.5～10 岁　　D.10 岁以上

E. 任何年龄

12. 肾病综合征证见全身浮肿，小便减少，气短乏力，易于感冒。治疗应首选( )

A. 八正散

B. 温胆汤

C. 知柏地黄汤

D. 防己黄芪汤合五苓散

E. 真武汤合黄芪桂枝五物汤

13. 立迟、行迟的主要病变脏腑在( )

A. 心肝　　B. 肝肾　　C. 心脾

D. 肺肾　　E. 肝脾

14. 麻疹患儿证见高热不退，疹点紫暗，烦躁不安，咳嗽鼻煽。治疗应首选( )

A. 麻杏石甘汤　B. 羚角钩藤汤

C. 清解透表汤　D. 透疹凉解汤

E. 解肌透痧汤

15. 风疹的主要病变部位在( )

A. 肺脾　　B. 心肝　　C. 肺卫

D. 肺胃　　E. 脾肾

16. 水痘传染性强，发现患儿应隔离至( )

A. 痘疹出齐　　B. 出疹后 3 天

C. 出疹后 10 天　D. 全部结痂

E. 痘疹消退

17. 流行性腮腺炎邪毒从口鼻而入，主要壅阻于以下两条经脉( )

A. 足太阳、足阳明

B. 足太阳、足少阴

C. 足太阳、足少阳

D. 足少阳、足厥阴

E. 足厥阴、足少阴

18. 治疗绦虫病应首选( )

A. 苦楝根皮　　B. 使君子

C. 冬瓜子　　　D. 贯众

E. 槟榔

19. 小儿夏季长期发热，口渴引饮，小便频数。治疗应首选( )

A. 李氏清暑益气汤

B. 王氏清暑益气汤

C. 白虎加人参汤

D. 新加香薷饮

E. 温下清上汤

20. 治疗紫癜血热妄行证的首选方是( )

A. 犀角解毒饮　B. 犀角地黄汤

C. 五味消毒饮　D. 神犀丹

E. 紫雪丹

二、A₂ 型题（每题 1 分，共 10 分）

21. 患儿，7 天。脐部渗出脂水，局部微红。外治应首选( )

A. 龙骨散　　　B. 金黄散

C. 滑石粉　　　D. 吴茱萸粉

E. 云南白药

22. 患儿，6 岁。咳嗽 1 周，咳声连作，痰黄黏稠，咯痰不爽，咳剧面红，时有低热，舌质红，舌苔淡黄腻。家长要求用中成药，宜选用( )

A. 半夏露　　　B. 午时茶

C. 蛇胆川贝液　D. 橘红痰咳液

E．罗汉果止咳糖浆

23．患儿，4岁。咳嗽3天，第2天曾有少量浅红色皮疹，今日已退，畏寒少汗，鼻流清涕，咳嗽声作，咯痰清稀，舌苔薄白，脉浮紧。其诊断是（　　）

A．感冒，风寒感冒证

B．风疹，邪犯肺卫证

C．水痘，邪伤肺卫证

D．咳嗽，风寒咳嗽证

E．肺炎喘嗽，风寒闭肺证

24．患儿，3岁。体重13kg。长期食欲不振，不思进食，食量少，进食后腹胀，形体瘦，面色少华，活动后易疲乏，舌质淡，苔薄白。治疗应首选（　　）

A．异功散　　　B．保和丸

C．消疳理脾汤　D．养胃增液汤

E．不换金正气散

25．患儿，6岁。始则腹痛腹泻，恶心呕吐，继而寒热起伏不止，全身酸痛，心慌胸闷，肢体乏力，舌质红，苔黄腻，脉结代。其治法是（　　）

A．清热解毒，扶正养心

B．健脾燥湿，益气养阴

C．清热化湿，宁心安神

D．疏风散寒，清胃降逆

E．温补心阳，调脾理气

26．患儿，7岁。多语好动，学习不专心，任性而易于激动，夜寐不安，喉间痰多，目赤口苦，小便黄赤，大便秘结，舌质红，苔黄腻，脉滑数。其治法是（　　）

A．清热泻火，化痰宁心

B．泻心平肝，养心安神

C．补益心脾，养血安神

D．滋养肝肾，潜阳定志

E．养阴清肺，清心安神

27．患儿，8岁。倦怠少力，夜寐难醒，睡中遗尿，小便清长，面色少华，肢冷畏寒，舌淡苔薄，脉细少力。其病机是（　　）

A．痰火内盛　　B．痰浊内蒙

C．脾运失健　　D．肺脾气虚

E．肾气不足

28．患儿，4岁。发热1天后，皮肤鲜红，皮疹密集，咽喉红肿疼痛，面赤，烦躁，口渴。治疗应首选（　　）

A．宣毒发表汤　B．解肌透痧汤

C．清解透表汤　D．凉营清气汤

E．透疹凉解汤

29．患儿，3岁。发热3天，T 38.2℃，流涕，喷嚏，躯干部见较多丘疹、疱疹，少量结痂，头颈、四肢散在皮疹。治疗当用银翘散加（　　）

A．六一散、车前子

B．杏仁、浙贝母

C．菊花、蔓荆子

D．蝉蜕、地肤子

E．麻黄、生石膏

30．患儿，1岁。精神淡漠，智识不聪，多汗肢软，出牙两颗，坐立不稳，不能站立，头颅方大，肋骨串珠，肋缘外翻，舌质淡，舌苔少。治疗应首选（　　）

A．六味地黄丸　B．补肾地黄丸

C．麦味地黄丸　D．补天大造丸

E．金匮肾气丸

三、X型题（每题1分，共10分）

31．小儿服汤剂的注意点（　　）

A．1日药量可分多次服入

B．药物味苦可以适量加糖

C．小儿拒服可以捏鼻灌入

D．无法口服可改直肠给药

E．肺系疾病汤剂雾化吸入

32．婴儿添加辅食的原则是（　　）

A．同时给予断乳

B．同时增加喂乳

C．种类由少到多

D．质地由稀到稠

E．性状由细到粗

33. 麻杏石甘汤可用于以下病证作为基本方加减（　　）
   A. 咳嗽风热咳嗽证
   B. 咳嗽痰热咳嗽证
   C. 肺炎喘嗽风热闭肺证
   D. 肺炎喘嗽痰热闭肺证
   E. 哮喘热性哮喘证

34. 鹅口疮心脾积热证可选用以下外吹药物（　　）
   A. 九一丹　　B. 西瓜霜
   C. 青黛散　　D. 冰硼散
   E. 绿袍散

35. 以下关于小儿泄泻的论述中正确的有（　　）
   A. 凡泄泻皆属湿
   B. 泄泻之本无不由于脾胃
   C. 病重者易见伤阴、伤阳变证
   D. 暴注下迫属火
   E. 水液澄清属寒

36. 清热泻脾散中包括以下药物（　　）
   A. 石膏、知母　B. 栀子、大黄
   C. 黄连、黄芩　D. 茯苓、灯心
   E. 生地、丹皮

37. 急惊风常见于下列哪些疾患？（　　）
   A. 高热惊厥
   B. 急性中毒性脑病
   C. 各种颅内感染
   D. 长期腹泻
   E. 颅脑发育不全

38. 下列有关癫痫的说法，哪些是正确的？（　　）
   A. 是一种发作性的神志异常的疾病
   B. 脑电图常见异常
   C. 可分为原发性癫痫和继发性癫痫
   D. 癫痫发作停止后一年即可停药

   E. 4 岁以上年长儿较为多见

39. 治疗风疹可选用中成药（　　）
   A. 小儿紫草丸　　B. 小儿羚羊散
   C. 清开灵颗粒　　D. 板蓝根颗粒
   E. 玉屏风口服液

40. 治疗蛲虫的方法有（　　）
   A. 内服槟榔煎剂
   B. 内服驱虫粉
   C. 百部煎液灌肠
   D. 禁止小儿搔抓肛门
   E. 夜间在肛门口捉虫

试题册二

一、填空题（每空 0.5 分，共 10 分）

41. 明清时期，中医儿科学在预防医学方面的两项突出成就是_____和_____。

42. 对于小儿生理特点，《灵枢·逆顺肥瘦》说："婴儿者，其肉脆，_____，_____"。

43. 小儿囟门高凸，名为_____；囟门凹陷，名为_____；初生儿两腮内有肿胀硬块，不红不痛，名为_____。

44. 小儿肺系疾病病机总以肺气失调为主，其中咳嗽偏于肺气_____，哮喘偏于肺气_____，肺炎喘嗽偏于肺气_____。

45. 急性肾小球肾炎在病变过程中，常见的变证有_____、_____、_____。

46. 尿频湿热下注证方选_____，脾肾气虚证方选_____。

47. 猩红热在病程中或病后常易并发_____、_____、_____等疾病。

48. 紫癜包括西医学所称的_____、_____等疾病。

二、简答题 （每题 5 分，共 15 分）

49．试述厌食与疳证的鉴别诊断要点？

50．如何辨别病毒性心肌炎的虚与实？

51．简述消食导滞法在儿科的运用。

三、问答题 （每题 10 分，合计 20 分）

52．如何理解小儿"易虚易实"、"易寒易热"的病理特点？

53．试述哮喘之肺实肾虚证的症状、病机、治法、主方及常用药。

四、病案分析题 （15 分）

54．患儿，4 岁。主诉：腹泻 3 月，伴形体消瘦 1 月。现病史：近 3 月来腹泻迁延，开始大便稀黄，日行 7～8 次，经治腹泻减而未愈，时发时止，多于食后作泻，每日大便 3～5 次，糊状不成形。近 1 月形体渐瘦，性情急躁，食多不吐，夜卧不宁，小便尚调，舌淡红，苔薄腻，脉细。

查体：T：38.9℃，P：96 次/分，R：25 次/分，W：12kg。神清，烦躁，面色萎黄，形体消瘦，皮肤松弛干燥，口唇淡红，咽（-），心肺（-），腹膨胀，无压痛，腹部皮下脂肪厚度 0.4cm，叩之呈鼓音，无移动性浊音，肝脾未触及。

大便常规检查：黄，糊状，余（-）。

血 常 规：RBC 4.13 × 10^{12}/L，Hb 114g/L；WBC 6.1 × 10^9/L，L 0.42，M 0.03，G0.55；PLT 213×10^9/L。

试就本例患儿，作出中医病、证诊断，西医诊断及诊断依据，病机分析，提出治法、主方，开出处方。

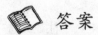 答案

试题册一

一、A_1 型题

1．A。答案分析：捏脊疗法有调和阴

阳，恢复脏腑功能的作用，可用于疳证、泄泻等病证。

2．B。答案分析：谷芽是稻的成熟果实经发芽干燥而成，主要含有淀粉酶、维生素 B 等，擅消谷食积滞。

3．E。答案分析：胎黄以小儿出生后皮肤面目黄疸为特征，包括病理性黄疸和生理性黄疸。

4．E。答案分析：脐疮由湿热酿毒化火，毒聚成疮，以红、肿、热、痛为主要表现，属热属实，治疗当以清热解毒为法，选用犀角消毒饮加减。

5．C。答案分析：证属肾虚骨弱，精血失充，治当补肾壮骨，填阴温阳，选用补肾地黄丸。

6．D。答案分析：证属虚火上浮，治当滋阴降火，引火归元，选用六味地黄丸加肉桂。

7．C。答案分析：湿热泻泻下急迫，次数较多，如泻下无度，易致伤阴伤阳变证。

8．A。答案分析：本病多有素体脾虚，病后失调或过用寒凉药物史，或由乳食积滞日久不愈转化而成，治当健脾助运，消食化滞，选用健脾丸。

9．D。答案分析：食积内停日久可致疳证，即"积为疳之母"，但疳证并不是皆由积滞转化而来，故"无积不成疳"之说有误。

10．E。答案分析：为心脾两虚证，治当健脾益气，养心安神，药用归脾汤合甘麦大枣汤。

11．B。答案分析：惊风为一证候，可发生在诸多疾病中，以 1～5 岁的儿童发病率最高。

12．D。答案分析：证属肺脾气虚证，治当益气健脾，宣肺利水，故选防己黄芪汤合五苓散。

13．B。答案分析：肾主骨，肝主筋，

220

若肝肾不足则筋骨失养而致立迟、行迟。

14. A。答案分析：证属麻疹邪毒闭肺证，治当宣肺开闭，清热解毒，选用麻杏石甘汤加减。

15. C。答案分析：风疹的病因以感受风疹时邪为主，病变主要在肺卫。

16. D。答案分析：水痘是一种由水痘－带状疱疹病毒引起的出疹性疾病，传染性强，应隔离至全部结痂。

17. D。答案分析：本病主要病机为邪毒壅阻少阳经脉，少阳经与厥阴经相表里，可向厥阴经传变。

18. E。答案分析：槟榔含有槟榔碱等成分，对绦虫有麻痹、杀灭作用，可用于绦虫、姜片虫等多种寄生虫病。

19. B。答案分析：证属夏季暑热伤肺卫证，治当清暑益气，养阴生津，选用王氏清暑益气汤。

20. B。答案分析：本证病由热毒壅盛，迫血妄行所致，治当清热解毒，凉血止血，选用犀角地黄汤。

二、A₂型题

21. A。答案分析：证属脐湿，可用龙骨散外治以收敛燥湿。

22. C。答案分析：证属咳嗽的痰热咳嗽，治当清肺化痰止咳，选用蛇胆川贝液。

23. D。答案分析：患儿以咳嗽为主诉，伴有风寒表证，诊断为咳嗽风寒咳嗽证。

24. A。答案分析：患儿体重在正常范围内，诊断为厌食的脾胃气虚证，治当健脾益气，选用异功散。

25. C。答案分析：证属病毒性心肌炎之湿热侵心证，治当清热化湿，宁心安神。

26. A。答案分析：证属注意力缺陷多动症的痰火内扰证，治当清热泻火，化痰宁心。

27. E。答案分析：肾司二便，与膀胱互为表里，肾气虚弱，下元虚寒，不能约束

水道而致遗尿。

28. D。答案分析：证属猩红热之毒炽气营证，治当清气凉营，泻火解毒，选用凉营清气汤。

29. A。答案分析：证属水痘之邪伤肺卫证，治当疏风清热，利湿解毒，宜在银翘散基础上加六一散、车前子以清热利湿。

30. B。答案分析：证属维生素D缺乏性佝偻病的肾精亏虚证，治当补肾填精，佐以健脾，选用补肾地黄丸。

三、X型题

31. A，B，D。答案分析：捏鼻灌药可使药液呛入气管发生意外。汤剂不可雾化吸入，否则可使药末在肺中沉积。

32. C，D，E。答案分析：不论何种方式喂养小儿，均应按时于一定月份添加辅助食品，原则是由少到多，由稀到稠，由细到粗，由一种到多种。减少或增加喂乳，要随婴儿食欲增进、食量增加情况与所进辅食数量确定，大体应随辅食添加量的增多而渐渐减少。不可一旦添加辅食立即断乳。

33. C，D，E。答案分析：麻杏石甘汤具有清热化痰，宣肺平喘之功效，可用于肺炎喘嗽、哮喘等病的治疗。

34. B，C，D，E。答案分析：心脾积热证治当清热泻脾，故可选用上药；九一丹提脓去腐，不适用于本证。

35. A，B，C，D，E。答案分析：泄泻病变在于脾胃，与湿相关，病重者可致伤阴伤阳的变证，暴注下迫属火、水液澄清属寒为泄泻辨证要点之一。

36. C，D。答案分析：清热泻脾散由栀子、石膏、黄连、生地黄、黄芩、茯苓、灯心组成。

37. A，B，C。答案分析：急惊风起病急，病程短，属热属实，可见于高热惊厥、颅内外感染、中毒性脑病等。

38. A，B，C，E。答案分析：本病治

疗时间较长，一般认为临床症状消失后仍应服药2~3年。

39. A, B, C, D。答案分析：玉屏风口服液为补益之品，不可用于风疹。

40. B, C, D, E。答案分析：蛲虫病的治疗常内服、外治相结合，外治可用直肠给药或涂药法，另外切断传播途径也很重要。

试题册二

一、填空题

41. ①人痘接种法；②烧灼断脐法。

42. ①血少；②气弱。

43. ①囟填；②囟陷；③螳螂子。

44. ①失宣；②失肃；③闭郁。

45. ①邪陷心肝；②水凌心肺；③水毒内闭。

46. ①八正散；②缩泉丸。

47. ①心悸；②水肿；③痹证。

48. ①过敏性紫癜；②血小板减少性紫癜。

二、简答题

49. 厌食病以厌食为主要症状，时间较长，一般在2个月以上，其他症状不重；是由脾胃不和，受纳运化失健所致，为脾之本脏轻症，不涉及他脏，形体无明显消瘦。疳证患儿在饮食方面的表现除有食欲不振，还有食欲亢进或嗜食异物者；形体明显消瘦；可病涉五脏，出现烦躁不宁或萎靡不振，以及口疳、眼疳、疳肿胀等兼证。

50. 凡病程短暂，见胸闷胸痛，气短多痰，或伴咳嗽，舌红，苔黄，属实证；病程长达数月，见心悸气短，神疲乏力，面白多汗，舌淡或偏红，舌光少苔，属虚证。

51. 消食导滞法用于小儿饮食不节，乳食内滞之证，如积滞、伤食吐、腹痛、伤食泻、疳证等。主要分证及选方：乳积证用消乳丸，食积证用保和丸，积滞不消化热用枳实导滞丸，乳食积滞腹痛用香砂平胃散。

三、问答题

52. 小儿不仅易于发病，既病后又易于传变。小儿发病后传变迅速的病理特点，主要表现为寒热虚实的迅速转化，即易虚易实、易寒易热。

虚实是指人体正气的强弱与致病邪气的盛衰而言，如《素问·通评虚实论》说："邪气盛则实，精气夺则虚"。小儿患病，邪气易盛而呈实证，正气易伤而呈虚证，因正不敌邪或素体正虚而易于由实转虚，因正盛邪却或复感外邪又易于由虚转实，也常见虚实夹杂之证。例如，小儿不慎冒受外邪而患感冒，可迅速发展而成肺炎喘嗽，皆属实证；若邪热壅盛，正气不支，可能产生正虚邪陷，心阳虚衰的虚证变证。又如阴水脾肾阳虚证，若是不慎感受外邪，可在一段时间内表现为阳水实证证候，或者本虚标实的虚实夹杂证候等。均属临证常见。

寒热是两种不同性质的疾病证候属性。小儿由于"稚阴未长"，故易呈阴伤阳亢，表现为热证；又由于"稚阳未充"，故易见阳气虚衰，表现为寒证。寒热和虚实之间也易于兼夹与转化。例如，风寒外束之寒实证，可迅速转化成风热伤卫，甚至邪热入里之实热证，若是正气素虚，又易于转成阳气虚衰的虚寒证或者阴伤内热之虚热证。湿热泻暴泻不止易于产生热盛阴伤之变证，迁延不愈又易于转为脾肾阳虚之阴寒证等。

认识小儿易虚易实、易寒易热的病理特点，要在临床上充分意识到小儿发病后证情易于转化和兼夹的特性，熟悉常见病证的演变转化规律，特别是早期预见和发现危重病证的出现，防变于未然，才能提高诊断的正确率与治疗的有效率。

53. 症状：病程较长，哮喘持续不已，喘促胸满，动则喘甚，面色欠华，畏寒肢冷，神疲纳呆，小便清长，常伴咳嗽、喉中痰吼，舌淡苔薄腻，脉细弱。

病机：正虚邪恋，虚实夹杂。痰浊阻肺，肺失宣肃，故咳嗽，喉间痰吼；肾虚不纳，故病程迁延，哮喘反复，动则喘甚。

治法：泻肺补肾，标本兼顾。

方药：偏于上实者用苏子降气汤。常用药：苏子、杏仁、前胡、半夏降气化痰，厚朴、陈皮理气燥湿化痰，肉桂温肾化气行饮，紫菀、款冬花温润化痰平喘。

偏于下虚者用都气丸合射干麻黄汤加减。常用药：麻黄、射干平喘化痰，款冬、紫菀宣肺化痰，法半夏、细辛、五味子化饮平喘，山茱萸、熟地、补骨脂益肾培元，淮山药、茯苓健脾化痰。

四、病案分析题

54. 中医诊断：泄泻，脾虚泻；疳证，疳气证。

西医诊断：迁延性腹泻；营养不良。

西医诊断依据：①以腹泻3月，伴形体消瘦1月为主诉。②症见：腹泻，时发时止，多于食后作泻，每日大便3～5次，糊状不成形。形体渐瘦，性情急躁，食多不吐，夜卧不宁，小便尚调，舌淡红，苔薄腻，脉细。③查体：体重12kg，低于正常同龄儿15%以上，皮肤松弛干燥，腹部皮下脂肪减少。④理化检查：大便常规，黄，糊状，余（－）。

病机分析：小儿久泻不愈，脾胃虚弱，胃弱则腐熟无能，脾虚则运化失职，因而水反为湿，谷反为滞，不能分清别浊，水湿水谷合污而下，形成脾虚泻；同时脾胃受损，津液耗伤，气血亏虚，肌肉消灼而成疳证。

治法：健脾益气，助运止泻。

主方：参苓白术散加减。

处方：党参10g，茯苓10g，白术10g，山药10g，扁豆15g，薏仁10g，砂仁（后下）3g，胡黄连3g，炮姜5g，焦神曲10g。

研究生入学考试模拟试卷 B 卷

答题说明

[试题册一] 客观题

1. A₁ 型题：最佳选择题。从备选答案中选出一个最佳答案。

2. A₂ 型题：病历摘要型最佳选择题。从备选答案中选出一个最佳答案。

3. X 型题：多项选择题。每道题有 2～5 个正确答案，多选或少选均不得分。

[试题册二] 主观题

1. 分为填空题、简答题、问答题、病案分析题四种形式。

2. 按试题要求答题。

试题册一

一、A₁ 型题（每题 1 分，共 20 分）

1. 以下关于小儿生理特点的论述中不正确的是（　　）

 A. 稚阴稚阳

 B. 纯阳之体

 C. 肺脏娇嫩，脾常不足，肾常虚

 D. 心常有余，肝常有余

 E. 五脏六腑，成而未全，全而未壮

2. 新生儿耳壳软而紧贴两颊，耳舟不清。辨证为（　　）

 A. 脾虚　　B. 肾虚　　C. 肝热

 D. 心火　　E. 肺虚

3. 学龄期发病率最高的疾病如（　　）

 A. 鹅口疮，口疮

 B. 感冒、咳嗽

 C. 哮喘、水肿

 D. 疳证、泄泻

 E. 解颅、汗证

4. 脐突的治疗方法宜用（　　）

 A. 压脐法外治

 B. 金黄散外敷

 C. 龙骨散干撒

 D. 六味地黄丸内服

 E. 补中益气汤内服

5. 小儿感冒兼见咳嗽，咯痰色黄，宜加用中成药（　　）

 A. 二陈丸　　　　B. 黛蛤散

 C. 清宁丸　　　　D. 礞石滚痰丸

 E. 牛黄夺命散

6. 感冒症见高热、恶寒、头痛、肌肉酸痛。治疗应首选（　　）

 A. 大承气汤　　B. 荆防败毒散

 C. 新加香薷饮

 D. 银翘散合普济消毒饮

 E. 大柴胡汤合荆防败毒散

7. 小儿阴虚燥咳宜选用以下中成药（　　）

 A. 急支糖浆　　B. 蛇胆川贝液

 C. 橘红痰咳液　　D. 杏苏止咳糖浆

 E. 罗汉果止咳糖浆

8. 肺炎喘嗽的病理关键在于（　　）

 A. 肺气失宣　　B. 肺气失肃

 C. 肺气闭郁　　D. 风邪犯肺

 E. 热邪化火

9. 以下关于反复呼吸道感染诊断的说法中，不正确的是（　　）

 A. 0～2 岁小儿每年呼吸道感染 10 次以上

 B. 3～5 岁小儿每年呼吸道感染 8 次以上

 C. 6～12 岁小儿每年呼吸道感染 6 次以上

 D. 呼吸道感染中应含有下呼吸道

感染

E. 上呼吸道感染第2次距第1次至
少5天

10. 口疮风热乘脾证治疗应首选（ ）

A. 泻黄散　　　B. 清胃散

C. 导赤散　　　D. 银翘散

E. 犀角散

11. 小儿腹痛共同的病理改变为（ ）

A. 冒受风邪　　B. 腹部中寒

C. 食滞中脘　　D. 脾胃虚弱

E. 气机壅阻

12. 泄泻日久不愈，大便清稀，完谷不
化。治疗应首选（ ）

A. 参苓白术散

B. 人参养荣汤

C. 资生健脾丸

D. 补中益气汤合理中丸

E. 附子理中汤合四神丸

13. 治疗厌食脾运失健证的首选方是
（ ）

A. 不换金正气散

B. 参苓白术散

C. 资生健脾丸

D. 补中益气汤

E. 人参养荣汤

14. 治疗病毒性心肌炎心阳虚弱证的首
选方是（ ）

A. 桂枝甘草龙骨牡蛎汤

B. 瓜蒌薤白桂枝汤

C. 瓜蒌薤白半夏汤

D. 炙甘草汤

E. 生脉饮

15. 多发性抽搐症患儿症见胸闷作咳，
抽动无常，舌苔白腻。其证候是（ ）

A. 气郁化火　　B. 阴虚风动

C. 脾虚痰聚　　D. 痰火内扰

E. 心脾两虚

16. "惊风八候"不包括（ ）

A. 搐、搦　　　B. 掣、颤

C. 窜、视　　　D. 惊、风

E. 反、引

17. 癫痫反复发作难愈的机理是（ ）

A. 反复外感　　B. 情志失调

C. 饮食不节　　D. 痰浊内伏

E. 阴虚动风

18. "五软"中不包括（ ）

A. 头项软　　　B. 口软

C. 手软　　　　D. 足软

E. 腰软

19. 麻疹可用药液薰洗法以助透疹，最
常采用的药物是（ ）

A. 桑枝　　B. 芫荽　　C. 荆芥

D. 银花　　E. 樟木

20. 以下发病情况中与百日咳不符的是
（ ）

A. 百日内婴儿发病率最高

B. 冬春季节多见

C. 咳嗽日轻夜重

D. 阵发性痉咳为典型主证

E. 病程较长，可持续2～3个月以
上

二、A₂型题（每题1分，共10分）

21. 患儿，出生26天。证见面目皮肤
发黄，色深晦暗无华，不思吮乳，腹部胀
满，青筋外露，胁下痞块，唇舌紫暗。治疗
应首选（ ）

A. 血府逐瘀汤　B. 通窍活血汤

C. 茵陈蒿汤　　D. 茵陈理中汤

E. 茵陈五苓散

22. 患儿，15天。脐部红肿热痛，脓水
流溢，恶寒发热，烦闹口渴，唇红舌赤。治
疗应首选（ ）

A. 清瘟败毒饮　B. 荆防败毒散

C. 连翘败毒散　D. 宣毒发表汤

E. 犀角消毒饮

23. 患儿，4岁。咳嗽不爽，痰黄黏稠，

不易咯出，口渴咽痛，鼻塞流浊涕，头痛，微微汗出，舌苔薄黄，脉浮数。治疗应首选（　　）

　　A. 桑菊饮　　　B. 桑杏汤
　　C. 清宁散　　　D. 沙参麦冬汤
　　E. 麻杏石甘汤

24. 患儿，2岁。发热烦躁，咳嗽喘促，气急鼻煽，口唇紫绀，面赤口渴，喉间痰鸣，泛吐痰涎，苔黄质红，脉弦滑。治疗应首选（　　）

　　A. 清宁散
　　B. 桑白皮汤
　　C. 麻杏石甘汤
　　D. 银翘散合礞石滚痰丸
　　E. 五虎汤合葶苈大枣泻肺汤

25. 患儿，3岁。口舌生疮，色红疼痛，烦闹不安，口干欲饮，小便短赤，舌尖红赤。治疗应首选（　　）

　　A. 清热泻脾散　　B. 泻心导赤汤
　　C. 知柏地黄丸　　D. 竹叶石膏汤
　　E. 加味温胆汤

26. 患儿，3岁。长期见食不贪，食欲不振，多食易吐，形体偏瘦，但精神尚可，好动贪玩。其诊断是（　　）

　　A. 呕吐　　B. 积滞　　C. 厌食
　　D. 疳证　　E. 疰夏

27. 患儿，2岁。面色苍白，形体虚胖，肌肉松弛，神疲乏力，多汗湿衣，发稀易落，食欲不振，大便不实，经常感冒，舌质淡，苔薄白。治疗应首选（　　）

　　A. 异功散　　　B. 四君子汤
　　C. 玉屏风散　　D. 六君子汤
　　E. 人参五味子汤

28. 患儿，6岁。面色苍白，挤眉眨眼，两颧嫩红，潮热盗汗，指甲枯脆，舌红少苔，脉象细数。治疗应首选（　　）

　　A. 左归丸　　　B. 右归丸
　　C. 大定风珠　　D. 杞菊地黄丸

　　E. 知柏地黄丸

29. 患儿，5岁。壮热，颈项强直，口渴烦躁，神志昏迷，四肢抽搐，大便秘结，舌红，苔黄燥，脉数有力。治疗应首选（　　）

　　A. 白虎汤　　　B. 清营汤
　　C. 银翘散　　　D. 普济消毒饮
　　E. 清瘟败毒饮

30. 患儿，3岁。1日前出现全身皮肤瘀点，色鲜红，分布密集，无痒感，口渴心烦，舌红苔黄，脉数。其证候是（　　）

　　A. 阴虚火旺　　B. 血热妄行
　　C. 气滞血瘀　　D. 气不摄血
　　E. 风热伤络

三、X 型题（每题1分，共10分）

31. 感冒夹惊的病机是（　　）
　　A. 气营两燔　　B. 热扰肝经
　　C. 邪陷厥阴　　D. 阴虚动风
　　E. 心神不宁

32. 小儿风寒外感常用的疏风散寒方剂有（　　）
　　A. 杏苏散　　　B. 桑杏汤
　　C. 葱豉汤　　　D. 新加香薷饮
　　E. 荆防败毒散

33. 乳食积滞腹痛具有以下特点（　　）
　　A. 发作前有伤食史
　　B. 脘腹胀满疼痛
　　C. 按之腹痛减轻
　　D. 吐后腹痛减轻
　　E. 泻后腹痛减轻

34.《证治准绳》消乳丸中包括以下药物（　　）
　　A. 太子参、茯苓、白术
　　B. 木香、枳壳、槟榔
　　C. 香附、麦芽、砂仁
　　D. 神曲、陈皮、炙甘草
　　E. 鸡内金、莱菔子、焦山楂

35. 腹痛隐隐，喜按喜暖。治疗可选用中成药（　　）

A. 木香槟榔丸 B. 附子理中丸
C. 越鞠丸 D. 健脾丸
E. 理中丸

36. 疳气证患儿若性情急躁，夜卧不宁，宜在辨证基础上加用( )
A. 羚羊角 B. 大黄
C. 朱砂 D. 黄连
E. 钩藤

37. 营养性缺铁性贫血常见的证型有( )
A. 脾胃虚弱 B. 心脾两虚
C. 肝肾阴虚 D. 脾肾阳虚
E. 肺脾气虚

38. 急惊风针刺可选用的穴位有( )
A. 人中 B. 合谷 C. 太冲
D. 内关 E. 曲池

39. 风疹具有以下临床特征( )
A. 好发于春夏季节
B. 发热 1 天左右出疹
C. 疹点 2~3 天消退
D. 很少见到气营证候
E. 疹退后无色素沉着

40. 皮肤黏膜淋巴结综合征的治疗原则有( )
A. 清热解毒 B. 活血化瘀
C. 凉血止血 D. 消肿散结
E. 益气回阳

试题册二

一、填空题（每空 0.5 分，共 10 分）

41. 朱丹溪论哮喘的治疗法则："未发_____，既发_____。"

42. 夜啼脾寒气滞证的治法为_____、_____，选方宜_____。

43. 惊风的主要临床特征是_____，_____。

44. 在肾病综合征的发病过程中，外感、_____、_____、_____及

_____是促进其发生发展的病理环节。

45. 温下清上汤用于夏季热上盛下虚证，方中药物_____下温肾阳，_____上清心火。

46. 过敏性紫癜的辨证，早期多为_____证和_____证，后期多为_____证或_____证。血小板减少性紫癜急性型多为_____证，慢性型多为_____证或_____证。

二、简答题（每题 5 分，共 15 分）

47. 试述蛔虫病用使君子仁单方驱虫治疗的方法？

48. 肺炎喘嗽的病位在肺，为什么会导致心阳虚衰，出现心阳暴脱的危重证？

49. 如何从小儿大便的性状初步辨别各证型泄泻？

三、问答题（每题 10 分，合计 20 分）

50. 试述通腑泻下法在儿科中的应用？

51. 肺炎喘嗽的痰热闭肺证与哮喘的热性哮喘证临床表现有何异同？

四、病案分析题（15 分）

52. 患儿，男，4 岁。主诉：少尿、浮肿 5 日。现病史：患儿 10 天前有咽部不适，家长自给消炎药（具体不详）治疗，近 5 天来发现面目浮肿，少尿，而入院诊治。入院时患儿浮肿加重，咳嗽气促，烦躁，口唇青紫，面色灰白，舌暗红，苔白，脉细无力。

体检：T：36.9℃，P：160 次/分，R：32 次/分，BP：120/70mmHg。神清，烦躁，面色青紫，心音偏低，两肺底可闻及湿啰音，肝肋下 3.5cm，质软。

实验室检查：血生化：肌酐（Cr）：88μmol/L，尿素（UREA）：5.6mmol/L，胆固醇（CHO）：1.35mmol/L，白蛋白：40g/L。尿常规：红细胞＋＋＋，蛋白＋。

试就本例患儿，作出中医病、证诊断，西医诊断及诊断依据，病机分析，提出治法、主方，开出处方。

答案

试题册一

一、A₁型题

1. D。答案分析：心常有余，肝常有余为小儿病理特点。

2. B。答案分析：肾主骨，开窍于耳，肾虚则骨失所养而耳壳软，耳轮不清。

3. C。答案分析：学龄期儿童免疫性疾病发病率高，如哮喘、肾病水肿等。

4. A。答案分析：脐突临床以局部表现为主，精神、食欲无明显变化，以压脐法为主治疗。

5. B。答案分析：本证为感冒夹热痰，治当辅以清热化痰，加用黛蛤散。

6. D。答案分析：证属时邪感冒，全身症状重，肺系症状轻，治当清热解毒为主，选用银翘散合普济消毒饮。

7. E。答案分析：罗汉果止咳糖浆中含有罗汉果、北沙参等，宜用于阴虚咳嗽。

8. C。答案分析：肺主气司呼吸，其性以宣发肃降为顺，肺气闭郁为逆，邪气闭阻于肺，肺失宣肃，发为肺炎喘嗽。

9. E。答案分析：反复呼吸道感染诊断标准中，上呼吸道感染第2次距第1次至少7天以上。

10. D。答案分析：本证治当疏风散火，清热解毒，选用银翘散。

11. E。答案分析：六腑以通降为顺，在病因作用下，中焦气滞，六腑不通，则为腹痛。

12. E。答案分析：泄泻日久不愈，完谷不化，此为脾肾阳虚，治当温补脾肾，固涩止泻，选用附子理中汤合四神丸。

13. A。答案分析：本证治当调和脾胃，运脾开胃，选用不换金正气散。

14. A。答案分析：本证治当温振心阳，宁心安神，选用桂枝甘草龙骨牡蛎汤。

15. C。答案分析：证属脾虚痰聚。脾虚不运，水湿潴留，聚液成痰，痰气互结，壅塞胸中，肝风挟痰走窜，故见胸闷作咳，抽动无常，舌苔白腻。

16. D。答案分析：古人归纳惊风抽搐的主要临床表现为八候：搐、搦、掣、颤、窜、视、反、引。

17. D。答案分析：癫痫患儿痰浊内伏，若复受于惊，痰随气逆，上蒙清窍，横窜经络，引动肝风则发作。

18. E。答案分析：五软指头项软、口软、手软、足软、肌肉软。

19. B。答案分析：芫荽味辛，性温，归肺、脾经，常煎汤薰洗，用于麻疹透发不畅。

20. A。答案分析：百日咳以5岁以下小儿发病率最高。

二、A₂型题

21. A。答案分析：证属胎黄之气滞血瘀证，治当化瘀消积，选用血府逐瘀汤。

22. E。答案分析：证属脐疮，治当清热解毒，选用犀角消毒饮。

23. A。答案分析：证属咳嗽之风热咳嗽证，治当疏风解热，宣肺止咳，选用桑菊饮。

24. E。答案分析：证属肺炎喘嗽之痰热闭肺证，治当清热涤痰，开肺定喘，选用五虎汤合葶苈大枣泻肺汤。

25. B。答案分析：证属口疮之心火上炎证，治当清心凉血，泻火解毒，选用泻心导赤汤。

26. C。答案分析：患儿形体偏瘦，但在正常范围内，精神可，故当诊为厌食。

27. C。答案分析：证属汗证之肺卫不固证，治当益气固表，选用玉屏风散。

28.C。答案分析：证属多发性抽搐证的阴虚风动证，治当滋阴潜阳，柔肝熄风，选用大定风珠。

29.E。答案分析：证属流行性乙型脑炎之邪炽气营证，治当清气凉营，泻火涤痰，选用清瘟败毒饮。

30.B。答案分析：患儿起病急，病程短，当属实证，由血分郁热，迫血妄行所致。

三、X型题

31.B，E。答案分析：感冒夹惊病机主要为热扰肝经，同时与小儿心神不宁相关。

32.A，C，E。答案分析：风寒表证轻者选用葱豉汤，重者选用荆防败毒散，风寒咳嗽选用杏苏散。

33.A，B，D，E。答案分析：乳食积滞腹痛常有伤乳伤食病史，属实证，故见腹胀，泻后、吐后痛减。

34.C，D。答案分析：消乳丸由香附、神曲、麦芽、陈皮、砂仁、甘草组成。

35.B，E。答案分析：腹痛证属脏腑虚冷，治当温中理脾止痛，可选用附子理中丸、理中丸。

36.D，E。答案分析：疝气证患儿若出现上述症状，可加用黄连、钩藤抑木除烦。

37.A，B，C，D。答案分析：缺铁性贫血病机总以气血亏虚，阴阳不足为主，脏腑辨证重在心肝脾肾。肺脾气虚证少见。

38.A，B，C，D，E。答案分析：急惊风针刺当熄风祛痰止痉，上述穴位均可应用。

39.B，C，D，E。答案分析：风疹好发于冬春季节，并非春夏。

40.A，B。答案分析：川崎病属中医学温病范畴，常见血瘀，治疗当以清热解毒，活血化瘀为法。

试题册二

一、填空题

41.①以扶正气为主；②以攻邪气为急。

42.①温脾散寒；②行气止痛；③乌药散合匀气散。

43.①抽搐；②昏迷。

44.①水湿；②湿热；③瘀血；④湿浊。

45.①附子；②黄连。

46.①风热伤络；②血热妄行；③阴虚火旺；④气不摄血；⑤血热妄行；⑥气不摄血；⑦阴虚火旺。

二、简答题

47.用使君子仁单方驱蛔，将使君子炒黄，嚼服，小儿每岁每日1～2粒，最大剂量不超过20粒，晨起空腹，连服2～3天。服时不进热汤热食。平素大便难排者，可于服药后2小时以生大黄泡水服，导滞下虫。

48.肺主气而朝百脉，心主血而运营阴，气为血帅，气行则血行，气滞则血瘀。肺炎喘嗽的病机以肺气闭郁为主。肺气闭则气滞，而致心血瘀滞。心血瘀滞加重则心失所养而致心阳不振，血脉不得温运，进一步加重了血瘀和肺闭，以致心阳虚衰，阳气暴脱。

49.湿热泻大便水样，量多次频，气味秽臭。风寒泻大便清稀，中多泡沫，臭气不甚。伤食泻大便稀溏，夹有不消化食物残渣。脾虚泻大便稀溏，多于食后作泻，色淡不臭。脾肾阳虚泻久泻不止，大便清稀，完谷不化。

三、问答题

50.通腑泻下法是通过通便、下积、泻实、逐水，以消除燥屎、积滞、实热及水饮等的治法。本法又常分为以下几种治法：①导滞泻下法，用于里实积滞之积滞、便秘、肠梗阻等病证，方如枳实导滞丸、调胃承气汤。②涤痰泻下法，用于痰涎壅盛之支气管哮喘、肺炎、急性喉炎等症，方如礞石滚痰丸、牛黄夺命散等。③逐水泻下法，用于水湿停积之肾病综合征、渗出性胸膜炎等症，方如舟车丸、十枣汤等。④解毒泻下法，用于邪热炽盛之肺炎、流行性脑脊髓膜炎、流行性乙型脑炎、急性扁桃体炎等症，方如泻心汤、凉膈散等。⑤化瘀泻下法，用于血瘀内结之肝脓肿、阑尾脓肿、腹腔肿瘤等症，方如桃仁承气汤、大黄牡丹皮汤等。⑥驱虫泻下法，用于虫积内蕴之蛔虫病、蛲虫病、姜片虫病等症，方如万应丸、驱虫粉等。

51.肺炎喘嗽痰热闭肺证症见：发热，咳嗽，气喘，气急鼻煽，口唇紫绀，喉间痰鸣，声如拽锯，面赤口渴，胸闷胀满，泛吐痰涎，舌质红，舌苔黄，脉弦滑。

哮喘热性哮喘证症见：咳喘哮鸣，声高息涌，呼气延长，痰稠色黄，发热面红，胸膈满闷，渴喜冷饮，溲黄便秘，舌苔薄黄或黄腻，脉滑数。

两者的相同表现可见上述，区别在于哮喘的热性哮喘证以哮鸣喉中如水鸡声及呼气延长、夜间发作加重为特征。

四、病案分析题

52.中医诊断：水肿（阳水），水凌心肺证。

西医诊断：急性肾小球肾炎并发严重循环充血。

西医诊断依据：①发病前有上呼吸道感染史（咽痛）。②以少尿，浮肿为主诉，症见浮肿，咳嗽气促，烦躁，口唇青紫，面色灰白等。③查体：烦躁，面色青紫，心音偏低，两肺底可闻及湿啰音，肝肋下3.5cm，质软。④实验室检查：血生化示肌酐（Cr）：88μmol/L，尿素（UREA）：5.6mmol/L，胆固醇（CHO）：1.35mmol/L，白蛋白：40g/L。尿常规：红细胞＋＋＋，蛋白＋。

病机分析：外邪客于肺脾，肺失通调，脾失健运，水无所主，流溢肌肤，发为少尿、水肿。水邪泛滥，上凌心肺，损及心阳，闭阻肺气，心失所养，故见喘促、心悸、紫绀、面色灰白、脉细无力等症。

治法：泻肺逐水，温阳扶正。

主方：己椒苈黄丸合参附汤。

处方：葶苈子10g，人参10g，附子6g，大黄（后下）5g，防己6g，椒目10g，泽泻10g，桑白皮15g，茯苓皮10g，车前子（包）10g。